国家自然科学基金青年项目(82001112)、河南省省直医疗机构医疗服务能力提升工程(豫卫医〔2017〕66号)、河南省重大科技专项(221100310200)、河南省脑科学与脑机接口技术重点实验室重点项目(HNBBL230102)

Coma and Disorders of Consciousness

原书第 2 版

昏迷与 意识障碍

原著 ［美］Caroline Schnakers
　　 ［比］Steven Laureys
主审　何江弘
主译　王新军　郭永坤　李远清

中国科学技术出版社
·北 京·

图书在版编目（CIP）数据

昏迷与意识障碍：原书第 2 版 /（美）卡罗琳·施纳克斯 (Caroline Schnakers)，（比）史蒂文·劳瑞斯 (Steven Laureys)
原著；王新军，郭永坤，李远清主译 . — 北京：中国科学技术出版社，2023.10
书名原文：Coma and Disorders of Consciousness, 2e
ISBN 978-7-5236-0095-5

Ⅰ.①昏… Ⅱ.①卡…②史…③王…④郭…⑤李… Ⅲ.①昏迷—诊疗②意识障碍—诊疗 Ⅳ.①R741.041②R749.93

中国国家版本馆 CIP 数据核字 (2023) 第 040919 号

著作权合同登记号：01-2022-6902

策划编辑	靳　婷　孙　超
责任编辑	靳　婷
文字编辑	张　龙
装帧设计	佳木水轩
责任印制	李晓霖

出　　版	中国科学技术出版社
发　　行	中国科学技术出版社有限公司发行部
地　　址	北京市海淀区中关村南大街 16 号
邮　　编	100081
发行电话	010-62173865
传　　真	010-62179148
网　　址	http://www.cspbooks.com.cn

开　　本	889mm×1194mm　1/16
字　　数	317 千字
印　　张	12
版　　次	2023 年 10 月第 1 版
印　　次	2023 年 10 月第 1 次印刷
印　　刷	北京盛通印刷股份有限公司
书　　号	ISBN 978-7-5236-0095-5/R·3035
定　　价	188.00 元

（凡购买本社图书，如有缺页、倒页、脱页者，本社发行部负责调换）

译者名单

主　审　何江弘

主　译　王新军　郭永坤　李远清

副主译　单　峤　白　洋　杨　艺

译　者（以姓氏汉语拼音为序）

白　洋　杭州师范大学基础医学院

陈　炎　南方医科大学附属珠江医院

党圆圆　中国人民解放军总医院

郭永坤　郑州大学第五附属医院 / 河南省颅脑损伤防治工程研究中心

李远清　琶洲实验室 / 华南理工大学自动化科学与工程学院

梁晶晶　厦门大学医学院

刘婉清　郑州大学第五附属医院

罗本燕　浙江大学附属第二医院

马永慧　厦门大学医学院

潘家辉　华南师范大学软件学院

单　峤　郑州大学第五附属医院

宋　明　中国科学院自动化研究所

王　斐　华南师范大学软件学院

王　静　复旦大学附属华山医院

王新军　郑州大学第五附属医院 / 河南省颅脑损伤防治工程研究中心

吴雪海　复旦大学附属华山医院

夏小雨　中国人民解放军总医院

谢井伟　郑州大学第五附属医院

谢秋幼　南方医科大学附属珠江医院

杨　艺　首都医科大学附属天坛医院

张晓汝　中国科学院自动化研究所

赵德枭　郑州大学第五附属医院

内容提要

本书引自 Springer 出版社，由意识障碍领域的国际知名专家 Caroline Schnakers 教授和 Steven Laureys 教授组织专家共同打造，为全新第 2 版。全书共 15 章，系统介绍并更新了昏迷与意识障碍的概念、诊断、预后、伦理问题，并对意识障碍的评估方法（行为量表、电生理监测和结构 / 功能神经成像）、传统治疗方法（药物、感官刺激）及新兴的神经调控技术（经颅直流电刺激、脑深部电刺激）进行了详细论述，不仅涵盖了意识障碍的基本知识和最新进展（隐匿意识、脑机接口和神经调控等），还对临床昏迷科学的未来进行了展望。本书内容全面，阐释简洁，适合从事意识障碍领域相关神经外科、重症医学科、神经康复科、神经内科、神经电生理和影像科专业的医师、研究生和科研人员阅读参考。

主审、主译简介

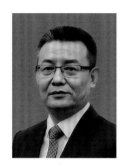

何江弘

主任医师，教授，博士研究生导师，首都医科大学附属北京天坛医院神经外科主任。多伦多大学神经外科访问学者。中国医师协会神经修复学分会意识障碍学组主任委员，中国神经科学学会意识与意识障碍分会副主任委员，中华医学会神经外科分会神经生理学组副组长，中国医师协会神经外科分会功能外科学组委员。主要研究方向包括昏迷及植物状态促醒治疗，意识障碍患者隐匿意识的多模态检测与评定，针对意识障碍患者的无创神经调控（TMS、tDCS 等）治疗方案与评定，针对慢性意识障碍患者的外科促醒手术的植入靶点可视化及精准定位技术、基于多模态评估手段的效能评定与程控技术。主持国家重点研发计划重点专项、国家自然科学基金面上项目等多项在研课题。牵头制订中国专家共识 2 部。近五年在慢性意识障碍领域以第一作者或通讯作者身份发表 SCI 收录论文 25 篇。

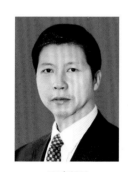

王新军

主任医师，教授，博士研究生导师。河南省颅脑损伤防治工程研究中心主任，河南省癫痫系统化诊疗中心主任，河南省胶质瘤代谢与微环境研究国际联合实验室主任，河南省脑神经疾病研究医学重点实验室主任。美国梅奥医学中心、UCSD 癌症研究中心、新加坡国立大学医院和香港中文大学医院访问学者。中华医学会神经外科分会全国委员，河南省医师协会神经外科医师分会会长，河南省医学会神经外科分会副主任委员、颅脑创伤学组组长，河南省康复医学会颅脑损伤康复分会主任委员，河南省医院协会康复管理专业分会主任委员。目前承担国家级科研项目 4 项、省部级科研项目 3 项。获中原名医、河南省中青年创新人才、郑州市科技领军人才、郑州市科技创新人才、河南省优秀医师、河南省教科文卫体系统示范性创新工作室等称号。《中华神经外科杂志（英文版）》《中华实验外科杂志》《中华临床医师杂志（电子版）》《中华脑科疾病与康复杂志（电子版）》等期刊编委。主编卫生部统编教材等著作 5 部。发表论文 120 余篇，其中 SCI 收录论文 35 篇。

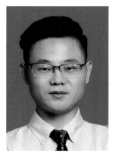

郭永坤

副主任医师，硕士研究生导师。国家自然科学基金项目评审专家，中国康复医学会颅脑创伤分会意识障碍学组委员，河南省医师协会神经外科分会青年委员，河南省康复医学会颅脑损伤康复分会委员等。主要从事各种原因导致的昏迷与意识障碍、三叉神经痛、面肌痉挛、舌咽神经痛、帕金森病、癫痫等功能神经外科和颅底垂体瘤、脑膜瘤、颅咽管瘤等神经内镜的外科临床与研究。在意识障碍领域主持国家自然科学基金项目青年项目1项，河南省医学科技攻关、教育厅、科技厅等项目3项，作为骨干参与2022年科技部"脑科学与类脑研究"1项，国家自然科学基金项目3项。获2022年中国康复医学会科学技术三等奖（第一完成人）、2023年河南省医学科技进步二等奖（第一完成人）。主编、参编意识障碍领域专著3部。于中文核心期刊发表学术论文20余篇，于SCI期刊发表学术论文20篇，其中作为第一作者或通讯作者的有10篇。

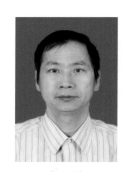

李远清

华南理工大学教授，博士研究生导师，琶洲实验室常务副主任。IEEE Fellow，国家杰出青年科学基金获得者，教育部长江学者特聘教授，国家百千万人才工程国家级人选，广东省南粤百名杰出人才培养工程人选，中国自动化学会常务理事，中国人工智能学会理事，中国图形图像学会理事。2000年以来，先后致力于独立分量分析与盲源分离、稀疏编码、机器学习、脑电图与fMRI信号分析、脑内视听觉整合、脑机接口及其临床应用等方面的研究。主持国家脑计划项目、国家重点研发计划项目、国家自然科学基金重点项目等多项。获国家自然科学二等奖1项、教育部自然科学一等奖1项、广东省自然科学一等奖2项等。申请获批专利50余项。*IEEE Transactions on Fuzzy Systems*、*IEEE Transactions on Human Machine Systems* 等期刊副主编，在 *IEEE Transactions on Biomedical Engineering*、*IEEE Signal Processing Magazine*、*Proceedings of the IEEE*、*Brain*、*Nature Biomedical Engineering*、*Cerebral Cortex*、*Human Brain Mapping*、*NIPS* 等国际知名期刊及权威会议上发表学术论文150余篇。

中文版序

　　近十余年，慢性意识障碍的分类、诊断、治疗和并发症防治等都取得了快速发展。目前已有不少意识障碍相关的著作面世，其中由该领域知名学者 Steven Laureys 教授领衔主编的 *Coma and Disorders of Consciousness* 可称得上是一部堪称里程碑式的经典著作。2015 年国内专家对该书第 1 版进行了翻译，对国内意识障碍研究的推动和发展起到了重要作用；近五年意识障碍的诊断和治疗又有了新进展，该书也推出了全新第 2 版。喜闻郑州大学第五附属医院王新军教授联合国内众多知名专家团队共同将 *Coma and Disorders of Consciousness, 2e* 译成中文，以飨广大国内学者。很高兴收到王新军教授的邀约，将本书推荐给各位读者。

　　全新第 2 版不仅保留了第 1 版中的经典章节，如意识障碍的行为学评估与诊断、预后、电生理学、感官刺激、药物治疗、神经调控，还增加了脑功能连接网络、脑机接口、隐匿性意识，意识障碍患者的痉挛评估与治疗、濒死体验等新章节。本书最后还就意识障碍领域的前沿和未来趋势进行了展望。相信全新的第 2 版不仅可以作为引领临床初学者、青年医师入门的指导书，还可作为临床经验丰富的高年资医生和科研工作者的理论参考书。

　　翻译工作枯燥繁杂，且需要译者在工作之余进行，远没有临床和科研的魅力。衷心感谢参与本书翻译工作的各位译者。相信本书的出版对从事意识障碍领域的广大学者皆有裨益。

首都医科大学附属北京天坛医院　　何江弘

原书序一

意识与人类的存在几乎同时出现。Rene Descartes 大胆的宣言"我思故我在"敏锐地抓住了意识的基本特征。这里的意识是自我存在的怀疑，即证明了自我的存在。我们存在是因为我们知道我们的存在。但是，一个人是如何获知别人是否知道他存在呢？没有直接对自我的了解，就不可能证明（或否定）他人的意识。有生命的机体会时刻通过觉醒状态下的大量有意识行为来证明自己意识的存在。语言、姿势和动作，这些意识的"素材"，为他人的内心世界提供了令人信服的证据。在严重获得性脑损伤后，虽然持续长时间意识障碍的患者并不多，但仍有 5%～10% 患者会存在较长时间的意识障碍。大多数人至少会恢复自我感知和环境觉知的基本能力，但也可能在数月内，甚至持续数年都不会发生。在这段意识严重改变的时期，即严重脑损伤之后，感觉、运动、语言、觉知和驱动系统都可能受到损害，用来判断一个人内心活动存在的征象不复存在。因此，可用来表示意识存在的行为征象可能会急剧减少或完全丧失。这是人类关于存在性最大的生存困境之一：究竟是意识消失了，还是无法呈现？这个问题正是 Caroline Schnaker 和 Steven Laureys 编写的 *Coma and Disorders of Consciousness* 的核心。他们在这个快速发展的领域发表了很多开创性的论文，并汇集了一批杰出的作者，编撰了对意识障碍（disorders of consciousness，DOC）患者评估和治疗科学现状描述的著作。本书开篇就讨论了行为评估方法的复杂性。尽管存在一些挑战，行为学方法仍然是诊断评估的"金标准"。第 2 章是关于预后的回顾，最近发表的长期预后研究表明，在少数 DOC 患者中，有可能出现有意义的晚期恢复潜力线索。第 3～5 章回顾了新发现的功能神经成像和电生理学评估方法，主要用于识别缺乏自我行为表达或环境觉知患者的神经生理学特征。第 6 章从多维的角度探讨了照护者负担的问题，考虑了长期照看对人际交往和主观的影响。第 7～9 章致力于严重脑损伤普遍的继发性后遗症，即痉挛、吞咽障碍和睡眠障碍。著者描述了与这些障碍相关的神经系统，并深入讨论了它们与意识受损的关系。第 10～12 章回顾了通过刺激保留下来的大脑回路来促进意识康复治疗方法。干预措施包括从成本相对较低、容易获得的干预方法（如感官刺激和药物）到高度专业化的非侵入性和有创性电刺激技术。本书在最后对伦理困境、与濒死相关的意识状态及昏迷科学的未来进行了启发性探讨。读者可以获取有关意识科学丰富的新知识，请带着惊喜阅读本书吧。

Joseph T. Giacino

Harvard Medical School
Boston, MA, USA

原书序二

在过去的 30 年里，我有机会观察到与意识障碍（DOC）患者的评估和管理相关的知识革新。在那段时间里，学者们写了很多文章，进行了很多讨论，也学到了很多东西。神经科学对 DOC 的理解已经逐渐成熟，从主要基于神经学教条的观点，到在一些领域拥有循证数据，用以指导这一具有挑战性患者群体的评估、治疗和预后。

有幸与 Laureys 博士和 Schnaker 博士共事，我很荣幸被邀请为 *Coma and Disorders of Consciousness, 2e* 作序，本书对这一具有挑战性医学领域的文献进行了及时且充分的荟萃。DOC 的本质源于意识的概念，其所包含的神经谱是多样、复杂和神秘的，这是一些研究人员试图定义、探索和更好理解该病本质的一个难点。但是，真正定义一个特定个体意识的程度和广度是什么，意识一定要包括对自我和环境的感知吗？我们是否应该假设某人没有意识，是因为我们无法证明他们有意识，或者因为他们无法告诉我们他们有意识？我们预测结果的能力应该如何影响临床服务的提供，如果考虑此类情况，护理应该终止还是持续？应该如何评估和治疗这些个体的疼痛，以及哪些机制负责并区分疼痛感知与更复杂的痛苦现象？如果一个人仍然严重残疾并依赖于他人护理，那么治疗他们、让他们变得更有意识的想法，是否有价值？本书将帮助那些与这类患者群体接触的人（如临床医生、家庭成员或倡导者），一起探索并促进神经科学领域实践改进和进一步研究。

本书在某些方向是独一无二且及时的，但最重要的是，它为可能不存在希望的方向提供了希望，并对一些人可能会错失的潜在可能性提供了进一步认知。本书传达的明确信息是尽管与 DOC 相关的争议仍是未解之谜，但我们正在进入一个可以更好理解它的时代，这将对临床诊疗、护理和决策产生积极影响。

Nathan D. Zasler, M.D., F.A.A.P.M&R.,F.A.C.R.M.

Concussion Care Centre of Virginia, Ltd., Richmond, VA, USA

Tree of Life Services, Inc., Richmond, VA, USA

Department of Physical Medicine and Rehabilitation

Virginia Commonwealth University

Richmond, VA, USA

Department of Physical Medicine and Rehabilitation

University of Virginia, Charlottesville, VA, USA

IBIA, London, UK

译者前言

随着现代重症医学技术的飞速进步，越来越多的严重颅脑损伤患者得以存活下来，这些患者可能会经历不同程度的意识障碍，其中超过 28 天的情况被称为慢性意识障碍。慢性意识障碍包括植物状态和微意识状态。慢性意识障碍患者的病程持续时间长（可持续达数年甚至数十年），通常需要长期护理和治疗，患者家庭需要承受经济和精神的双重压力。保守估算我国有 30 万～50 万的慢性意识障碍患者，而且每年新增患者超过 10 万，年累计医疗开支达 300亿～500 亿元。此外，慢性意识障碍患者需要长期照护，会给社会和医疗系统带来极大负担。

近年来，意识障碍的诊治方面取得了长足发展，但国内意识障碍涉及学科众多，其受重视程度明显欠缺。国内有关意识障碍的实用性专著极少，内容更新不够及时。我们组织国内专家共同翻译了本书，希望为读者提供昏迷与意识障碍临床和基础研究中的新技术和新进展，进一步规范临床诊治流程和提高诊疗水平。

由 Caroline Schnakers 教授和 Steven Laureys 教授编写的这部 *Coma and Disorders of Consciousness, 2e*，对近 20 年来意识障碍的基础科学和临床研究等方面进行了系统的归纳总结，并对未来的发展情况进行了展望，特别是对意识障碍的分类，新开发的行为量表、神经电生理和功能影像、脑机接口对意识障碍评估和神经调控治疗技术的新进展进行了详细讲述，同时针对意识障碍的诊断、预后、伦理问题，以及痉挛、疼痛、吞咽等意识障碍相关问题进行了系统的总结。书中附有丰富的表格和图片，能够让读者快速掌握知识要点。书中所述的观点和数据均有大量高质量的文献支撑，为读者认识该病提供了全面且深入的视角。

科技日新月异，新知识不断更新。由于中外语言表达差异，中文翻译版中可能存在疏漏或不完善之处，恳请同道不吝指正。

郑州大学第五附属医院 / 河南省颅脑损伤防治工程研究中心　王新军
郑州大学第五附属医院 / 河南省颅脑损伤防治工程研究中心　郭永坤
琶洲实验室 / 华南理工大学自动化科学与工程学院　李远清

原书前言

意识，不同的人表达有不同的含义。打个比方，它可以是一种存在状态、一种物质、一种过程、一个地方、一种偶然现象、一个新兴的方面，或者是唯一真实的现实。

George Armitage Miller

50 年前，意识障碍领域的研究非常有限。严重脑损伤患者在康复过程中最有可能出现意识障碍，甚至会死亡。在 20 世纪 50 年代，呼吸机的出现改变了这一切。即使大脑有严重病变，也可以借助生命支持系统使患者的生命得以延长。临床医生不得不开始面对那些存活但对周围环境没有反应的患者。在这种背景下，一个新的研究领域应运而生，那就是意识障碍。20 世纪 60 年代，Plum 和 Posner 首次临床定义了昏迷。之后，Jennett 和 Teasdale 发明了著名的格拉斯哥昏迷量表（Glasgow Coma Scale，GCS），用于评估重症监护室昏迷患者的临床变化。20 世纪 80 年代出现了一种新的治疗方法，即感觉刺激疗法。20 世纪 90 年代末，神经成像技术的出现为研究严重脑损伤患者的大脑反应性提供了新机遇。

尽管医学取得了进步，重型颅脑损伤患者的数量仍在不断增加，但对昏迷患者的评估和治疗依旧是一项非常困难和棘手的任务。由于这些患者的意识仅能通过常见运动和有限认知能力来推断，几乎没有有效的治疗方法，临床医生往往处于维持性治疗而不是恢复性治疗的困境。即使在实验环境下，对昏迷或相关意识障碍患者的研究也极具挑战。这些患者极易疲劳，需在短时间、可控制自发运动反应次数的情况下进行评估。建立一个适合该类患者的科学研究环境，除了耗时外，还需要具备丰富的临床经验和科学知识。20 多年来，国际研究团队一直致力于科学探索意识障碍（包括基础科学和临床研究两个方面）。这些研究团队在各种医学学科（神经内科、神经外科、重症监护、麻醉、康复医学和耳鼻咽喉科）和辅助医学学科（心理学、语言治疗及物理治疗），以及工程学和生物学学科之间架起了桥梁，在开发新行为和神经成像层面的意识障碍评估、沟通和治疗技术方面发挥了重要作用。本书聚集了众多权威专家进行编写，为读者提供了该领域的最新进展。

本书的读者定位为临床医生和研究人员，因此收录了有关诊断 / 预后标准、伦理问题、评估技术（行为量表、电生理检测和结构 / 功能神经成像）和治疗方法等已发表的结果，同时也包括正在开发的技术（即神经调控技术），我们希望它能促进未来研究的开展。

总而言之，我们希望通过向熟悉或不熟悉意识障碍（困难但耐人寻味领域）的读者提供一部全面且通俗易懂的专著来实现我们的目标。

希望各位读者喜欢这本书。

Caroline Schnakers
University of California
Los Angeles
CA, USA
Casa Colina Hospital and Centers for Healthcare
Pomona, CA, USA

Steven Laureys
Liege, Belgium
University of Liege

献 词

....

谨以本书献给我们所在的医疗团队及我们的家庭，感谢他们一直以来的支持和鼓励。

目　录

第1章　意识障碍行为学评估与诊断

Behavioral Assessment and Diagnosis of Disorders of Consciousness

Caroline Schnakers　Steve Majerus　著

郭永坤　王　静　译

摘　要

　　对于发现意识迹象和诊断意识状态的变化，行为评估是非常关键的步骤。然而，由于意识障碍患者存在严重功能和认知能力损伤等因素，故此准确诊断意识障碍是一项具有挑战性的工作，这将会对意识障碍患者的持续护理和终止护理产生重要的影响。本章描述了严重脑损伤患者从昏迷到完全恢复之前所经历的主要临床实体的行为特征，介绍床旁评估意识的方法，并对有助于临床医生准确诊断的工具进行了探讨。

　　在过去数年里，人们对意识障碍领域的研究越来越感兴趣。随着重症医学的进步，越来越多的严重脑损伤患者得以幸存，其中一些人可能会经历不同的意识损害阶段。严重脑损伤发病率美国约为 46/10 万、英国约为 14/10 万[1] 及比利时约为 36/10 万[2]。一些患者在意识恢复至某种程度前（微意识状态），都会在植物状态下持续一段时期。一些病例曾引起广泛关注，如心脏停搏后植物状态持续 15 年的 Terri Shiavo（1963—2005 年），以及从持续 19 年微意识状态中恢复的重型颅脑损伤患者 Terry Wallis（1984—2003 年）[3]。同时，长时间住院需高昂的花费，美国严重外伤患者治疗费用每人每年为 600 000～1 875 000 美元[4]。关于终止生命的决定性问题至关重要，对慢性植物状态患者更甚。最近，欧洲一项调查（n=2475）显示：66% 的医务及医疗相关人员同意对慢性植物状态患者停止生命支持，而慢性微意识状态则只有 28%。一些医生表示，若自己处于慢性植物状态或微意识状态，也不希望继续获得生命支持，比例分别为 82% 和 67%[5]。因此，意识障碍带来的社会、经济和伦理学后果非常严重，其中植物状态更为突出。

　　植物状态是指心跳、呼吸及睡眠 – 觉醒周期等生理功能存在，但对自我或外界无明确意识反应的状态。从某种意义上讲，仅仅是无思想的躯体而已。用以鉴别他们与有意识患者的方法有限，其中之一是观察其自主行为及对外界刺激的反应。这种行为评估需要医生有非常高的专业水准，同时也取决于患者评估时的生理和心智能力（特别是警觉水平）。由于意识缺失现象较常见，临床常发生误诊（约 40%）[6-8]，所以准确诊断非常重要。诊断是非常关键的一步，它会影响护理方式的选择，以及患者家属会据此判断是否终止患者生命。因此，开发有效和敏感的行为量表去探测残存意识，甚至微意识的征象，是一项极具挑战的工作。

一、意识障碍

（一）昏迷

严重脑损伤后存活下来的患者，无意识状态可以持续数周，既无觉醒也没有意识。他们处于一种被称为昏迷的状态，定义为"一种以严重且长期觉醒和意识功能障碍为特征的病理状态"[9]（图 1-1 和表 1-1），这种状态通常由局限于脑干的病变（涉及网状激活系统）或全脑功能障碍引起（最常由颅脑损伤后弥漫性轴突损伤引起）。昏迷的显著特征是持续的不睁眼（自发或刺激后），缺乏定向或自主的运动或言语（包括发声）反应。即使被人为地刺激睁眼后，也没有证据显示视觉注视或追踪。这种状态至少持续 1h，才能与晕厥、急性精神错乱或谵妄等短暂状态区分开来。慢性昏迷较罕见，患者通常在 2～4 周内脱离昏迷状态，最常演变为植物状态或微意识状态[10]。

意识障碍患者预后受病因（颅脑损伤患者比脑血管意外患者预后好）、一般健康状况、年龄等因素的影响。如果昏迷 3 天内无瞳孔或角膜反射、疼痛刺激时肢体反应刻板或缺乏、脑电图表现为等电位，则提示预后不良。躯体感觉诱发电位 N20 皮质成分缺失的昏迷患者也是判断死亡的标识[11]。

脑死亡患者的呼吸、循环、神经内分泌、稳态调节及意识等关键功能丧失。"脑死亡"需符合床旁检查患者呼吸停止且对外界刺激无反应，证明大脑（包括脑干在内）所有功能不可逆转的丧失。在排除药物治疗、毒素和低温的可能影响之后，脑死亡在伤后 6～24h 内可诊断，通常使用

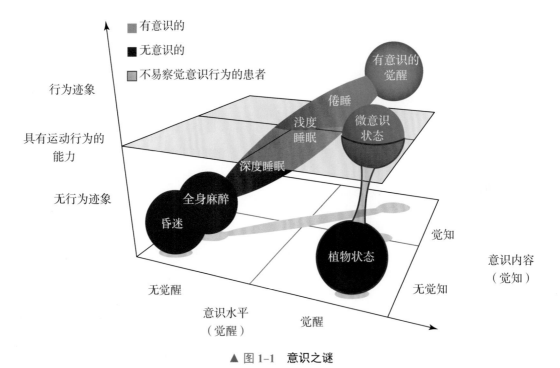

▲ 图 1-1 意识之谜

意识障碍主要包含两个部分：意识水平和意识内容。此图显示了两个连续体上的不同状态［如昏迷、植物状态、微意识状态，以及与睡眠和麻醉相关的状态］。此外还标出了具有隐性认知的患者所处的意识状态（经许可转载，改编自 Monti 等，2012）

表 1-1　昏迷、VS、MCS-、MCS+、EMCS、LIS 的行为特征比较

	昏　迷	VS	MCS-	MCS+	EMCS	LIS
睁眼	无	自主睁眼	自主睁眼	自主睁眼	自主睁眼	自主睁眼
运动	无	反射性 / 模式化运动	自主运动 / 抓取物品	自主运动 / 使用物品	功能性使用物品	反射性 / 模式化运动
疼痛反应	异常姿势 / 无	屈曲回撤 / 异常姿势	疼痛定位	疼痛定位	N/A	屈曲回撤 / 异常姿势
视觉反应	无	惊吓反射	视物追踪 / 凝视物品	视物追踪	视物追踪	视物追踪
情感反应	无	随机的	可能发生	可能发生	可能发生	随机的（病态的笑 / 眼泪）
遵嘱反应	无	无	无	可重复的遵嘱反应	稳定 / 可重复的遵嘱反应	稳定的遵嘱反应（使用与眼睛相关的指令）
语言能力	无	无	随机发声 / 无	可理解的单词	可理解的单词	无
交流能力	无	无	不可靠	不可靠	可信赖	可信赖（使用字母相关的屏板）

N/A. 不适用；EMSS. 脱离微意识状态；LIS. 闭锁综合征；MCS. 微意识状态；VS. 植物状态

脑干反射的全面评估、呼吸暂停测试（用来证明呼吸运动的缺失），以及脑血管造影、X 线扫描或经颅多普勒成像（用来证明大脑功能丧失）[12]。

（二）植物状态

1972 年，Jennet 和 Plum 首次提出植物状态（vegetative state，VS）一词，用来描述"一个能够生长和发育，但缺乏感觉和思想的组织体"[13]（图 1-1 和表 1-1）。这个新的临床实体是随着人工呼吸技术在重症监护病房实施应用后确立的。此后，对 VS 患者进行的科学研究持续增加。更准确地说，1975—1985 年发表的文章不足 10 篇，而 2010—2015 年发表的文章超过 500 篇（图 1-2）。

行为上 VS 患者有自发睁眼或刺激反应，保留自主神经功能（如呼吸、心血管调节和体温调节），但仅是无意识的反射[10]。VS 常由白质损伤或丘脑双侧病变（如丘脑髓板内核）所致[14, 15]。

医生如何向家属解释这种情况？这些患者呼吸正常、自主睁眼，甚至长时间闭着眼睛，会让人认为其在睡觉。其实，这种认知可能是错误的。闭眼时，脑电图无明显变化，不同睡眠阶段（如慢波睡眠和快速眼动睡眠）的脑电图特征缺失[16]。患者也可能会呻吟、微笑、哭泣或扮鬼脸，但这些行为很突兀且脱离现实。甚至有报道 VS 患者可以随机发出单个词的声音[17]。所有的这些特征会让患者家属感到困惑，并使医务人员的工作复杂化，容易致其精力耗尽（最近的一项研究表明，在护理意识障碍患者的医务人员中，有 1/5 的人感到精疲力竭、33% 的人表现出情绪衰竭）[18]。准确评估信息和心理援助对帮助患者家庭（及医护人员）应对这一严峻局面至关重要[19]。

VS 可能会持续数天、数月乃至数年。对于创伤性病因超过 1 年，非创伤性病因超过 3 个月的 VS，可视为永久性。在这种情况下，

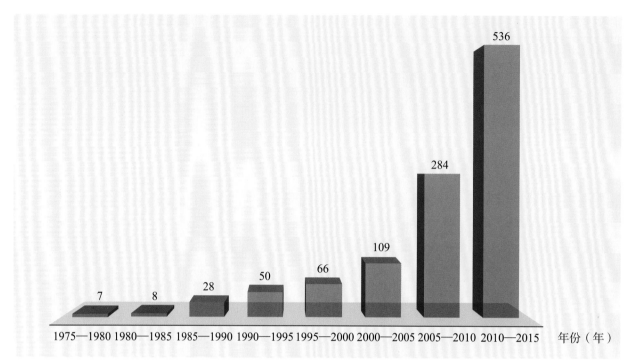

▲ 图 1-2　1975—2015 年在植物状态领域年出版物的数量
该结果为 PubMed 上搜索所得，搜索词：植物状态、意识和觉知

患者意识恢复的机会＜5%。直到那时方可讨论停止治疗的伦理和法律问题[20]。鉴于"植物状态"这一术语的负面含义，欧洲意识障碍特别工作组建议使用一个更中性和描述性的术语，如"无反应觉醒综合征"（unresponsive wakefulness syndrome）[21]。在临终决策时，需使用行为和神经科学方法（如神经成像和电生理学）发现和排除任何意识迹象的存在。临床医生在区分无意识和有意识状态时所面临的挑战，英国的 Tony Bland（1993 年）、美国的 Terri Schiavo（2005 年）和意大利的 Eluana Englaro（2009 年）等媒体大量关注的案例就说明了这一点[22-24]。考虑到结束生命属于极端决定，对每一位患者都需要进行彻底检查。辨别患者是否存在意识的是非常困难的，因为具有区分植物状态与微意识状态的微弱行为迹象很容易被忽视。

（三）微意识状态

微意识状态（minimally conscious state，MCS）比 VS 和昏迷更晚被发现。2002 年，Aspen 工作组将 MCS 定义为存在不一致但清晰可识别的意识行为迹象（图 1-1 和表 1-1）[25]。从 VS 恢复到 MCS 的患者，觉醒一直存在，但开始出现视物追踪的行为。这些行为出现得越早，预后也就越好。因此，眼球定向运动的存在至关重要，但它也是最难发现的意识迹象之一，需要使用敏感的诊断工具[8, 26, 27]。更全面地讲，MCS 患者的意识迹象可能很难被察觉到，因为在时间维度上这些行为存在不一致，这是由高警惕性的波动性造成的。它们需要重复检查，以符合 MCS 的诊断标准。在进行准确诊断之前，通常需要进行一系列检查。使诊断更加复杂的是，在意识水平稳定之前，患者可能在 VS 和 MCS 之间波动[28]。

当有明确证据表明存在以下一种或多种行为时应诊断为 MCS，即简单的遵嘱指令（如"握我的手"）、手势或口头的是 / 否反应（不管是否准确）、可理解的语言表达，以及与相关环境刺激有偶然性关系且不能归因于反射性活动的动作或情感行为。偶发动作和情感反应的行为包括①由情感的语言或视觉内容，而非中性刺激产生的哭泣、微笑或大笑；②在语言提示下直接发声或手势反应；③抓取物品的位置与抓取方向有明确关系；④以适应物品大小和形状的方式触摸或握住物体；⑤对移动或显著刺激产生视觉追踪或持续凝视。近来，由于不同的功能神经解剖学特征被发现，根据是否存在接受性和表达性语言（即对命令反应和可理解的语言表达），MCS 被细分为两个临床现象，即 MCS+ 和 MCS–[29]。符合 MCS+ 和 MCS– 标准所需的具体行为仍存在争议，需要进一步的研究证实，才能将其纳入临床实践。

脱离微意识状态被定义为重新出现可靠、一致的互相交流（可通过语音、书写、是 / 否信号或增强交流的设备）或功能性的使用物品（即对两个或两个以上物体的辨别和恰当使用）[25]。

MCS 患者可快速或缓慢恢复，否则可能永久停留在这种状态。MCS 没有正式的预后指南。然而，MCS 患者比 VS 患者改善更快、功能恢复前景更好，通常创伤性损伤比非创伤性损伤预后更好[30-32]。有研究报道显示，大多数持续 12 个月的 MCS 患者将永久性地遗留严重残疾[33]。然而，最近的研究表明，重度颅脑损伤后恢复迹象可以在更长时间段内观察到，约 20% 的 MCS 患者最终会在家或社区继续生活。MCS 的持续时间似乎对混乱状态 / 创伤后遗忘症的持续时间有较强的预测指标[30]。早期恢复（＜8 周）的意识行为，如视物追踪和遵嘱反应，与损伤数年后良好的功能结果有关[27, 31]。

二、闭锁综合征和隐匿认知

（一）闭锁综合征

闭锁综合征（locked-in syndrome，LIS）的特征是在意识保留和认知功能正常或接近正常的情况下，出现四肢瘫痪和构音障碍[34, 35]（表 1-1），主要由腹侧脑桥病变引起，其中 60% 由基底动脉血栓形成引起。功能神经影像学通常显示小脑幕上区域功能保留，并伴有小脑低代谢。有趣的是，急性 LIS 患者的双侧杏仁核中存在明显的高代谢，可能是由于不能移动或说话而产生的焦虑，该表现强调了在诊断后对 LIS 患者立即进行适当抗焦虑治疗的重要性[36]。由于 LIS 患者能自发睁眼，但不能说话或移动四肢，这种状态可与 VS 患者混淆。平均来说，要到发病后 2.5 个月才能确定 LIS 的诊断。有证据表明，家庭成员（占 55%）往往比医务人员（占 23%）更早发现意识迹象[36]。典型的 LIS 包括口腔颊部肌肉和四肢的完全瘫痪，但保留了垂直的眼球运动，可通过定向注视进行非言语交流。由于上行皮质脊髓轴突保持完整，因此知觉功能通常也得以保留[34]。Bauer 描述了多种 LIS，其中包括有残余运动功能的不完全 LIS（常指手指或头部运动）和完全 LIS［即完全不能运动（包括水平和垂直眼球运动）][37]。曾有报道这种完全 LIS 的病例，但非常罕见，需使用神经影像或电生理学方法来确定诊断[38]。预期寿命数据表明，一些 LIS 患者可以存活 12 年以上，但一直处于 LIS 状态。令人惊讶的是，慢性 LIS 患者的生活质量自我评价与健康人群相似[39]。在没有其他脑部结构或功能异常的情况下，LIS 患者通常能够独立做决定，并通过增强型交流设备表达自己的喜好[36]。

（二）隐匿认知

一些患者虽然不能表现出任何意识的行为迹象，但能够对神经影像主动范式或电生理范式作出心理反应，这些患者最近已被确认（图 1-1）。2006 年，Owen 等报道了 1 名严重脑损伤后无法交流的年轻女性患者。在执行心理意象任务时，她的脑活动与在健康对照组中观察到的活动相似[40]。这项研究之后，Monti 等使用相同的范式对 54 名患者进行了测试。只有 2 名被诊断为 VS 和 3 名被诊断为 MCS 的患者能够完成这项任务（占组中的 9%）。其中 1 名患者能够通过运动想象或空间想象对自我相关问题给予是 / 否的回答[41]。从那时起，一系列关于检测被诊断为 VS 患者意向性脑活动的研究结果发表出来，从而证实了隐匿认知患者的存在[42]。

这类患者很容易被误认为处于严重的 LIS，但与 LIS 患者不同的是，隐匿认知患者的皮质与皮质下连接受损（如丘脑与初级运动皮质的连接），此类受损会导致患者难以执行意向性运动[43]。最近的一项 Meta 分析结果显示，隐匿认知患者在 VS 中似乎很少见（占 14%），从病因上看，颅脑损伤比非颅脑损伤患者更为常见（32% vs. 19%）[42]。未来还需进行多中心研究以收集足够的数据来构建这个新临床群体的概况。

以往研究结果显示，一些隐匿认知的患者能够完成交流，近年来的研究一直试图探讨脑机接口（brain-computer interface，BCI）在严重脑损伤患者中的作用，这可能有助于这些患者通过神经影像或电生理设备进行交流[41, 44-47]。由于进行交流的任务较为复杂，可能会导致一些患者即使有意识也无法做出相应的反应，因此 BCI 范式并不适用于以诊断为主的目的。未来研究需在先了解这些患者的残余认知功能后，才能成功地应用这些增强型交流设备[48]。

三、床旁评估

（一）诊断准确率

区分 MCS 和 VS 具有挑战性，因为自主性和反射性行为可能很难区分，且意识的细微迹象也可能会被忽略。制订 MCS 诊断标准[25]可减少一定的误诊率[6, 7]。然而，一项比较临床非标准化观察和标准化行为量表检查研究发现，41% 诊断为 VS 患者实际上是被误诊的 MCS 患者[8]。该研究还发现大多数诊断不确定的患者其实是 MCS（89%），而不是 VS。此外，还有 10% 的经非标准化检查诊断为 MCS 的患者实际上为脱离 MCS（EMCS）。

如此高的误诊率可能是以下几种因素造成的。诊断准确性的差异可由评估者、患者和环境的偏差导致。首先，当行为取样范围过窄，反应的时间窗过长或不足，判断有目的的行为反应的标准定义不明确，评估次数过少无法捕捉行为波动的全部范围时，可能会出现评估者的偏差。因此，标准化评估量表的使用可以减少这些错误发生[32]，而未遵循特定操作和评分指南也会影响患者诊断的准确性。其次，差异因素来源于患者。觉醒水平的波动、疲劳、亚临床癫痫发作、隐匿性疾病（如代谢性和感染性脑病）、疼痛、皮质感觉缺失（如皮质性盲 / 聋）、运动障碍（如全身性低张力、痉挛或麻痹）或认知障碍（如失语症、失用症和失认症）也会降低观察到意识迹象的可能性[49]。最后，患者所处的环境可能会使评估产生偏差，如麻痹和镇静药物的使用、束缚和固定技术限制了活动范围、不良的姿势，以及过多的环境噪声、热和光都会减少甚至扭曲自发行为反应。

通过使用标准化工具，评估者的偏差可以大大降低，但诊断的准确性并不总是在评估者控制范围内。这在临床管理中尤其令人担忧，因为从康复到临终决定，往往取决于评估者的行为观察。

（二）行为学量表

鉴于 DOC 患者经常发生行为波动，应对患者进行重复评估。为了发现细微但有临床意义的神经行为反应变化，测量工具也应足够灵敏。传统的床旁评估和神经外科评定量表，如格拉斯哥昏迷量表（Glasgow Coma Scale，GCS）[50]，对于检测慢性 DOC 患者进展的效用有限。这些方法只能检测患者相对粗略的行为变化，但无法用于区分随意或反射性行为和意识相关行为。全面无反应性量表（Full Outline of UnResponsiveness，FOUR）对检测急性期严重脑损伤患者不同水平脑干功能的灵敏度高于 GCS [51]，但由于该量表并没有系统评估意识迹象 [25]，因此可能无法捕捉到患者从 VS 向 MCS 的转变 [52, 53]。为了解决这些缺陷，专家们已设计出用于慢性 DOC 患者的标准化评分量表，通过固定的操作和评分流程来评估广泛的神经行为功能。

为 DOC 患者制订的标准化神经行为学评估量表包括修订版昏迷恢复量表（Coma Recovery Scale-Revised，CRS-R）[54]、昏迷 – 近昏迷量表（Coma-Near Coma Scale，CNC）[55]、西方神经感觉刺激简评（Western Neurosensory Stimulation Profile，WNSSP）[56]、威塞克斯头部创伤模型（Wessex Head Injury Matrix，WHIM）[57] 和感觉形式评估与康复技术（Sensory Modality Assessment and Rehabilitation Technique，SMART）[58]。尽管条目内容在不同的量表中有所不同，但它们都能评估患者对各种听觉、视觉、运动和交流提示的行为反应。所有这些工具都被证明具有足够的信度和效度。然而，这些量表心理测量的完整性和临床效用却有相当大的可变性。在这些方法中，CRS-R 是唯一一个将昏迷、VS 和 MCS 的现有诊断标准直接纳入操作和评分方案的量表（表 1-2）。Giacino 等（2004 年）对 80 名 DOC 患者的 CRS-R 和 DRS 进行了比较，发现尽管两种量表在 87% 的病例中得出了相同的诊断，但 CRS-R 识别出了 10 名在 DRS 中被归类为 VS 的 MCS 患者 [28]；而 DRS 并没有识别出被 CRS-R 遗漏的具有意识迹象的患者。Schnakers 等（2006 年）对 60 名急性期（创伤中心）和亚急性期（康复中心）脑损伤后 DOC 患者进行了 GCS、CRS-R 和 FOUR 评估 [52]。在 GCS 诊断为 VS 的 29 名患者中，发现有 4 名在 FOUR 量表中至少存在一种意识迹象。然而，在 FOUR 诊断为 VS 的患者中，发现有 7 名在 CRS-R 中存在 MCS 的意识迹象。所有这 7 名患者都表现出了持续的定向性眼运动，这预示着患者有从 VS 中恢复的临床迹象。

2010 年，美国康复医学会公布了第一份专门为 DOC 患者设计的神经行为评分量表循证综述

表 1–2　修订版昏迷恢复量表评分表（CRS-R）

听觉功能量表
4– 对指令有稳定反应 [a]
3– 可重复执行指令 [a]
2– 声源定位
1– 听觉惊吓反应
0– 无

视觉功能量表
5– 识别物体 [a]
4– 物体定位：够向物体 [a]
3– 眼球追踪 [a]
2– 视觉对象定位 [a]
1– 视觉惊吓反应
0– 无

运动功能量表
6– 会使用物件 [b]
5– 自主性运动反应 [a]
4– 能摆弄物件 [a]
3– 对伤害性刺激定位 [a]
2– 回撤屈曲
1– 异常姿势
0– 无 / 松弛

口部运动 / 言语功能量表
3– 言语表达可理解 [a]
2– 发声 / 口部运动
1– 反射性口部运动
0– 无

交流评分量表
2– 交流完全准确 [b]
1– 交流不完全准确 [a]
0– 无

觉醒水平评分量表
3– 能注意 [a]
2– 无刺激下睁眼
1– 刺激下睁眼
0– 无睁眼

a. 微意识状态（MCS）；b. 脱离微意识状态（EMCS）

结论[59]。13个符合要求的量表中有6个被推荐用于临床实践。基于一系列心理测量定量指标，CRS-R为最强推荐量表。CRS-R也是美国国家神经疾病与脑卒中研究所建议的颅脑损伤（traumatic brain injury，TBI）的常见数据元素（common data element，CDE）之一，也是TBI研究中监测意识恢复的首选方法[60, 61]。

四、行为学评估

（一）个体化定量行为学评估

参与MCS患者治疗的临床医生经常会遇到这样的情况，即患者行为反应模糊，或者行为反应发生频次太少而不能清楚地辨别其意义。这些问题通常是由相关损伤导致感觉、运动和觉醒障碍引起。因此，Whyte等开发了一种技术，称为个性化定量行为学评估（Individualized Quantitative Behavioral Assessment，IQBA）[62, 63]。IQBA旨在通过个性化定制的评估程序，操作已定义的目标反应，以及对评估者和反应偏差的控制来解决特定病例问题。一旦实施操作的目标行为（如执行指令和视觉追踪），需要记录在执行适当指令和执行不相合指令后，以及休息间隔中的行为频率。对数据进行统计分析，以确定目标行为在一种情况下是否比在其他情况下发生得更频繁。例如，当在"休息"条件下观察到的行为比在"指令"条件下观察到的行为更频繁时，很可能这些行为代表的是随意运动，而不是对指令有目的的反应。

IQBA可以应用于广泛的行为范围，并可以解决一些不同类型的临床问题。McMillan在1996年采用了IQBA方案来确定具有微小反应的TBI患者是否能够可靠地传达关于是否撤除维持生命支持的偏好[64]。对问题的回答是通过使用按钮键来执行的。结果显示，在回答"希望活下去"的问题时，肯定回答的次数显著多于决定参与终止生命的次数。随后，McMillan的发现被其他评估者在第二个IQBA评估中进行了印证[65]。

（二）疼痛评估和伤害性感受昏迷量表–修订版

提供DOC患者是否疼痛的信息对临床医生和家属都很重要。然而，由于DOC患者无法交流，自我报告并不适用于该类患者。伤害性感受昏迷量表（Nociception Coma Scale，NCS）是首个为评估严重脑损伤患者的伤害性疼痛而开发的标准化工具。NCS的第一个版本包括四个子量表，即评估运动反应、语言反应、视觉反应及面部表情[66]。NCS已在重症监护室、神经内科/神经外科住院病房、康复中心和养老院的患者中被证实有效。与其他为无法交流患者开发的疼痛量表相比，NCS具有更广泛的覆盖面和更好的诊断敏感性，这表明它是适合这一人群的评估工具。视觉子量表随后被删除，因为进一步研究表明，在使用伤害性刺激与非伤害性刺激后，运动、语言和面部表情子量表得分显著高于视觉子量表。使用修订版本（NCS-R）后，4分的临界值（敏感性为73%，特异性为97%）被定义为诊断DOC患者潜在疼痛的临床阈值。最近的研究结果显示了NCS-R总分与前扣带回皮质（与痛苦和不愉快有关）活动的相关性，进一步反映了该量表在监测DOC患者疼痛时的相关性[68]。目前，在各种语言中（即法语、英语、意大利语、荷兰语和泰语）已经证明了该量表具有良好的信度和效度[66, 67, 69-72]。最近一项研究使用NCS-R在临床环境下进行疼痛评估。对39名有潜在疼痛症状（如由骨折、压疮或痉挛而引起）的患者进行NCS-R和GCS评估，评估是根据每位患者的临床状况在进行镇痛治疗的前后及其过程中进行的。与治疗前相比，治疗期间NCS-R评分在统计学上较低，但GCS评分不低，这进一步证明NCS-R是一种专门为疼痛管理制订的有价值的临床工具。

行为反应和大脑活动在不同的 DOC 中有所不同。在床边检测意识迹象具有挑战性，因此，使用敏感的标准化量表至关重要。由于误诊可导致严重的后果，特别是在疼痛治疗和临终决策方面。因此，当需要区分 MCS 和 VS 患者时，神经影像学可以作为一个辅助工具。未来，开发基于残余脑活动或脑功能连接的意识分类器也可以极大地帮助临床医生，并构建自动化诊断工具。这对于检测功能性闭锁综合征患者来说有很大帮助。

参考文献

[1] Jennett B. 30 Years of the vegetative state: clinical, ethical and legal problems. In: Laureys S, editor. The boundaries of consciousness: neurobiology and neuropathology, vol. 150. Amsterdam: Elsevier; 2005. p. 541–8.

[2] Demotte R. Politique de la santé à mener à l'égard des patients en état végétatif persistant ou en état pauci-relationnel. Moniteur Belge. 2004;69:334–40.

[3] Wijdicks EF. Minimally conscious state vs. persistent vegetative state: the case of Terry (Wallis) vs. the case of Terri (Schiavo). Mayo Clin Proc. 2006;81(9):1155–8.

[4] Consensus Conference. Rehabilitation of persons with traumatic brain injury. NIH consensus development panel on rehabilitation of persons with traumatic brain injury. JAMA. 1999;282(10):974–83.

[5] Demertzi A, Ledoux D, Bruno MA, et al. Attitudes towards end-of-life issues in disorders of consciousness: a European survey. J Neurol. 2011;258:1058–65.

[6] Childs NL, Mercer WN, Childs HW. Accuracy of diagnosis of persistent vegetative state. Neurology. 1993;43(8):1465–7.

[7] Andrews K, Murphy L, Munday R, Littlewood C. Misdiagnosis of the vegetative state: retrospective study in a rehabilitation unit. BMJ. 1996;313(7048):13–6.

[8] Schnakers C, Vanhaudenhuyse A, Giacino J, et al. Diagnostic accuracy of the vegetative and minimally conscious state: clinical consensus versus standardized neurobehavioral assessment. BMC Neurol. 2009;9:35.

[9] Posner J, Saper C, Schiff N, et al. Plum and Posner's diagnosis of stupor and coma. New York: Oxford University Press; 2007.

[10] The Multi-Society Task Force on Persistent Vegetative State. Medical aspects of the persistent vegetative state. N Engl J Med. 1994;330(21):1499–508.

[11] Bouwes A, Binnekade JM, Kuiper MA, et al. Prognosis of coma after therapeutic hypothermia: a prospective cohort study. Ann Neurol. 2012;71(2):206–12.

[12] Wijdicks EF, Varelas PN, Gronseth GS, et al., American Academy of Neurology. Evidence-based guideline update: determining brain death in adults: report of the Quality Standards Subcommittee of the American Academy of Neurology. Neurology. 2010;74(23):1911–8.

[13] Jennett B, Plum F. Persistent vegetative state after brain damage: a syndrome in search of a name. Lancet. 1972;1:734–7.

[14] Fernández-Espejo D, Junque C, Bernabeu M, et al. Reductions of thalamic volume and regional shape changes in the vegetative and the minimally conscious states. J Neurotrauma. 2010;27(7):1187–93.

[15] Newcombe VF, Williams GB, Scoffings D, et al. Aetiological differences in neuroanatomy of the vegetative state: insights from diffusion tensor imaging and functional implications. J Neurol Neurosurg Psychiatry. 2010;81(5):552–61.

[16] Landsness E, Bruno MA, Noirhomme Q, et al. Electrophysiological correlates of behavioural changes in vigilance in vegetative state and minimally conscious state. Brain. 2011;134(8):2222–32.

[17] Working Party of the Royal College of Physicians. The vegetative state: guidance on diagnosis and management. Clin Med. 2003;3(3):249–54.

[18] Gosseries O, Demertzi A, Ledoux D, et al. Burnout in healthcare workers managing chronic patients with disorders of consciousness. Brain Inj. 2012;26(12):1493–9.

[19] Leonardi M, Giovannetti AM, Pagani M, et al. Burden and needs of 487 caregivers of patients in vegetative state and in minimally conscious state: results from a national study. Brain Inj. 2012;26(10):1201–10.

[20] Jennett B. The assessment and rehabilitation of vegetative and minimally conscious patients: definitions, diagnosis, prevalence and ethics. Neuropsychol Rehabil. 2005;15:163–5.

[21] Laureys S, Celesia GG, Cohadon F, et al. Unresponsive wakefulness syndrome: A new name for the vegetative state or apallic syndrome. BMC Med. 2010;8:68.

[22] Andrews K. Medical decision making in the vegetative state: withdrawal of nutrition and hydration. NeuroRehabilitation. 2004;19:299–304.

[23] Cohen NH, Kummer HB. Ethics update: lessons learned from Terri Schiavo—the importance of healthcare proxies

in clinical decision-making. Curr Opin Anaesthesiol. 2006;19(2):122–6.

[24] Luchetti M. Eluana Englaro, chronicle of a death foretold: ethical considerations on the recent right-to-die case in Italy. J Med Ethics. 2010;36(6):333–5.

[25] Giacino J, Ashwal S, Childs N, et al. The minimally conscious state: definition and diagnostic criteria. Neurology. 2002;58(3):349–53.

[26] Candelieri A, Cortese MD, Dolce G, et al. Visual pursuit: within-day variability in the severe disorder of consciousness. J Neurotrauma. 2011;28(10):2013–7.

[27] Dolce G, Lucca LF, Candelieri A, et al. Visual pursuit in the severe disorder of consciousness. J Neurotrauma. 2011;28(7):1149–54.

[28] Giacino JT, Trott CT. Rehabilitative management of patients with disorders of consciousness: grand rounds. J Head Trauma Rehabil. 2004;19(3):254–65.

[29] Bruno MA, Majerus S, Boly M, et al. Functional neuroanatomy underlying the clinical subcategorization of minimally conscious state patients. J Neurol. 2012; 259(6):1087–98.

[30] Katz DI, Polyak M, Coughlan D, et al. Natural history of recovery from brain injury after prolonged disorders of consciousness: outcome of patients admitted to inpatient rehabilitation with 1–4 year follow-up. Prog Brain Res. 2009;177:73–88.

[31] Whyte J, Nakase-Richardson R, Hammond FM, et al. Functional outcomes in traumatic disorders of consciousness: 5–year outcomes from the National Institute on Disability and Rehabilitation Research Traumatic Brain Injury Model Systems. Arch Phys Med Rehabil. 2013;94(10):1855–60.

[32] Estraneo A, Moretta P, Loreto V, et al. Clinical and neuropsychological long-term outcomes after late recovery of responsiveness: a case series. Arch Phys Med Rehabil. 2014;95(4):711–6.

[33] Fins JJ, Schiff ND, Foley KM. Late recovery from the minimally conscious state: ethical and policy implications. Neurology. 2007;68:304–7.

[34] American Congress of Rehabilitation Medicine. Recommendations for use of uniform nomenclature pertinent to persons with severe alterations in consciousness. Arch Phys Med Rehabil. 1995;76:205–9.

[35] Schnakers C, Majerus S, Goldman S, et al. Cognitive function in the locked-in syndrome. J Neurol. 2008; 255(3):323–30.

[36] Laureys S, Pellas F, Van Eeckhout P, et al. The locked-in syndrome: what is it like to be conscious but paralyzed and voiceless? Prog Brain Res. 2005;150:495–511.

[37] Bauer G, Gerstenbrand F, Rumpl E. Varieties of the locked-in syndrome. J Neurol. 1979;221(2):77–91.

[38] Schnakers C, Perrin F, Schabus M, et al. Detecting consciousness in a total locked-in syndrome: an active event-related paradigm. Neurocase. 2009;15(4):271–7.

[39] Bruno MA, Bernheim JL, Ledoux D, et al. A survey on self-assessed well-being in a cohort of chronic locked-in syndrome patients: happy majority, miserable minority. BMJ Open. 2011;1(1):e000039.

[40] Owen AM, Coleman MR, Boly M, et al. Detecting awareness in the vegetative state. Science. 2006;313(5792): 1402.

[41] Monti MM, Vanhaudenhuyse A, Coleman MR, et al. Willful modulation of brain activity in disorders of consciousness. N Engl J Med. 2010;362(7):579–89.

[42] Kondziella D, Friberg CK, Frokjaer VG, et al. Preserved consciousness in vegetative and minimal conscious states: systematic review and meta-analysis. J Neurol Neurosurg Psychiatry. 2015; pii: jnnp-2015–310958.

[43] Fernández-Espejo D, Rossit S, Owen AM. A thalamocortical mechanism for the absence of overt motor behavior in covertly aware patients. JAMA Neurol. 2015;72(12): 1442–50.

[44] Kübler A, Furdea A, Halder S, et al. A brain-computer interface controlled auditory event-related potential (p300) spelling system for locked-inpatients. Ann N Y Acad Sci. 2009;1157:90–100.

[45] Naci L, Monti MM, Cruse D, et al. Brain-computer interfaces for communication with nonresponsive patients. Ann Neurol. 2012;72(3):312–23.

[46] Naci L, Owen AM. Making every word count for nonresponsive patients. JAMA Neurol. 2013;70(10): 1235–41.

[47] Lulé D, Noirhomme Q, Kleih SC, et al. Probing command following in patients with disorders of consciousness using a brain-computer interface. Clin Neurophysiol. 2013;124(1):101–6.

[48] Schnakers C, Giacino JT, Løvstad M, et al. Preserved covert cognition in noncommunicative patients with severe brain injury? Neurorehabil Neural Repair. 2015;29(4):308–17.

[49] Schnakers C, Bessou H, Rubi-Fessen I, et al. Impact of aphasia on consciousness assessment: a cross-sectional study. Neurorehabil Neural Repair. 2015;29(1):41–7.

[50] Teasdale G, Jennett B. Assessment of coma and impaired consciousness. Lancet. 1974;2:81–4.

[51] Wijdicks EF, Bamlet WR, Maramattom BV, et al. Validation of a new coma scale: the FOUR score. Ann Neurol. 2005;58(4):585–93.

[52] Schnakers C, Giacino J, Kalmar K, et al. Does the FOUR score correctly diagnose the vegetative and minimally conscious states? Ann Neurol. 2006;60(6):744–5.

[53] Bruno MA, Ledoux D, Lambermont B, et al. Comparison of the full outline of unresponsiveness and Glasgow Liege Scale/Glasgow Coma Scale in an intensive care unit population. Neurocrit Care. 2011;15(3):447–53.

[54] Giacino JT, Kalmar K, Whyte J. The JFK Coma Recovery Scale-Revised: measurement characteristics and diagnostic

utility. Arch Phys Med Rehabil. 2004;85(12):2020–9.

[55] Rappaport M, Dougherty AM, Kelting DL. Evaluation of coma and vegetative states. Arch Phys Med Rehabil. 1992;73:628–34.

[56] Ansell BJ, Keenan JE. The Western Neuro Sensory Stimulation Profile: a tool for assessing slow-to-recover head-injured patients. Arch Phys Med Rehabil. 1989;70:104–8.

[57] Shiel A, Horn SA, Wilson BA, et al. The Wessex Head Injury Matrix (WHIM) main scale: a preliminary report on a scale to assess and monitor patient recovery after severe head injury. Clin Rehabil. 2000;14(4):408–16.

[58] Wilson SL, Gill-Thwaites H. Early indications of emergence from vegetative state derived from assessment with the SMART—a preliminary report. Brain Inj. 2000;14(4):319–31.

[59] Seel RT, Sherer M, Whyte J, et al. Assessment scales for disorders of consciousness: evidence-based recommendations for clinical practice and research. Arch Phys Med Rehabil. 2010;91(12):1795–813.

[60] Hicks R, Giacino J, Harrison-Felix C, et al. Progress in developing common data elements for traumatic brain injury research: version two—the end of the beginning. J Neurotrauma. 2013;30(22):1852–61.

[61] Wilde EA, Whiteneck GG, Bogner J, et al. Recommendations for the use of common outcome measures in traumatic brain injury research. Arch Phys Med Rehabil. 2010;91(11):1650–60.

[62] Whyte J, DiPasquale M. Assessment of vision and visual attention in minimally responsive brain injured patients. Arch Phys Med Rehabil. 1995;76(9):804–10.

[63] Whyte J, DiPasquale M, Vaccaro M. Assessment of command-following in minimally conscious brain injured patients. Arch Phys Med Rehabil. 1999;80:1–8.

[64] McMillan TM. Neuropsychological assessment after extremely severe head injury in a case of life or death. Brain Inj. 1996;11(7):483–90.

[65] Shiel A, Wilson B. Assessment after extremely severe head injury in a case of life or death: further support for McMillan. Brain Inj. 1998;12(10):809–16.

[66] Schnakers C, Chatelle C, Vanhaudenhuyse A, et al. The Nociception Coma Scale: a new tool to assess nociception in disorders of consciousness. Pain. 2010;148(2):215–9.

[67] Chatelle C, Majerus S, Whyte J, et al. A sensitive scale to assess nociceptive pain in patients with disorders of consciousness. J Neurol Neurosurg Psychiatry. 2012;83(12):1233–7.

[68] Chatelle C, Thibaut A, Gosseries O, et al. Changes in cerebral metabolism in patients with a minimally conscious stat responding to zolpidem. Front Hum Neurosci. 2014;8:917.

[69] Riganello F, Cortese MD, Arcuri F, et al. A study of the reliability of the Nociception Coma Scale. Clin Rehabil. 2015;29(4):388–93.

[70] Sattin D, Pagani M, Covelli V, et al. The Italian version of the Nociception Coma Scale. Int J Rehabil Res. 2013;36(2):182–6.

[71] Suraseranivongse S, Yuvapoositanont P, Srisakkrapikoop P, et al. A comparison of pain scales in patients with disorders of consciousness following craniotomy. J Med Assoc Thai. 2015;98(7):684–92.

[72] Vink P, Eskes AM, Lindeboom R, et al. Nurses assessing pain with the Nociception Coma Scale: interrater reliability and validity. Pain Manag Nurs. 2014;15(4):881–7.

[73] Chatelle C, De Val MD, Catano A, et al. Is the Nociception Coma Scale-revised a useful clinical tool for managing pain in patients with disorders of consciousness? Clin J Pain. 2016;32(4):321–6.

第2章　意识障碍的预后
Prognosis in Disorders of Consciousness

Anna Estraneo　Luigi Trojano　著

杨　艺　王新军　译

摘　要

在慢性意识障碍（disorders of consciousness，DOC）患者中，临床演变是由多个相互密切影响的因素决定的，其中包括病因、患者年龄（影响生理恢复过程有关因素，如大脑可塑性）、DOC的持续时间（可能与脑损伤的严重程度有关）、神经元群体的结构和功能完整性（通过神经电生理学和神经影像学方法评估）及可能影响护理策略的临床并发症存在。

本章简要回顾了关于慢性DOC患者临床演变的最新研究，以及在此类患者中寻找可靠预后标志物的纵向研究。我们认为，植物状态（vegetative state，VS）患者的一些预后指标可以在康复期收集，但对于意识和行为反应恢复较晚的DOC患者，目前还没有确定可靠的标志物。此外，微意识状态（minimally conscious state，MCS）患者的长期演变尚未确定，并且对于这些患者没有明确的预后信息。因此，需要对大量慢性DOC个体进行前瞻性、纵向系统研究，以更好地阐明DOC的自然恢复，并将预后标记予以定义，用于更新当前的与该类患者管理和护理相关的医学、伦理和法律问题的观点。

在获得性脑损伤后，幸存者可能会在没有觉知情况下保持觉醒的临床状态，这种状态被称为VS或无反应觉醒综合征（unresponsive wakefulness syndrome，UWS）[1]。在这种情况下，患者的眼睛是睁开的，但没有意识的证据（如有意志的反应）[2]。在从VS到完全恢复意识的连续过程中，患者可能处于一种中间状态，称为MCS [3]。在这种状态下，他们表现出极微弱的、不稳定但明显可辨的反应迹象。基于患者行为的复杂性，Bruno等 [4] 近年提出了将MCS患者细分为"MCS–"（有低水平意识行为的患者，如视觉追踪或疼痛刺激定位）和"MCS+"（具有高级交流功能的患者，如遵嘱动作）。

虽然两种临床情况（VS/UWS和MCS）通常都是昏迷和较高意识水平的过渡状态，但一些患者无法完全恢复对于自我和环境的认知，并表现出可能持续一生的慢性意识障碍。由于缺乏系统研究，慢性DOC的患病率很难预测 [5]。尽管缺乏确凿的流行病学数据，但人们普遍认为，由于急性期医疗干预技术的改进，慢性DOC患者的发病率和患病率正在逐步增加。因此，对该类患者长期管理的问题越来越严峻（如临床、经济和伦理等方面）[6, 7]。在这种情况下，理解这些严重临床症状的演变，并确定可靠的预后指标，将帮助临床医生和患者家属作出适当的治疗和护理决策。

一、演变

自从 VS 定义被确立以来 [8]，更多研究开始涉及 DOC 的临床演变。然而，到目前为止，DOC 患者临床预后并没有很明确的结论，因为大多数患者很快离开医疗系统，被转移到家中或入住慢性病疗养院，并由他们的家属或护理人员看护。此外，可用的预后研究不是结论性的，因为地点（如神经重症监护室、植物人康复机构）、研究样本（不同病因和受伤时间的患者）、随访时间和预后测量通常有很大差异。在一项全面的综述中，Bruno 纳入了 18 项关于创伤性和非创伤性 DOC 死亡率和康复率的研究 [9]，这些研究大多数都是回顾性的，并且只关注于 VS/UWS，因为它们是在建立 MCS 诊断标准之前进行的 [3]。甚至对预后的关键流行病学研究也是由植物状态协作工作组（Multi-Society Task Force，MSTF）[2] 对 DOC 患者进行随访，但没有区分这两种临床诊断。根据这项研究，完全恢复意识的概率因患者发病时的年龄和病因而异，颅脑损伤（TBI）后 12 个月和非创伤性损伤后 6 个月，即使不是完全丧失恢复的希望，其概率也非常低。在这些因素的基础上，永久性 VS 的术语被提出 [2]，并用于将明显不可逆无意识临床状态 VS/UWS 患者进行分类。事实上，在那个时期，只有少数病例报道是关于超过上述时间限制的晚期意识恢复，并且这种情况在创伤后患者中较多 [10]。然而，可能由于预防性 [11] 和恢复性治疗策略 [12-15] 的不断改进，对 DOC 患者临床演变的观点逐渐发生了变化。1995 年，美国康复医学会建议：即使发病后昏迷

时间长于 MSTF 提出的时限，也应避免以时间为依据的强烈预后陈述（即不使用"永久"一词）[16]。最近，一些病例报道 [17-19] 和队列研究 [20-22] 结果显示，即使在脑卒中和缺氧性 VS/UWS 患者中，意识水平的变化也超过了传统的时间限制。因此，较晚从 VS/UWS 脱离或完全恢复意识不再被认为是例外，甚至远远超过 MSTF 提出的时限。尽管创伤性 VS/UWS 患者较晚恢复的可能性较高，且与较年轻的年龄密切相关，但这与病因无关 [21, 22]。

在晚期恢复一定程度意识的患者中，大多数患者受到严重功能残疾的影响，通常改善程度不大，临床和神经心理状况可能在随后数年有进一步提高 [20-23]。有一组 5 年的随访数据显示 [23]，发病后 1 年以上恢复反应性并最终完全恢复意识的患者都有非常严重的残疾，并由于长期制动而导致一些继发疾病。他们生活不能自理，并且需要每天 24h 不间断照护。

这些发现表明，即使在严重脑损伤后很长一段时间，也不能排除大脑的某种可塑性。然而，在"晚期康复"患者中出现的严重运动和认知缺陷等情况说明，从重症监护室的急性期开始，适当水平的康复是必要的，因为这可以促进反应能力的恢复并使运动障碍（如挛缩、关节受限等 [24]）最小化，以避免对患者功能的独立性和生活质量产生负面影响 [25]。

MCS 临床标准的提出 [3]，以及随后在区分 MCS 和 VS/UWS 患者诊断准确性方面的研究 [26-28]，为 MCS 患者的临床演变提供了新线索。最近的几项研究 [9, 22, 24, 29-32]，将 VS/UWS 与 MCS 患者区分开来，并发现预后随着临床诊断的差异而不同（表 2-1）。一般来说，已经观察到 MCS 患者具有较高的临床改善概率，基本日常活动的功能独立性方面预后更好 [9, 22, 24, 29, 31, 32]，并且比 VS/UWS 患者有更长的预期寿命 [9, 22, 32]。这与 MCS 具有相对较少的结构和功能性大脑连接损伤

表 2–1　慢性意识障碍研究中微意识状态患者的演变（2002 年后发表）

第一作者	患者类型（人数）	病因学	病程（个月）	随访（年）	预　后	备　注
Eilander [29] a	VS/UWS 或 MCS（145）b	TBI、nTBI	< 6	0.3	2/3 的患者完全清醒	TBI 和 MCS 患者有更好的预后
Lammi [30]	MCS（18）	TBI	1.5	2～5	10% 死亡、20%VS/UWS 极度严重（其中 2 名仍在重症监护室）、55% 为重度至中度残疾、15% 为部分或轻度残疾（DRS 预后评估量表）	在 BDA 情况下，很大比例的患者是功能独立的
Katz [31] a	VS/UWS（11），MCS（25）	TBI、nTBI	1	1～4	80% 的患者在 7.6 周后脱离 MCS、TBI 和 n TBI 无显著差异，在伤后 1 年内 70% 的患者 CS/PTA 消失	损伤后 1 年 MCS 有提高，病因无差异
Luaté [32] a	VS/UWS（12），MCS（39）	TBI、nTBI	12	5	14 名死亡、9 名留在重症监护室、13 名重残转出重症监护室（3 名失访）	1/3 的 MCS 在 1 年多之后有所改善，但仍重残或完全残疾
Bruno [9] a	VS/UWS（116），MCS（84）	TBI、nTBI	1	1	TBI：23% 死亡，48% EMCS；非 TBI：33% 死亡，26% EMCS	TBI 的预后更好（但不显著）
Seel [24]	昏迷（2），VS/UWS（41），MCS（57）	TBI、nTBI	1～3	0.1～0.8	12% 仍是 VS、35% 为 MCS、53% 脱离 MCS	TBI 和高 CRS-R 评分的患者更易恢复为 EMCS
Steppacher [22] a	VS/UWS（59），MCS（43）	TBI、缺氧、其他	1～3	8±3.5	35% 死亡、23% 保持 MCS、42% 在 3 个月内恢复功能性沟通能力（仅 4.6% 后来恢复）	大多数 MCS 在最初数月内可恢复

VS/UWS. 植物状态 / 无反应觉醒综合征；MCS. 微意识状态；TBI. 颅脑损伤；nTBI. 非颅脑损伤；DRS. 残疾等级量表；
CS/PTA. 混乱状态 / 创伤后健忘症；CRS-R. 修订版昏迷恢复量表[26]；BDA. 基本日常活动；EMCS. 脱离微意识状态
a. 研究表明，微意识状态患者的临床预后明显好于植物状态患者
b. 该研究仅纳入年龄 < 25 岁的患者

的观点（与 VS/UWS 的特征比较而言）一致[33]。

为了有助于理解 DOC 的临床演变，我们长期跟踪了一个入重症监护室的 VS/UWS 和 MCS 患者的大样本研究，并收集了损伤后 12 个月和 24 个月的临床预后数据。该研究的主要目的是确定 DOC 演变是否与三种最常见的病因有关（即颅脑损伤、脑卒中和缺氧性脑损伤）。在这方面，传统观点认为，无论是短期存活与意识恢复方面[2, 9, 24, 29, 32]，还是长期存活与意识恢复方面[21, 22]，创伤后 DOC 患者比非创伤病因中观察到的 DOC 患者预后更好，关于 MCS 患者病因与临床恢复可能的关系，已经有混合数据的报道（表 2–1）。此外，大多数可用的研究将创伤性病因与非创伤性病因的患者进行对比，并没有区分缺氧性与血管性。

我们的样本包括在神经康复中心住院的 VS/UWS（n=131）和 MCS（n=64）患者。本研究的纳入标准是根据标准诊断[2, 3]：①在重复临床

评估中诊断为 VS/UWS 或 MCS；②严重颅脑创伤、缺氧性脑损伤或血管性脑损伤；③昏迷时间≥3 个月；④年龄≥18 岁且≤80 岁。我们排除了混合病因的患者（如颅脑损伤合并缺氧性脑损伤）和有精神病或神经退行性疾病病史的患者。在所有患者中，通过重复使用意大利版本的 CRS-R[26, 34] 进行诊断。发病后 12 个月和 24 个月的临床评估通过直接观察进行，依据是 MCS 和 EMS 的诊断标准结果与 VS/UWS、MCS 和 EMCS 的临床诊断相对应，或者死亡[2, 3]。

该样本的临床演变（表 2-2）基本证实，与近期对 DOC 患者的研究一致，MCS 组的临床预后优于 VS/UWS 组（chi=60.82，df=3，$P<0.001$），创伤性 VS/UWS 组优于缺氧或血管性 VS/UWS 组（chi=12.85，df=6，$P=0.048$）[2, 9, 21, 22, 24, 29, 32]。值得注意的是，在随访期间，没有 MCS 患者病情退步到 VS/UWS，与 Bruno 等的预后研究结果不同[9]。此外，在 MCS 患者中，病因与发病后 1 年或 2 年的临床预后差异无关（chi=4.46，df=4，$P=0.348$）。这一发现与之前两项研究[9, 22] 中报道的结果一致，这表明了缺氧性脑损伤的严重程度及血管性病因相关的不利条件（如高龄，以及糖尿病、高血压或血脂异常等基础疾病）可能会阻碍 VS/UWS 患者的生存和觉醒，而致病因素在 MCS 患者中起的作用相对较小。

对患者临床演变的分析也表明，与 MCS 患者相比，VS/UWS 患者往往表现出相对较慢的恢复进程。事实上，尽管大多数患者恢复了部分意识行为反应（即进化成 MCS），却只有少数脱离 MCS。大多数意识完全恢复的 MCS 患者是在发病后第 1 年内恢复的，而在发病后 1~2 年间，只有极少数 MCS 患者在临床诊断变化方面表现出改善。这些观察结果与 Steppacher[22] 和 Luauté[32] 报道的结果基本吻合，这表明 MCS 患者在发病后第 1 年恢复的可能性更高，其中部分患者恢复了高水平的认知能力（如功能性交流）。

MCS 患者进一步的意识恢复可通过更精细、敏感的意识行为反应评估工具获得，如那些区分 MCS– 和 MCS+ 患者的评估工具[4]，而单独的临床诊断可能会忽略更细微和重要的临床变化。事实上，已有很多研究表明，在损伤 1 年后[22, 31, 32]，甚至在发病多年后[35]，MCS 患者可表现出临床改善，尽管有严重的运动和认知后遗症[32]。因此，目前的研究结果强调，对 MCS 的预后判断应更加谨慎[30, 36]，并鼓励为 MCS 患者开发量身定制的治疗方法（包括脑刺激技术[12, 37]），以促进意识完全恢复，减少至最低程度的运动障碍。建议对 DOC 患者，尤其是 MCS 患者进行长期监测，以便充分理解这些严重临床症状的演变，并追求最佳的康复治疗强度和时机。为此，在长期随访的大样本慢性 DOC 患者中进行多中心合作研究非常有必要。

二、预后问题

为 DOC 患者的临床管理确定有效的预后标志物，似乎非常具有挑战性。如上所述，迄今为止，关于患者病因、年龄和临床诊断的演变知识还不足以提供可靠的信息，来指导临床医生和患者家属的决策。在这种情况下，一些临床标志物已经被作为潜在预测因子应用于临床预后（即死亡率和意识恢复率），并被常规用于 DOC 患者的临床管理。一些关于昏迷患者预后研究集中在早期的临床和仪器指标上，旨在预测脑损伤后 6~12 个月内的预后。大量研究已经确定了一些临床相关可变量指标，这些变量具有相对较高的敏感性和特异性，但在个体水平上，预测预后仍然非常困难。例如，在 2006 年，美国神经病学学会公布了一种用于心脏停搏的缺氧性脑损伤患者预后算法，该算法基于在第 1 周内记录的一些变量，1 个月后死亡或进展为 VS/UWS，具有相当高的效率：①没有对光

表 2-2 植物状态 / 无反应觉醒综合征（*n*=131）或微意识状态（*n*=64）患者在各种病因下的临床演变

分　类		时间（月）	死　亡	VS/UWS	MCS	EMCS
VS/UWS	创伤性 （*n*=34）	4	0	3	6	0
		6	3	23	8	0
		12	8	18	4	4
		18	9	14	6	5
		24	13	12	2	7
	缺氧性 （*n*=67）	4	2	64	1	0
		6	11	49	7	0
		12	22	35	10	0
		18	27	27	12	1
		24	30	24	10	3
	血管性 （*n*=64）	4	7	49	8	0
		6	16	38	8	2
		12	27	25	9	3
		18	35	20	6	3
		24	39	19	6	3
MCS	创伤性 （*n*=23）	4	1		21	1
		6	2		16	5
		12	3		11	9
		18	4		9	10
		24	4		9	10
	缺氧性 （*n*=14）	4	1		12	1
		6	4		8	2
		12	5		6	3
		18	6		4	4
		24	7		3	4
	血管性 （*n*=27）	4	1		24	3
		6	3		16	8
		12	5		9	13
		18	6		8	13
		24	9		8	10

VS/UWS. 植物状态 / 无反应觉醒综合征；MCS. 微意识状态；EMCS. 脱离微意识状态

或角膜反射、瞳孔反应；②观察 3 天未发现对疼痛无运动反应；③肌阵挛性癫痫持续状态；④血清神经元特异性烯醇化酶＞33g/L；⑤双侧躯体感觉诱发电位（somatosensory evoked potential，SEP）N20 皮质成分缺失[38]。在这些预测因子中，缺氧损伤后第 1 天记录的双侧躯体感觉诱发电位皮质成分缺失，被认为是昏迷患者预后不良最准确的标识[39]，而双侧躯体感觉诱发电位缺失，在创伤后患者中对预后仅有较强的阳性预测价值[40, 41]。如果将长潜伏期听觉事件相关电位也被考虑在内，神经生理学评估的预后价值将会提高。在一项 Meta 分析中，刺激后 300ms 出现的正性成分（P300，由觉醒和注意力调节）和失匹配负波（MMN，由一种自动机制响应重复听觉刺激中的异常音调而产生）似乎是血管性、创伤性和代谢性脑病后昏迷患者意识恢复的可靠预测因子[42]。MMN 的出现似乎也预示着心脏停搏后缺氧昏迷患者意识的恢复[43]。此外，还有一项长期预后研究显示，昏迷早期记录的临床和神经生理变量（即年龄＞39 岁，且缺乏中潜伏期听觉诱发电位的皮质成分）与创伤性和非创伤性患者不良预后相关[32]，并认为听觉诱发电位和意识恢复存在密切关系，可能表明患者与环境相互作用的潜在神经网络（沟通）能力（初始）加强[44]。

尽管强有力的证据表明，临床和神经生理学标志物在昏迷脑损伤患者中具有预后价值，但在重症监护室中很少有记录躯体感觉诱发电位等仪器，并且关于急性期的数据没有完全传达给参与下一步护理路径的医生也是常见的事情。因此，对于神经康复团队来说，很难提供关于在发病后 1 个月以上仍为 VS/UWS 或 MCS 患者可能预后的可靠指标，并相应给予最合适的护理。为此，神经康复小组只能依靠患者入院时收集的数据，即一般在发病后 1～3 个月，但是在这个时间窗内记录的标志物预后研究，并没有提供关于 VS/UWS 或 MCS 患者临床预后的结论性信息（表 2-3）。其存在的限制有患者数量少、结果测量指标不足以检测意识的初始恢复（诊断 MCS）、

表 2-3　关于慢性意识障碍预后因素的最新研究（2005—2016 年）总结

分　类	第一作者	患者类型（人数）	病程（个月）	随访（年）	标　记	预　后
颅脑损伤	Whyte[45]	VS/UWS 或 MCS（124）	1～4	0.3	入组时高 DRS 分数，高 DRS 分数在前 2 周发生变化	遵嘱指令的恢复
	Xu W[46]	VS/UWS（58）	＞1	1	SEP	进展到 MCS 和死亡
	Cavinato[47]	VS/UWS（34）	2～3	1	P300	意识恢复
	Qin[48]	VS/UWS（56），MCS（29）	3～5	0.3	DMN（PCC-LLPC）链接 fMRI	意识恢复
缺氧性	Boccagni[49]	VS/UWS（12），MCS（1），EMCS（2）	＜0.1～3	0.3	标准脑电图 Synek 评分 1 分和 2 分	LCF 分数提高
	Estraneo[50]	VS/UWS（43）	1～6	2	CRS-R 总分≥6 分，存在 SEP	意识恢复
	Hildebrandt[51]	VS/UWS（21）	＜0.1～4	NA	N100 和 VEP 的存在，在 SPECT 上视觉皮质和楔前叶的高灌注	从 VS/UWS 中恢复
	Eilander[29]	VS/UWS 或 MCS（145）	＜6	0.8	临床诊断、创伤病因和受伤间隔	意识恢复

（续表）

分 类	第一作者	患者类型（人数）	病程（个月）	随访（年）	标 记	预 后
所有病因	Dolce[52]	VS/UWS（303）	NA	0.5	自发运动、眼球追踪和眼 – 头反射的再现及口腔自动症的消失	GOS 的改善
	Whyte[53]	VS/UWS 或 MCS（169）	1～4	0.3	受伤后时间，研究开始时的 DRS 评分	恢复遵嘱
	Weiss N[54]	VS/UWS（26）	< 0.1	0.1～0.7	前庭 – 眼动热反应时存在快速眼球震颤	意识恢复
	Steppacher[22]	VS/UWS 或 MCS（43）	2～3	5～10	年轻，家庭护理，创伤病因学	从 VS/UWS 中恢复
	Babiloni[55]	VS/UWS（50）	1～3	0.3	脑电图中皮质来源的静息 α 节律	意识恢复
	Bagnato[56]	VS/UWS（25），MCS（16）	1～3	0.3	EEG Synek 评分 1 分和 2 分	LCF 评分的提高
	Logi[57]	VS/UWS 或 MCS（50）	< 2	0.5	脑电图对疼痛刺激的反应	意识恢复
	Sarà[58]	VS/UWS（38）	1～2	0.6	脑电图近似谱熵	意识恢复
	Fingelkurts[59]	VS/UWS（14）	3	0.5	脑电图中皮质功能连接的数量和强度	意识恢复
	Rosanova[60]	VS/WS（5）	0.5～2	0.5	有效的神经元连接（经颅磁刺激 / 脑电图）	意识恢复
	Kang XG[61]	VS/UWS（56）	1～3	1	存在运动反应、脑电图反应、睡眠纺锤波和 SEP	临床恢复
	Bagnato[62]	VS/UWS（59）；MCS（47）	1～2	0.3	脑电图高振幅、α 频率和脑电图反应性（低脑电图振幅、δ 频率和无脑电图反应性预示不良结局）	CRS-R 总分提高
	Schorr[63]	VS（58），MCS（15）	< 0.1～177	1	脑电图的顶叶高 δ 和 θ，额顶叶高 θ 和 α 存在一致性	意识恢复
	Kotchoubey[64]	VS/UWS（50），MCS（38），严重脑损伤 Con（10）	1～127	0.5	MMN 在 ERP 的表现	临床痊愈
	Wijnen[65]	VS/UWS（10）	1～5	2	在 ERP 上 MMN 振幅 > 1μV	意识恢复
	Qin[66]	昏迷（4），VS/UWS（6），MCS（2）	> 1	0.3	SON-MMN 在 ERP 的表现	意识恢复

（续表）

分　类	第一作者	患者类型（人数）	病程（个月）	随访（年）	标　记	预　后
所有病因	Luautè[32]	VS/UWS（12），MCS（28）	12	5	（MLAEP 缺失预示预后不良）值得注意的是在昏迷阶段记录 MLAEP 和 N100	意识恢复为 MCS
	Steppacher[67]	VS/UWS（53），MCS（39）	< 12	2~17	事件相关电位上口语语义偏差诱发的 N400 的存在	意识恢复
	Rohaut[68]	VS/UWS（15），MCS（14）	< 1~52	12	N400 和 LPC 在 ERP 中的存在	意识恢复
	Li[69]	昏迷（2），VS/UWS（6），MCS（5）	1.6~21	1	在 TO 和 DO 范式中 P300（在 TO 范式中缺少 P300 预示预后不良）	意识恢复
	Di[70] b	VS/UWS（48）	< 0.1~13	0.3~0.6	功能磁共振成像或正电子发射断层成像中的非典型激活模式	意识恢复
	Coleman[71]	VS/UWS（22），MCS（19）	0.1~4	0.5	功能磁共振成像上的听觉激活	意识恢复
	Vogel[72]	VS/UWS（10），MCS（12）	1~6	0.1~1	功能磁共振成像中心理意象的激活	意识恢复
	Stender[73]	VS/UWS（41），LIS（4），MCS（81）	< 1~0.9	1	^{18}F-FDG 正电子发射断层成像皮质代谢增加（在功能磁共振心理意象的激活）	意识恢复
	Li L[74]	VS/UWS（10），MCS（12）	1~2	1	热刺激在 fMRI 上中脑、丘脑、初级和（或）第二躯体感觉皮质的激活和脑电图反应性存在	mGOS 评分的提高
	Wang[75]	VS/UWS（39），MCS（25），EMCS（2）	1~60	1	功能磁共振成像上 SON 诱发的听觉皮质激活	从 VS/UWS 中恢复意识
	Wu[76]	昏迷（14），VS/UWS（18），MCS（27），Con（40）	< 1~22	0.3	fMRI 显示 DMN 的静息态 FCS	意识恢复

TBI. 颅脑损伤 ;VS/UWS. 植物状态 / 无反应觉醒综合征；MCS. 微意识状态；DRS. 残疾等级量表[77]；SEP. 躯体感觉诱发电位；DMN. 默认模式网络；PCC-LLPC. 后扣带皮质 – 左侧外侧顶叶皮质；fMRI. 功能磁共振成像；EMCS. 脱离微意识状态；EEG. 脑电图；LCF. 认知功能水平[77]；CRS-R. 修订版昏迷恢复量表[26]；NA. 无；VEP. 视觉诱发电位；SPECT. 单光子发射计算机断层成像；GOS. 格拉斯哥结局量表[78]；SON. 受试者自己的名字；ERP. 事件相关电位；MLAEP. 中潜伏期听觉诱发电位；LPC. 晚期阳性成分在事件相关电位上也被描述为 P600；TO. 音调（1Hz 音调作为标准刺激）和受试者自己的名字（作为异常刺激）；DO. 受试者的衍生名称（作为标准刺激）和受试者自己的名字（作为异常刺激）；PET. 正电子发射断层成像；LIS. 闭锁综合征；FCS. 功能连接强度；mGOS. 修改的格拉斯哥结局量表[74]
本文回顾了 15 项神经影像学研究（1997—2007 年），这些研究分析了活动范式（如心理意象和听觉语言）。皮质激活分为"低级"初级感觉皮质的"典型"激活和向"高级"联合皮质扩散的"非典型"激活

无法对在其他地方收集的数据进行回顾性分析、在神经康复环境中不容易对常规收集的变量进行分析（如功能神经成像和脑电图定量分析）。此外，大多数可用的研究评估了预后因素对脑损伤后 12 个月内意识响应 / 恢复的影响（表 2-3）。然而，发病后 12 个月的预后不能被认为是确定的，因为临床情况的进展被认为是有可能性的，特别是颅脑损伤的患者。最后，一些可用的短期预后研究提供了病例队列（包括中度脑损伤患者）中收集的意识快速恢复的预测因子，这些研究中得出的结论可能不适用于更严重的脑损伤患者，因为这些患者在 VS/UWS 或 MCS 停留的时间更长。

康复期间预后研究的总体情况（表 2-3）与急性期研究得出的结论（SEP 的预后价值）部分一致，但也揭示了几个特点，强调康复期记录的特定标志物似乎有助于预测长期预后。例如，最近一项为期 2 年的前瞻性研究表明，缺氧性脑损伤后 1 个多月记录的 N20 存在高水平反应性（修订版昏迷恢复量表总分≥6 分），是缺氧性 VS/UWS 患者队列中发病后 24 个月恢复反应性的预测因素[50]。此外，长期预后研究表明，在 VS/UWS 中记录的由声音[65]诱发的 MMN 高振幅和短潜伏期，以及由语音[67]诱发的晚期成分（N400）的存在可以预测损伤后 2 年的意识恢复和功能预后。这些值得注意的长期研究报道证实了多模式神经生理学评估（通过听觉认知和躯体感觉诱发电位），可以确定皮质神经通路的完整性或损伤，从而为长期预后评估提供有用的信息和康复计划。听觉事件相关的潜在成分在大脑区域中产生。例如，听觉刺激后，可在功能磁共振成像（functional magnetic resonance imaging, fMRI）上显示颞上回、颞中回等脑区与其他大脑区域存在显著的功能连接[79]。

在神经康复病房中，标准脑电图代表了一种低成本、广泛使用、易于重复和分析的神经生理学方法。标准脑电图可以监测 DOC 患者的临床演变。例如，通过量化 α 节律的数量作为丘脑皮质连接完整性的标志，这与觉醒和意识有关[14]。标准脑电图的视觉分析已被广泛应用于缺氧昏迷患者，其预后的实用性在这些患者中得到很好的证实[38, 80-82]，而在慢性 DOC 患者中只进行了很少的脑电图研究。两项脑电图研究[49, 56]显示了在创伤性或非创伤性 VS/UWS 脑损伤后 3 个月的恢复与 Synek 评分分类的特定脑电图模式存在显著相关[82]。相反，一项研究报道称，使用更长的随访期（发病后 24 个月）和更精确的临床评测方法（CRS-R）区别早期临床恢复迹象时，一些的脑电图反应模式被 Synek 量表归类为"恶性"的 VS/UWS 患者也有所恢复[21]。应该考虑到 Synek 量表缺乏特异性（该量表是为昏迷患者，而不是为 VS/UWS 或 MCS 患者开发的）。此外，Synek 量表包括一些脑电图模式（θ 昏迷和 α 昏迷），这在慢性 DOC 患者中没有发现。在此基础上，最近的研究分析了经典的脑电图参数而没有参考 Synek 量表（即脑电图反应性、背景活动的振幅和频率），并证明了这些参数的预后价值，特别当结合在一起时，用于预测创伤性、血管性或缺氧性损伤后的 VS/UWS 和 MCS 患者的短期预后[57, 62]。为了阐明标准脑电图的预后价值，并考虑到其对代谢变化和药物的高度敏感性，有必要进一步研究，可能使用更精确的脑电图分类标准，并具体解决长期预后问题。

应该强调的是，对脑电图活动的复杂度分析（如脑电图功率谱的定量分析）可以为 DOC 患者的康复提供强有力的预后指标，尽管它们通常不在神经康复机构中使用。例如，脑电图的复杂性和相互关联性的降低（如 EEG 近似谱熵的降低）[58]可作为 VS/UWS 患者临床预后不良的预测因子，而 α 节律对枕叶的影响，可通过低分辨率电磁层析成像对静息 EEG 进行评估[55]，或者通过 EEG 相干性分析评估了不同脑区神经元的高连通性（顶叶 δ 和 θ 相干性高，额顶叶 θ 和 α 相干性高）[63]，或者通过经颅磁刺激结合高密度 EEG 测定连通性的复杂度[60]，为 VS/UWS 的恢复提供了有力的早期证据。

最后，现代先进的神经影像学技术为 DOC 患者的病理生理学和康复提供了新的见解，提供了潜在的相关预后信息[70, 83]，尽管这些技术的使用目前仅限于高度专业化的环境。特别是在被动刺激模式或主动认知任务中，正电子发射断层成像或功能磁共振成像研究，检测到"非典型"激活扩散到"更高水平"的联合皮质，这与意识的最终恢复有关[70]。然而，由于技术限制（如扫描时的显著移动）或特定患者的认知缺陷，可能会削弱执行实验范式中所使用任务的能力（如接受性语言障碍）。通过采用现代神经影像技术分析结构连接性（弥散张量成像），尤其是静息态脑中的功能连接性（"静息态"功能磁共振成像和 ^{18}F-FDG 正电子发射断层成像），可以克服使用基于主动实验参数的功能磁共振成像的这些潜在限制。事实上，[18]F-FDG 正电子发射断层成像显示，在心理活动激活任务中，大脑代谢完整性比功能磁共振成像预测的临床预后更好。最近的研究表明，使用这些技术，可以研究神经网络与意识状态的关系，即所谓的默认网络（default-mode network，DMN）或内在网络[84]。这种神经网络包括楔前叶、内侧额叶皮质和双侧颞顶连接部，并且始终以静止时的高激活（和大多数认知任务期间的去激活）为特征，它被认为主要涉及自我表征、情节记忆、走神和独立于刺激的思维。关于 DOC 患者"静息态"下自发神经活动的研究，可能有助于更好地理解负责意识的神经机制，并提供预后信息，因为 DMN 残留的功能连接与 3 个月后 VS/UWS 患者的意识恢复有关[48]。

在本段关于预后问题的末尾，需要强调的是，简单和复杂的工具都有助于描绘恢复的潜力，并有助于评估临床改善的可能性。然而，慢

性和高度复杂的临床症状（如 DOC）的演变，会受到各种因素的严重影响（如临床并发症、药物治疗的负面影响等），这些因素可能不可预测地影响着患者的临床演变，而已知的预测标志物，无法准确地预测预后。DOC 的几个临床并发症似乎与脑损伤直接相关，如阵发性交感神经过度活动、痉挛或癫痫发作，而其他并发症与并发的严重认知和运动障碍有关，如呼吸道感染或压疮。一项针对创伤病因患者的大型多中心研究记录显示，这种临床并发症经常发生在脑损伤后数月的 DOC 患者中[85]，严重并发症的发生（如肺炎、阵发性交感神经亢进或无器质性心脏病的心律失常），可能会影响 DOC 患者 1 年随访的生存率、认知和功能预后[86, 87]。最常见的医疗并发症是住院急性期或住院康复期的癫痫发作（46% 的 DOC 患者）。癫痫发作与 1 年时较低的功能评分有关[86]。一项对 130 名创伤性、血管性和缺氧性 DOC 患者进行的前瞻性研究显示，临床诊断为 VS/UWS（$n=97$）或 MCS（$n=33$）的患者，证实约 1/3 的患者在神经康复期间出现无缘无故的癫痫发作。此外，癫痫发作的发生并不显著影响死亡率，但与意识恢复和长期（发病后 30 个月）的反应性水平显著相关[88]。

这些初步数据与少数关于慢性 DOC 患者共病的研究一致，强调临床并发症在决定长期临床预后中起着重要作用。进一步的研究似乎有必要评估采取的干预因素，并优化治疗干预措施来管理它们。事实上，临床并发症需要适当的临床专业知识，以便提供最佳的管理，因为它们的有效治疗可能会进一步降低神经系统的并发症和死亡率[24]。

在判断 DOC 患者的预后时，临床医生需考虑的因素为导致 VS/UWS 或 MCS 临床症状的病理机制（病因学）、患者的年龄、意识障碍的持

续时间（可能与脑损伤的严重程度有关）、神经元群体结构和功能完整性（通过神经生理学和神经影像学方法评估）和是否存在可能影响治疗策略的临床并发症。

以前的研究已经在 VS/UWS 患者的临床表征和辅助检测基础上寻找了可靠的预后标志物，但还没有确定晚期恢复的 DOC 患者的临床表征和可靠标志物。尚未确定 MCS 患者的长期演变，也没有这些患者明确的预后信息。然而，确定一个基于循证的预后，将有助于对具有较高潜力康复患者的护理水平进行优化。

由于这些原因，需要对长期 DOC（VS/UWS 和 MCS）患者和各种病因的大样本病例的预后进行前瞻性、纵向系统研究，以更好地阐明 DOC 的自然史。在这些研究中，发病后长期记录的临床、回顾性数据和仪器数据的结合有助于确定预后指标，并更新与 DOC 患者管理和护理相关的医学、伦理和法律问题的当前立场。

参 考 文 献

[1] Laureys S, Celesia GG, Cohadon F, Lavrijsen J, León-Carrión J, Sannita WG, et al.; European Task Force on Disorders of Consciousness. Unresponsive wakefulness syndrome: a new name for the vegetative state or apallic syndrome. BMC Med. 2010;8:68. doi: 10.1186/1741–7015–8–68.

[2] Multi-Society Task Force on PVS. Medical aspects of the persistent vegetative state (1). N Engl J Med. 1994; 330:1499–508.

[3] Giacino JT, Ashwal S, Childs N, Cranford R, Jennett B, Katz DI, et al. The minimally conscious state: definition and diagnostic criteria. Neurology. 2002;58:349–53.

[4] Bruno MA, Vanhaudenhuyse A, Thibaut A, Moonen G, Laureys S. From unresponsive wakefulness to minimally conscious PLUS and functional locked-in syndromes: recent advances in our understanding of disorders of consciousness. J Neurol. 2011;258: 1373–84.

[5] Pisa FE, Biasutti E, Drigo D, Barbone F. The prevalence of vegetative and minimally conscious states: a systematic review and methodological appraisal. J Head Trauma Rehabil. 2014;29(4):E23–30. doi:10.1097/HTR.0b013e3182a4469f.

[6] Bernat JL. Chronic disorders of consciousness. Lancet. 2006;367:1181–92.

[7] Whyte J. Treatments to enhance recovery from the vegetative and minimally conscious states: ethical issues surrounding efficacy studies. Am J Phys Med Rehabil. 2007;86:86–92.

[8] Jennett B, Plum F. Persistent vegetative state after brain damage. A syndrome in search of a name. Lancet. 1972;1:734–7.

[9] Bruno MA, Ledoux D, Vanhaudenhuyse A, Gosseries O, Thibaut A, Laureys S. Prognosis of patients with altered state of consciousness. In: Schnakers C, Laureys S, editors. Coma and disorders of consciousness. London: Springer; 2012. p. 11–23.

[10] Childs NL, Mercer WN. Late improvement in consciousness after post-traumatic vegetative state. N Engl J Med. 1996;334:24–5.

[11] Hypothermia after Cardiac Arrest Study Group. Mild therapeutic hypothermia to improve the neurologic outcome after cardiac arrest. N Engl J Med. 2002;346:549–56.

[12] Thibaut A, Di Perri C, Chatelle C, Bruno MA, Bahri MA, Wannez S, et al. Clinical response to tdcs depends on residual brain metabolism and grey matter integrity in patients with minimally conscious state. Brain Stimul. 2015;8:1116–23. doi:10.1016/j.brs.2015.07.024.

[13] Giacino JT, Khademi A, et al. Placebo-controlled trial of amantadine for severe traumatic brain injury. N Engl J Med. 2012;366:819–26. doi:10.1056/NEJMoa1102609.

[14] Estraneo A, Pascarella A, Moretta P, Loreto V, Trojano L. Clinical and electroencephalographic on-off effect of amantadine in chronic non-traumatic minimally conscious state. J Neurol. 2015;262:1584–6. doi:10.1007/s00415–015–7771–y.

[15] Lanzillo B, Loreto V, Calabrese C, Estraneo A, Moretta P, Trojano L. Does pain relief influence recovery of consciousness? A case report of a patient treated with ziconotide. Eur J Phys Rehabil Med. 2016;52:263–6.

[16] American Congress of Rehabilitation Medicine. Recommendations for use of uniform nomenclature pertinent to patients with severe alterations in consciousness. Arch Phys Med Rehabil. 1995;76:205–9.

[17] Faran S, Vatine JJ, Lazary A, Ohry A, Birbaumer N, Kotchoubey B. Late recovery from permanent vegetative state heralded by event-related potentials. J Neurol

Neurosurg Psychiatry. 2006;77:998–1000.

[18] Sancisi E, Battistini A, Di Stefano C, Simoncini L, Simoncini L, Montagna P, et al. Late recovery from post-traumatic vegetative state. Brain Inj. 2009;23:163–6. doi:10.1080/02699050802660446.

[19] Avesani R, Gambini MG, Albertini G. The vegetative state: a report of two cases with a long-term follow-up. Brain Inj. 2006;20:333–8.

[20] Nakase-Richardson R, Whyte J, Giacino JT, et al. Longitudinal outcome of patients with disordered consciousness in the NIDRR TBI Model Systems Programs. J Neurotrauma. 2012;29:59–65.

[21] Estraneo A, Moretta P, Loreto V, et al. Late recovery after traumatic, anoxic, or hemorrhagic long-lasting vegetative state. Neurology. 2010;75:239–45.

[22] Steppacher I, Kaps M, Kissler J. Will time heal? A long-term follow-up of severe disorders of consciousness. Ann Clin Transl Neurol. 2014;1:401–8. doi:10.1002/acn3.63.

[23] Estraneo A, Moretta P, Loreto V, Santoro L, Trojano L. Clinical and neuropsychological long-term outcomes after late recovery of responsiveness: a case series. Arch Phys Med Rehabil. 2014;95:711–6. doi:10.1016/j.apmr.2013.11.004.

[24] Seel RT, Douglas J, Dennison AC, Heaner S, Farris K, Rogers C. Specialized early treatment for persons with disorders of consciousness: program components and outcomes. Arch Phys Med Rehabil. 2013;94:1908–23. doi:10.1016/j.apmr.2012.11.052.

[25] Moretta P, Estraneo A, De Lucia L, Cardinale V, Loreto V, Trojano L. A study of the psychological distress in family caregivers of patients with prolonged disorders of consciousness during in-hospital rehabilitation. Clin Rehabil. 2014;28:717–25.

[26] Giacino JT, Kalmar K, Whyte J. The JFK Coma Recovery Scale-Revised: measurement characteristics and diagnostic utility. Arch Phys Med Rehabil. 2004;85:2020–9.

[27] Schnakers C, Vanhaudenhuyse A, Giacino J, Ventura M, Boly M, Majerus S, Moonen G, et al. Diagnostic accuracy of the vegetative and minimally conscious state: clinical consensus versus standardized neurobehavioral assessment. BMC Neurol. 2009;9:35.

[28] Trojano L, Moretta P, Loreto V, Santoro L, Estraneo A. Affective saliency modifies visual tracking behavior in disorders of consciousness: a quantitative analysis. J Neurol. 2013;260:306–8. doi:10.1007/s00415–012–6717–x.

[29] Eilander HJ, Wijnen VJ, Scheirs JG, de Kort PL, Prevo AJ. Children and young adults in a prolonged unconscious state due to severe brain injury: outcome after an early intensive neurorehabilitation programme. Brain Inj. 2005;19:425–36.

[30] Lammi MH, Smith VH, Tate RL, Taylor CM. The minimally conscious state and recovery potential: a follow-up study 2 to 5 years after traumatic brain injury. Arch Phys Med Rehabil. 2005;86:746–54.

[31] Katz DI, Polyak M, Coughlan D, Nichols M, Roche A. Natural history of recovery from brain injury after prolonged disorders of consciousness: outcome of patients admitted to inpatient rehabilitation with 1–4 year follow-up. Prog Brain Res. 2009;177:73–88.

[32] Luauté J, Maucort-Boulch D, Tell L, Quelard F, Sarraf T, Iwaz J, et al. Long-term outcomes of chronic minimally conscious and vegetative states. Neurology. 2010;75:246–52. doi:10.1212/WNL.0b013e3181e8e8df.

[33] Demertzi A, Antonopoulos G, Heine L, Voss HU, Crone JS, de Los AC, et al. Intrinsic functional connectivity differentiates minimally conscious from unresponsive patients. Brain. 2015;138:2619–31. doi:10.1093/brain/awv169.

[34] Estraneo A, Moretta P, De Tanti A, Gatta G, Giacino JT, Trojano L, Italian CRS-R Multicentre Validation Group. An Italian multicentre validation study of the coma recovery scale-revised. Eur J Phys Rehabil Med. 2015;51:627–34.

[35] Voss HU, Uluğ AM, Dyke JP, Watts R, Kobylarz EJ, McCandliss BD, et al. Possible axonal regrowth in late recovery from the minimally conscious state. J Clin Invest. 2006; 116:2005–11.

[36] Hirschberg R, Giacino JT. The vegetative and minimally conscious states: diagnosis, prognosis and treatment. Neurol Clin. 2011;29:773–86. doi:10.1016/j.ncl.2011.07.009.

[37] Estraneo A, Pascarella A, Moretta P, Masotta O, Fiorenza S, Chirico G, et al. Repeated transcranial direct current stimulation in prolonged disorders of consciousness: a double-blind cross-over study. J Neurol Sci. 2017;375:464–70. doi:10.1016/j.jns.2017.02.036.

[38] Wijdicks EF, Hijdra A, Young GB, et al; Quality Standards Subcommittee of the American Academy of Neurology. Practice parameter: prediction of outcome in comatose survivors after cardiopulmonary resuscitation (an evidence-based review): report of the Quality Standards Subcommittee of the American Academy of Neurology. Neurology. 2006;67:203–10.

[39] Carter BG, Butt W. Are somatosensory evoked potentials the best predictor of outcome after severe brain injury? A systematic review. Intensive Care Med. 2005;31:765–75.

[40] Amantini A, Grippo A, Fossi S, Cesaretti C, Piccioli A, Peris A, et al. Prediction of 'awakening' and outcome in prolonged acute coma from severe traumatic head injury: evidence for validity of short latency SEPs. Clin Neurophysiol. 2005;116:229–35.

[41] Houlden DA, Taylor AB, Feinstein A, Midha R, Bethune AJ, Stewart CP, et al. Early somatosensory evoked potential grades in comatose traumatic brain injury patients predict cognitive and functional outcome. Crit Care Med. 2010;38:167–74.

[42] Daltrozzo J, Wioland N, Mutschler V, Kotchoubey B. Predicting coma and other low responsive patients outcome

using event related brain potentials: a meta-analysis. Clin Neurophysiol. 2007;118:606–14.

[43] Fischer C, Luauté J, Némoz C, Morlet D, Kirkorian G, Mauguière F. Improved prediction of awakening or nonawakening from severe anoxic coma using tree-based classification analysis. Crit Care Med. 2006;34:1520–4.

[44] Luauté J, Fischer C, Adeleine P, Morlet D, Tell L, Boisson D. Late auditory and event-related potentials can be useful to predict good functional outcome after coma. Arch Phys Med Rehabil. 2005;86:917–23.

[45] Whyte J, Katz D, Long D, DiPasquale MC, Polansky M, Kalmar K, et al. Predictors of outcome in prolonged posttraumatic disorders of consciousness and assessment of medication effects: a multicenter study. Arch Phys Med Rehabil. 2005;86:453–62.

[46] Xu W, Jiang G, Chen Y, Wang X, Jiang X. Prediction of minimally conscious state with somatosensory evoked potentials in long-term unconscious patients after traumatic brain injury. J Trauma Acute Care Surg. 2012;72:1024–9.

[47] Cavinato M, Freo U, Ori C, Zorzi M, Tonin P, Piccione F, Merico A. Post-acute P300 predicts recovery of consciousness from traumatic vegetative state. Brain Inj. 2009;23:973–80.

[48] Qin P, Wu X, Huang Z, Duncan NW, Tang W, Wolff A, et al. How are different neural networks related to consciousness? Ann Neurol. 2015;78:594–605.

[49] Boccagni C, Bagnato S, Sant'Angelo A, Prestandrea C, Galardi G. Usefulness of standard EEG in predicting the outcome of patients with disorders of consciousness after anoxic coma. J Clin Neurophysiol. 2011;28:489–92.

[50] Estraneo A, Moretta P, Loreto V, Lanzillo B, Cozzolino A, Saltalamacchia A, et al. Predictors of recovery of responsiveness in prolonged anoxic vegetative state. Neurology. 2013;80:464–70.

[51] Hildebrandt H, Happe S, Deutschmann A, Basar-Eroglu C, Eling P, Brunhöber J. Brain perfusion and VEP reactivity in occipital and parietal areas are associated to recovery from hypoxic vegetative state. J Neurol Sci. 2007;260:150–8.

[52] Dolce G, Quintieri M, Serra S, Lagani V, Pignolo L. Clinical signs and early prognosis in vegetative state: a decisional tree, data-mining study. Brain Inj. 2008;22:617–23.

[53] Whyte J, Gosseries O, Chervoneva I, DiPasquale MC, Giacino J, Kalmar K, et al. Predictors of short-term outcome in brain-injured patients with disorders of consciousness. Prog Brain Res. 2009;177:63–72. doi:10.1016/S0079–6123(09)17706–3.

[54] Weiss N, Tadie JM, Faugeras F, Diehl JL, Fagon JY, Guerot E. Can fast-component of nystagmus on caloric vestibulo-ocular responses predict emergence from vegetative state in ICU? J Neurol. 2012;259:70–6.

[55] Babiloni C, Sarà M, Vecchio F, Pistoia F, Sebastiano F, Onorati P, et al. Cortical sources of resting-state alpha rhythms are abnormal in persistent vegetative state patients. Clin Neurophysiol. 2009;120:719–29.

[56] Bagnato S, Boccagni C, Prestandrea C, Sant'Angelo A, Castiglione A, Galardi G. Prognostic value of standard EEG in traumatic and non-traumatic disorders of consciousness following coma. Clin Neurophysiol. 2010;121:274–80.

[57] Logi F, Pasqualetti P, Tomaiuolo F. Predict recovery of consciousness in post-acute severe brain injury: the role of EEG reactivity. Brain Inj. 2011;25(10):972–9.

[58] Sarà M, Pistoia F, Pasqualetti P, Sebastiano F, Onorati P, Rossini PM. Functional isolation within the cerebral cortex in the vegetative state: a nonlinear method to predict clinical outcomes. Neurorehabil Neural Repair. 2011;25:35–42. doi:10.1177/1545968310378508.

[59] Fingelkurts AA, Fingelkurts AA, Bagnato S, Boccagni C, Galardi G. Prognostic value of resting-state electroencephalography structure in disentangling vegetative and minimally conscious states: a preliminary study. Neurorehabil Neural Repair. 2013;27:345–54.

[60] Rosanova M, Gosseries O, Casarotto S, Boly M, Casali AG, Bruno MA, et al. Recovery of cortical effective connectivity and recovery of consciousness in vegetative patients. Brain. 2012;135:1308–20. doi:10.1093/brain/awr340.

[61] Kang XG, Li L, Wei D, Xu XX, Zhao R, Jing YY, et al. Development of a simple score to predict outcome for unresponsive wakefulness syndrome. Crit Care. 2014;18:R37.

[62] Bagnato S, Boccagni C, Sant'Angelo A, Prestandrea C, Mazzilli R, Galardi G. EEG predictors of outcome in patients with disorders of consciousness admitted for intensive rehabilitation. Clin Neurophysiol. 2015;126:959–66.

[63] Schorr B, Schlee W, Arndt M, Bender A. Coherence in resting-state EEG as a predictor for the recovery from unresponsive wakefulness syndrome. J Neurol. 2016;263:937–53.

[64] Kotchoubey B, Lang S, Mezger G, Schmalohr D, Schneck M, Semmler A, et al. Information processing in severe disorders of consciousness: vegetative state and minimally conscious state. Clin Neurophysiol. 2005;116:2441–53.

[65] Wijnen VJ, van Boxtel GJ, Eilander HJ, de Gelder B. Mismatch negativity predicts recovery from the vegetative state. Clin Neurophysiol. 2007;118:597–605.

[66] Qin P, Di H, Yan X, Yu S, Yu D, Laureys S, et al. Mismatch negativity to the patient's own name in chronic disorders of consciousness. Neurosci Lett. 2008;448:24–8.

[67] Steppacher I, Eickhoff S, Jordanov T, Kaps M, Witzke W, Kissler J. N400 predicts recovery from disorders of consciousness. Ann Neurol. 2013;73:594–602.

[68] Rohaut B, Faugeras F, Chausson N, King JR, Karoui IE, Cohen L, et al. Probing ERP correlates of verbal semantic processing in patients with impaired consciousness. Neuropsychologia. 2015;66:279–92.

[69] Li R, Song WQ, Du JB, Huo S, Shan GX. Connecting the P300 to the diagnosis and prognosis of unconscious patients. Neural Regen Res. 2015;10:473–80.

[70] Di H, Boly M, Weng X, Ledoux D, Laureys S. Neuroimaging activation studies in the vegetative state: predictors of recovery? Clin Med. 2008;8:502–7.

[71] Coleman MR, Davis MH, Rodd JM, Robson T, Ali A, Owen AM, et al. Towards the routine use of brain imaging to aid the clinical diagnosis of disorders of consciousness. Brain. 2009;132:2541 52.

[72] Vogel D, Markl A, Yu T, Kotchoubey B, Lang S, Müller F. Can mental imagery functional magnetic resonance imaging predict recovery in patients with disorders of consciousness? Arch Phys Med Rehabil. 2013;94:1891–8.

[73] Stender J, Gosseries O, Bruno MA, Charland-Verville V, Vanhaudenhuyse A, Demertzi A, et al. Diagnostic precision of PET imaging and functional MRI in disorders of consciousness: a clinical validation study. Lancet. 2014;384:514–22.

[74] Li L, Kang XG, Qi S, Xu XX, Xiong LZ, Zhao G, et al. Brain response to thermal stimulation predicts outcome of patients with chronic disorders of consciousness. Clin Neurophysiol. 2015;126:1539–47.

[75] Wang F, Di H, Hu X, Jing S, Thibaut A, Di Perri C, et al. Cerebral response to subject's own name showed high prognostic value in traumatic vegetative state. BMC Med. 2015;13:83.

[76] Wu X, Zou Q, Hu J, Tang W, Mao Y, Gao L, et al. Intrinsic functional connectivity patterns predict consciousness level and recovery outcome in acquired brain injury. J Neurosci. 2015;35:12932–46.

[77] Gouvier WD, Blanton PD, LaPorte KK, Nepomuceno C. Reliability and validity of the Disability Rating Scale and the Levels of Cognitive Functioning scale in monitoring recovery from severe head injury. Arch Phys Med Rehabil. 1987;68:94–7.

[78] Wilson JT, Pettigrew LE, Teasdale GM. Structured interviews for the GOS and the GOS-E: guidelines for daily use. J Neurotrauma. 1998;15:573–85.

[79] Boly M, Faymonville ME, Peigneux P, Lambermont B, Damas P, Del Fiore G, et al. Auditory processing in severely brain injured patients: differences between the minimally conscious state and the persistent vegetative state. Arch Neurol. 2004;61:233–8.

[80] Azabou E, Fischer C, Mauguiere F, Vaugier I, Annane D, Sharshar T, et al. Prospective Cohort Study evaluating the prognostic value of simple EEG parameters in Postanoxic Coma. Clin EEG Neurosci. 2016;47:75–82.

[81] Kang XG, Yang F, Li W, Ma C, Li L, Jiang W. Predictive value of EEG-awakening for behavioral awakening from coma. Ann Intensive Care. 2015;5:52.

[82] Synek VM. Prognostically important EEG coma patterns in diffuse anoxic and traumatic encephalopathies in adults. J Clin Neurophysiol. 1988;5:161–74.

[83] Edlow BL, Giacino JT, Wu O. Functional MRI and outcome in traumatic coma. Curr Neurol Neurosci Rep. 2013;13:375. doi:10.1007/s11910–013–0375–y.

[84] Raichle ME, MacLeod AM, Snyder AZ, Powers WJ, Gusnard DA, Shulman GL. A default mode of brain function. Proc Natl Acad Sci U S A. 2001;98:676–82.

[85] Whyte J, Nordenbo AM, Kalmar K, Merges B, Bagiella E, Chang H, et al. Medical complications during inpatient rehabilitation among patients with traumatic disorders of consciousness. Arch Phys Med Rehabil. 2013;94:1877–83.

[86] Ganesh S, Guernon A, Chalcraft L, Harton B, Smith B, Louise-Bender PT. Medical comorbidities in disorders of consciousness patients and their association with functional outcomes. Arch Phys Med Rehabil. 2013;94:1899–907.

[87] Pistoia F, Sacco S, Franceschini M, Sarà M, Pistarini C, Cazzulani B, Simonelli I, Pasqualetti P, Carolei A. Comorbidities: a key issue in patients with disorders of consciousness. J Neurotrauma. 2015;32:682–8. doi: 10.1089/neu.2014.3659.

[88] Pascarella A, Trojano L, Loreto V, Bilo L, Moretta P, Estraneo A. Long-term outcome of patients with disorders of consciousness with and without epileptiform activity and seizures: a prospective single centre cohort study. J Neurol. 2016;263:2048–56. doi:10.1007/s00415–016–8232–y.

第3章 脑功能网络连接的复杂改变与意识障碍联系

Linking Complex Alterations in Functional Network Connectivity to Disorders of Consciousness

Julia S. Crone　Martin M. Monti　著

宋　明　郭永坤　译

摘　要

　　在过去 10 年中，研究的重点是利用神经影像学去探索意识的神经相关性，以此对严重脑损伤患者进行诊断并预测其预后。由于意识障碍患者不能或仅能够有限地遵循指令和配合实验，因此对静息状态下的脑功能连接研究一直是人们关注的焦点。本章概述了意识障碍的静息状态脑功能网络研究及常用的分析方法，其中包括独立成分分析、基于种子点的功能连接、图论和谱动态因果模型等。这些研究表明，静息状态脑功能网络的属性可能为意识障碍的诊断和预后预测提供更多定量客观的依据，尽管目前在可解释性等方面还存在一定的局限；还讨论了意识神经相关的重要区域，以及严重脑损伤患者静息态功能成像研究中需注意事项。我们认为，一些因素可能会严重影响结果的解释和理解，其中包括患者的头动、病灶造成的图像伪影及图像配准误差等。总之，尽管存在一些方法的局限，静息状态脑功能网络连接分析仍是目前研究意识障碍的有力工具。

　　严重的脑损伤可能会导致意识障碍，并在很大程度上影响了脑结构和功能的完整性。当要阐明脑功能活动与意识障碍的联系时，采用什么技术手段理解脑的复杂性就成了主要挑战。神经影像作为一种先进的研究工具，可以深入地了解意识障碍背后的脑功能和结构变化，并且更广泛地了解意识的神经相关性。早期意识障碍神经影像学研究揭示了脑功能网络连接的主要改变[1-3]。考虑到对患者认知能力的标准临床评估缺乏准确性，这些早期研究的重点是寻找更多和更可靠的诊断方法[4]（见第 1 章）。为了实现这一目标，我们对不同程度损伤（从昏迷、植物状态到微意识状态）的脑功能和结构特征进行了比较，以揭示潜在的意识损伤程度和脑功能变化的联系。

　　在过去 10 年里，静息状态下功能连接已经成为研究严重脑损伤和意识障碍一个特别有前景的方向。静息态成像的优势是不涉及与任务相关的感觉输入或行为输出，这些输入或输出可能会因脑损伤而改变，并可能掩盖（微）意识的存在。由于人们关注的焦点是意识障碍患者基本脑功能的改变，而不是更高层次认知领域的特定缺陷，因此也无须通过特定任务触发这些认知过程。研究意识障碍患者静息状态的另一个原因是，在静息状态下执行任务时无法控制认知过程（在无反应患者中是不可能的），特定任务的刺激可能会产生类似的大脑状态，而与患者的意识水平无关[5]。在静息状态下，进行功能磁共振成像（functional magnetic resonance imaging，fMRI）时会观察到血氧水平依赖（blood oxygen level-dependent，BOLD）信号的波动。这些波动显示了全脑的功能性组织模式，并且这些波动与认知功能相关[6]。

一、意识障碍的脑网络变化

静息状态下，不同脑区的 BOLD 信号会产生同步波动，从而形成脑不同功能网络[7, 8]。最典型的静息状态脑功能网络，即是所谓的默认网络，它由彼此连接的内侧额叶皮质、内侧后皮质和颞顶区等构成[9]（图 3-1）。默认网络的关键特征为其在静息状态下是激活的，而在执行各种需要注意的认知任务期间是负激活的[10-12]。据推测，默认网络脑区的 BOLD 信号波动与意识认知[13]、走神[14]或内省[9, 15]有关，而默认网络的负激活反映出内省加工过程的中断，这一过程能够引起需要注意的行为[12, 16]。默认网络在涉及内部定向认知的任务中是活跃的，如 Meta 分析所表明的自传记忆、想象空间导航和心智理论[17]。默认网络的成分会因不同的任务特性而以不同方式受到影响，如情感或内省功能。总体而言，默认网络似乎在注意力集中方面发挥了更大的作用[18]。然而，对睡眠[19]、轻度镇静[20]和深度麻醉[21]猴子的研究显示，默认网络内的信息交换从未完全关闭，而是在一个细粒度水平上进行调整。

此外，默认网络已经被提示与其他静息状态网络（如背侧注意力网络）负相关[10]。但是，一项研究猫脑的电生理研究显示，只在约 20% 的时间存在负相关关系，在 80% 的时间内，这两个网络似乎会根据精神状态进行协作[18]。

研究默认网络最常见的方法是独立成分分析[23]和基于种子点的功能连接[8]。独立成分分析

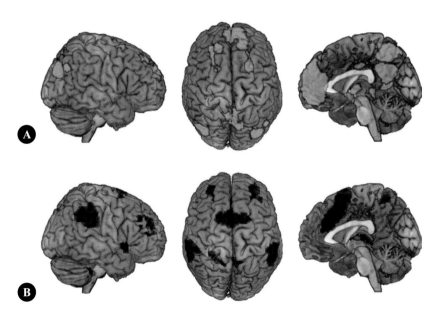

◀ 图 3-1　文中定义的静息态网络的示例[22]
A. 默认网络（绿色）；B. 突显网络（蓝色）

是数据驱动的，而基于种子点的功能连接相关性分析依赖于空间假设和感兴趣的脑区。独立成分分析试图在（空间）独立源中分离出多元信号，从而生成大脑的多个独立连接图。对于基于种子点的方法，连接取决于所选种子区域的时间序列及其与所有其他体素的时间序列相关性。也可以使用结构信息（如概率纤维追踪）来探索静息状态网络的特性，概率纤维追踪是一种用来识别解剖连接的弥散张量成像方法，它基于三维空间组织中的水分子扩散过程。

默认网络参与和自我及注意力有关的任务，因而促使研究人员研究其在意识障碍中的变化。有研究表明，根据修订版昏迷恢复量表[33]，意识障碍患者默认网络中的功能连接强度降低[24-29]，功能[30, 31] 及结构[32]与行为反应水平相关（见第 1 章，行为评估）。此外，在最终恢复意识的昏迷患者中观察到了完整的默认网络，但在未苏醒患者体内并没有观察到。这一发现表明，默认网络连接对于昏迷患者可能具有预后预测价值[34]。在植物状态的患者中相似的发现表明，与恢复意识患者相比，未恢复患者在默认网络内的区域连接强度降低[35]。在研究默认网络对语言的反应负激活时，发现了另一种与损伤程度有关的联系[36]。只有那些在大脑皮质高级区域对语言表现出保留反应的患者，才能打断正在进行的心理过程来集中注意力，即表明 BOLD 活动局部降低。

默认网络可能是最典型的静息状态网络，但并不是意识障碍中唯一发现改变的网络。患者组连接强度的差异也在突显网络中表现出来[35]（图3-1）。当使用机器学习方法[37]区分患者的各种静息状态网络（如默认网络、额顶、突显、听觉、视觉和感知运动）损伤时，所有网络中功能连接强度都与行为反应水平相关，并且具有根据患者损伤严重程度区分患者的高分辨能力。值得注意的是，这一发现无法在研究各种静息状态网络的

特异性和敏感性研究中得到证实[29]，这可能是因为默认网络是在所有受试者中被唯一识别出的网络。

探索脑网络特性的一种好方法是图论[38]。图论是一种用来建模对象数学结构关系的技术，已应用于计算机科学、化学、物理、生物学、经济学和社会学等各个领域。在图论中，复杂网络被定义为由边连接的节点集合。它们的性质由网络指标描述。功能关联集群显示出高密度的局部连接，而功能分离集群连接则很少[39, 40]。这种小世界网络以相对较低的连接长度成本确保了信息处理的高效率[41]。这些特性引起了维持高水平认知[42] 所必需的平衡，如信息分离（在紧密相连的大脑区域内进行特殊处理的能力）和整合（在分离的大脑区域间合并的特殊处理能力）的平衡。在图论中使用诸如度（与节点相连的边数）、聚类系数（节点的邻居也是彼此邻居的程度）和效率（对故障鲁棒性的量化）等度量，为研究脑功能通信和结构组织的拓扑排序提供了便利。

最近在意识障碍中使用图论方法的研究表明，尽管脑网络的整体组织发生了改变，但小世界属性仍然保留了下来[43-45]。例如，昏迷患者在局部脑网络组织上表现出严重损害，但并没有全局性改变[43]。相反，当微意识状态和植物状态分别与健康组进行对照时，两组患者信息分离和整合的平衡也会受到全局性影响。一项研究比较了丙泊酚诱导意识丧失和植物状态的脑功能网络无标度特性[45]。无标度网络由于其度分布差异而具有很强的抗故障能力。绝大多数节点只连接到极少数几个枢纽节点（不成比例地与其他节点高度连接的节点）。因此，随机发生故障影响高度连接的枢纽节点（一旦发生故障就将是致命的）可能性几乎可以忽略。有趣的是，深度镇静大脑表现出无标度特性，而植物状态下大脑却没有[45]。

在更局部水平，患者内侧后部区域的度、效率和聚类（系数）等拓扑指标降低[43, 44]，而在额

叶区域结果则不尽相同，主要取决于研究方法和患者群体。在微意识状态和植物状态下，已检测到额叶外侧区指标升高和额叶内侧区指标降低[44]。然而，在昏迷患者中，额叶内侧区域的指标则升高[43]。此外，在植物状态和微意识状态下内侧顶叶分离程度不同，并且与额叶区的行为反应有关。

近年来，一种用于静息态 fMRI 数据的新方法，即谱动态因果模型[46]，已经被证实能够研究静息态网络因果关系中的变化。应用这一方法探索默认网络中的有效连接，结果表明扣带回后部皮质是健康受试者的主要驱动枢纽[47]。在意识障碍患者中，后扣带回皮质中自我抑制和神经元振荡的破坏是将严重脑损伤后意识改变与默认网络的内在功能结构联系起来的关键方面[47]。

二、意识神经元相关的重要脑区

与上述近期的研究不同，对意识障碍中丘脑和额叶皮质间连接的研究由来已久。一项对颅脑损伤后恢复意识患者的初步研究[48]（连同来自动物模型[49, 50]的证据和测试健康受试者意识知觉的实验证据[51-53]）强调了丘脑 - 额叶连接在意识障碍中的作用。丘脑与皮质区域，特别是与额叶区域高度连接。从理论上讲，这使丘脑成为整合皮质区域计算出的信息进而产生意识的理想之选。然而，丘脑对意识的重要作用尚未被证实。更确切地说，最近的证据表明丘脑在颅脑损伤后意识障碍中的作用并不突出。虽然丘脑的结构性萎缩与运动功能和沟通有关，但与患者觉醒或整体意识反应水平无关[54]。研究功能连接的学者们并未发现患者整体意识反应水平和丘脑 - 皮质连接显著相关[3, 44]。这与研究丙泊酚或睡眠导致意识丧失的证据一致，同时也证明丘脑 - 皮质连接并不是十分重要[55-59]。但是，丘脑 - 皮质连接对于提供更高层次认知和运动功能控制的大脑皮质有效

交流至关重要[60]。

显然，在意识障碍患者中一致发现是脑内侧后部区域改变。后扣带回皮质和相邻的楔前叶是默认网络中最突出的部分。后扣带回皮质不仅对觉醒状态敏感，而且在注意力的广度（专注或广泛警觉）及其方向（内部或外部）方面存在复杂的控制机制[61]。它也是所谓"富人俱乐部"的一部分，该俱乐部是指大脑中具有与其他区域相比节点度更大的区域，这些区域通过高效的信息整合，在整个大脑的沟通中发挥着关键作用[62]。后扣带回皮质与不同的脑网络功能连接呈现出复杂的交互作用，这些脑网络功能连接强调在大脑全局性交流中的多方面作用[63, 64]。这使后扣带回皮质作为默认网络的一部分，成为整个大脑中进行信息交换的主要枢纽[65-68]。在意识障碍中，所有习惯区分植物状态和微意识状态患者的相关研究发现，静息状态下脑内侧后部区域的连接发生了改变[30, 44, 69, 70]。基于这些结果，Koch 等提出了与意识神经元相关的颞顶枕重要区域[71]。事实上，fMRI 研究结果使人们很容易推测出内侧后部区域与意识障碍的因果关系，尤其是如果大脑中特定枢纽受损，将会因其无标度网络的结构组织对全局交流产生致命影响。然而，在分析严重受损大脑中 BOLD 信号区域活动变化的因果关系时，需要更谨慎地给出结论。

三、严重脑损伤患者静息态功能磁共振研究的陷阱

重要的是，在讨论这些发现时，应注意在研究意识和严重脑损伤的功能连接过程中产生的方法学和概念性限制。

（一）头动与伪影

在严重受损的大脑中获取、分析和解释静息态 fMRI 数据具有挑战性。在对意识障碍患者使

用静息态 fMRI 数据时，头部运动具有不确定性，也被认为是最不利的。植物状态特别是处于微意识状态的患者会自然地进行更多的头动。更麻烦的是，患者的头动与意识水平的相关性遵循 U 形曲线。处于微意识状态的患者通常比处于植物状态的患者有更多的头动。然而，在意识康复患者中，情况刚好相反，即活动越少，恢复越好。

众所周知，头动会对功能连接分析造成很多问题[72-76]。事实上，造成的影响较复杂，可能取决于所选的特定采集和分析程序。微小的头动可能会对 BOLD 信号产生不同程度的影响，从而导致错误的、与距离有关的影响。当关注的问题与头动量相关时，也就是说当高头动量组与低头动量组进行比较时，这个问题不可忽视。因此，植物状态和微意识状态，以及微意识状态和对照组的差异可能完全是由头动引起。此外，头动对邻近体素的影响远大于对远处体素的影响，这将会对网络的属性（如长距离与短距离的连接强度、效率和聚类系数）产生严重影响。除了不同群体的差异，以上这些因素也将会对实验结果产生很大的影响。人们对这些问题的认识刚起步，降噪策略仍在不断发展。本章中涉及的大多数功能连接研究均未实现有效控制头动噪声的方法。

一个类似的问题是脑损伤。病变会产生伪影，这些伪影会影响周围感兴趣区域中 BOLD 信号的变化。损伤严重程度往往与意识和认知受损程度相关，也就是说，植物状态的患者通常比微意识状态患者脑损伤更严重。

（二）感兴趣区域的选择和图像配准

严重脑损伤患者的图像配准过程和感兴趣区选择虽然不太常被讨论，但绝不那么容易处理。通常，获取功能图像被自动转移到某种公共参考空间，以此进行组的比较，如蒙特利尔神经研究所（Montreal Neurological Institute，MNI）空间。这通常用于感兴趣区域分析，如图论方法或效应

连接分析，以及组级别的数据驱动方法（如独立成分分析）。为了定义感兴趣的区域，在一个公共标准空间中定义坐标，然后将其应用于同一空间中的所有对象。这样，可以确保不同受试者的大脑特定区域 BOLD 信号变化近乎同步。但是，对于严重脑损伤患者，并没有足够的解决方案可以自动将其配准到标准空间[77-79]。目前最好但并不完美的方法是 Brett 等提出的代价函数掩模（cost function masking）方法[80]。然而，这一过程不仅非常耗时，而且在具有弥漫性病变的大脑中难以执行，因为它需要手动追踪病变边界。

此外，以确定公共感兴趣脑区为目的的配准过程，也没有考虑到邻近区域同化受损部分功能的可塑性和适应性。

对于这些患者，一种方法是在单一受试者空间中处理数据，并且如果适用，在个体水平定义感兴趣区域。但是，在意识障碍患者中进行的大多数研究都使用自动配准程序并在标准空间中进行坐标定义来确定感兴趣的区域。

（三）意识障碍中使用功能磁共振成像的可解释性问题

除了在数据预处理过程中具体方法的陷阱外，对于一般 fMRI 数据结果可解释性较复杂，意识障碍患者尤为如此。BOLD 信号产生于脱氧血红蛋白浓度的变化，这意味着 BOLD 信号对脑血流、血容量和组织耗氧量的变化敏感。因此，测得的 BOLD 响应取决于血管大小和方向，以及到血管的距离。血管内水和血管外水对 BOLD 信号也有不同的影响，这些影响取决于数据采集过程中的参数设置。对于两个区域时间序列的功能连接分析，建立合适的 BOLD 响应模型似乎不那么重要。然而，当涉及解释组别的功能连接差异或解释与行为评估的关联时，这些因素确实非常重要。

当处理严重的脑损伤时，多方面的交互变

得更加复杂。在健康大脑中，神经元活动通常会同时引起耗氧量、血流量和体积增加。星形胶质细胞和血管周细胞并不是神经元细胞，但它们高度参与血管舒张反应的调节[81, 82]，因此是影响 BOLD 信号的关键因素。特别是在贫血或颅脑损伤时，动脉供血受损对血管周细胞有显著影响。因此，颅脑损伤中 BOLD 信号的改变更可能标志着血管周细胞已经死亡很久，而不是神经元活动受损。然而，严重脑损伤引起的脑机制的交互作用及其对 BOLD 信号的影响尚不清楚。结构连接的变化与功能连接并不直接相关，这使上述情况更加糟糕。从脑模拟研究中我们得知，脑功能网络连接的变化对功能连接有广泛而复杂的影响，而并不仅仅局限于局部变化[42, 66, 83]。直接解释这些变化不切实际。例如，功能连接强度的增强并不总是伴随着结构连接的增强，也不能与如神经可塑性反映的补偿过程完全相关[83, 84]。

我们必须意识到，另一个复杂的解释因素是用神经影像学技术确定神经元机制未必反映意识与神经元的关联关系[85, 86]。已经识别并与意识障碍患者意识水平相关的病理机制并不能完全揭示意识的神经相关性，而可能是意识经验先决条件或后果。在健康人群中，从经验上明确意识的神经机制也面临巨大挑战，到目前为止还没有令人满意的解决办法。然而，由于前文提到可能存在混淆，对于严重脑损伤患者更具挑战性。

明确受损大脑中脑功能网络连接变化的原因，并从潜在的结构和功能变化或认知功能的实际变化中理清特定脑损伤对 BOLD 信号的影响，仍然是一个挑战。

尽管目前对利用 fMRI 得出结论的解释缺乏一致认同，并且数据预处理过程也存在一些问题，但意识障碍中的静息态功能磁共振成像分析为患者脑网络机制变化提供了独特见解，这是其他方法无法提供的。脑网络和脑连接方法可以研究长距离脑区的交互，因此可以在宏观尺度上帮助识别脑损伤。以往的研究也表明，意识障碍功能连接发生了很大的改变，受到影响脑区包括内侧顶叶区等重要区域，这些损伤对意识和认知的改变起到至关重要的作用。

总之，将静息态 fMRI 和功能连接分析及其他方法相结合，为意识障碍的研究提供了重要手段，同时也提高了我们对意识受损背后大脑机制的认识。

参考文献

[1] Laureys S, Lemaire C, Maquet P, Phillips C, Franck G. Cerebral metabolism during vegetative state and after recovery to consciousness. J Neurol Neurosurg Psychiatry. 1999;67(1):121.

[2] Laureys S, Goldman S, Phillips C, Van Bogaert P, Aerts J, Luxen A, et al. Impaired effective cortical connectivity in vegetative state: preliminary investigation using PET. Neuroimage. 1999;9(4):377–82.

[3] Laureys S, Faymonville ME, Peigneux P, Damas P, Lambermont B, Del Fiore G, et al. Cortical processing of noxious somatosensory stimuli in the persistent vegetative state. Neuroimage. 2002;17(2):732–41.

[4] Owen AM, Menon DK, Johnsrude IS, Bor D, Scott SK, Manly T, et al. Detecting residual cognitive function in persistent vegetative state. Neurocase. 2002;8(5):394–403.

[5] Crone JS, Höller Y, Bergmann J, Golaszewski S, Trinka E, Kronbichler M. Self-related processing and deactivation of cortical midline regions in disorders of consciousness. Front Hum Neurosci. 2013;7:504.

[6] Biswal B, Yetkin FZ, Haughton VM, Hyde JS. Functional connectivity in the motor cortex of resting human brain using echo-planar MRI. Magn Reson Med. 1995;34(4):537–41.

[7] Fox MD, Raichle ME. Spontaneous fluctuations in brain activity observed with functional magnetic resonance

imaging. Nat Rev Neurosci. 2007;8(9):700–11.

[8] Greicius MD, Krasnow B, Reiss AL, Menon V. Functional connectivity in the resting brain: a network analysis of the default mode hypothesis. Proc Natl Acad Sci U S A. 2003;100(1): 253–8.

[9] Raichle ME, Snyder AZ. A default mode of brain function: a brief history of an evolving idea. Neuroimage. 2007;37(4):1083–90.

[10] Fox MD, Snyder AZ, Vincent JL, Corbetta M, Van EDC, Raichle ME. The human brain is intrinsically organized into dynamic, anticorrelated functional networks. Proc Natl Acad Sci U S A. 2005;102(27):9673–8.

[11] Shulman GL, Fiez JA, Corbetta M, Buckner RL, Miezin FM, Raichle ME, et al. Common blood flow changes across visual tasks: II. Decreases in cerebral cortex. J Cogn Neurosci. 1997;9(5):648–63.

[12] Gusnard DA, Raichle ME. Searching for a baseline: functional imaging and the resting human brain. Nat Rev Neurosci. 2001;2(10):685–94.

[13] Morcom AM, Fletcher PC. Does the brain have a baseline? Why we should be resisting a rest. Neuroimage. 2007;37(4):1073–82.

[14] Andrews-Hanna JR, Reidler JS, Huang C, Buckner RL. Evidence for the default network's role in spontaneous cognition. J Neurophysiol. 2010;104(1):322–35.

[15] Mason MF, Norton MI, Van Horn JD, Wegner DM, Grafton ST, Macrae CN. Wandering minds: the default network and stimulus-independent thought. Science. 2007;315(5810):393–5.

[16] Binder JR. Task-induced deactivation and the "resting" state. Neuroimage. 2012;62(2): 1086–91.

[17] Spreng RN, Mar RA, Kim AS. The common neural basis of autobiographical memory, prospection, navigation, theory of mind, and the default mode: a quantitative meta-analysis. J Cogn Neurosci. 2009;21(3):489–510.

[18] Popa D, Popescu AT, Paré D. Contrasting activity profile of two distributed cortical networks as a function of attentional demands. J Neurosci. 2009;29(4):1191–201.

[19] Horovitz SG, Fukunaga M, de Zwart JA, van Gelderen P, Fulton SC, Balkin TJ, et al. Low frequency BOLD fluctuations during resting wakefulness and light sleep: a simultaneous EEG-fMRI study. Hum Brain Mapp. 2008;29(6):671–82.

[20] Greicius MD, Kiviniemi V, Tervonen O, Vainionpää V, Alahuhta S, Reiss AL, et al. Persistent default-mode network connectivity during light sedation. Hum Brain Mapp. 2008;29(7): 839–47.

[21] Vincent JL, Patel GH, Fox MD, Snyder AZ, Baker JT, Van Essen DC, et al. Intrinsic functional architecture in the anaesthetized monkey brain. Nature. 2007;447(7140):83–6.

[22] Shirer WR, Ryali S, Rykhlevskaia E, Menon V, Greicius MD. Decoding subject-driven cognitive states with whole-brain connectivity patterns. Cereb Cortex. 2012;22(1): 158–65.

[23] Beckmann CF, DeLuca M, Devlin JT, Smith SM. Investigations into resting-state connectivity using independent component analysis. Philos Trans R Soc Lond B Biol Sci. 2005;360(1457): 1001–13.

[24] Cauda F, Micon BM, Sacco K, Duca S, D'Agata F, Geminiani G, et al. Disrupted intrinsic functional connectivity in the vegetative state. J Neurol Neurosurg Psychiatry. 2009;80(4): 429–31.

[25] Boly M, Tshibanda L, Vanhaudenhuyse A, Noirhomme Q, Schnakers C, Ledoux D, et al. Functional connectivity in the default network during resting state is preserved in a vegetative but not in a brain dead patient. Hum Brain Mapp. 2009;30(8):2393–400.

[26] Soddu A, Vanhaudenhuyse A, Bahri MA, Bruno MA, Boly M, Demertzi A, et al. Identifying the default-mode component in spatial IC analyses of patients with disorders of consciousness. Hum Brain Mapp. 2012;33(4):778–96.

[27] Demertzi A, Gómez F, Crone JS, Vanhaudenhuyse A, Tshibanda L, Noirhomme Q, et al. Multiple fMRI system-level baseline connectivity is disrupted in patients with consciousness alterations. Cortex. 2014;52:35–46.

[28] Hannawi Y, Lindquist MA, Caffo BS, Sair HI, Stevens RD. Resting brain activity in disorders of consciousness: a systematic review and meta-analysis. Neurology. 2015;84(12):1272–80.

[29] Roquet D, Foucher JR, Froehlig P, Renard F, Pottecher J, Besancenot H, et al. Resting-state networks distinguish locked-in from vegetative state patients. Neuroimage Clin. 2016;12:16–22.

[30] Vanhaudenhuyse A, Noirhomme Q, Tshibanda LJ, Bruno MA, Boveroux P, Schnakers C, et al. Default network connectivity reflects the level of consciousness in non-communicative brain-damaged patients. Brain. 2010;133(Pt 1):161–71.

[31] Rosazza C, Andronache A, Sattin D, Bruzzone MG, Marotta G, Nigri A, et al. Multimodal study of default-mode network integrity in disorders of consciousness. Ann Neurol. 2016;79(5):841–853.

[32] Fernández-Espejo D, Soddu A, Cruse D, Palacios EM, Junque C, Vanhaudenhuyse A, et al. A role for the default mode network in the bases of disorders of consciousness. Ann Neurol. 2012;72(3):335–43.

[33] Giacino JT, Kalmar K, Whyte J. The JFK Coma Recovery Scale-Revised: measurement characteristics and diagnostic utility. Arch Phys Med Rehabil. 2004;85(12):2020–9.

[34] Norton L, Hutchison RM, Young GB, Lee DH, Sharpe MD, Mirsattari SM. Disruptions of functional connectivity in the default mode network of comatose patients. Neurology. 2012;78(3):175–81.

[35] Qin P, Wu X, Huang Z, Duncan NW, Tang W, Wolff A, et al. How are different neural networks related to consciousness? Ann Neurol. 2015;78(4):594–605.

[36] Crone JS, Ladurner G, Holler Y, Golaszewski S, Trinka E, Kronbichler M. Deactivation of the default mode network as a marker of impaired consciousness: an fMRI study. PLoS One. 2011;6(10):e26373.

[37] Demertzi A, Antonopoulos G, Heine L, Voss HU, Crone JS, de Los Angeles C, et al. Intrinsic functional connectivity differentiates minimally conscious from unresponsive patients. Brain. 2015;138:2619–31.

[38] Bondy JA, Murty USR. Graph theory with applications. London: Macmillan; 1976.

[39] Achard S, Salvador R, Whitcher B, Suckling J, Bullmore E. A resilient, low-frequency, small-world human brain functional network with highly connected association cortical hubs. J Neurosci. 2006;26(1):63–72.

[40] Salvador R, Suckling J, Coleman MR, Pickard JD, Menon D, Bullmore E. Neurophysiological architecture of functional magnetic resonance images of human brain. Cereb Cortex. 2005;15(9):1332–42.

[41] Achard S, Bullmore E. Efficiency and cost of economical brain functional networks. PLoS Comput Biol. 2007;3(2): e17.

[42] Honey CJ, Sporns O. Dynamical consequences of lesions in cortical networks. Hum Brain Mapp. 2008;29(7):802–9.

[43] Achard S, Delon-Martin C, Vertes PE, Renard F, Schenck M, Schneider F, et al. Hubs of brain functional networks are radically reorganized in comatose patients. Proc Natl Acad Sci U S A. 2012;109:20608–13.

[44] Crone JS, Soddu A, Holler Y, Vanhaudenhuyse A, Schurz M, Bergmann J, et al. Altered network properties of the fronto-parietal network and the thalamus in impaired consciousness. Neuroimage Clin. 2013;4:240–8.

[45] Liu X, Ward BD, Binder JR, Li SJ, Hudetz AG. Scale-free functional connectivity of the brain is maintained in anesthetized healthy participants but not in patients with unresponsive wakefulness syndrome. PLoS One. 2014;9(3):e92182.

[46] Friston KJ, Kahan J, Biswal B, Razi A. A DCM for resting state fMRI. Neuroimage. 2014;94:396–407.

[47] Crone JS, Schurz M, Höller Y, Bergmann J, Monti M, Schmid E, et al. Impaired consciousness is linked to changes in effective connectivity of the posterior cingulate cortex within the default mode network. Neuroimage. 2015;110:101–9.

[48] Laureys S, Faymonville ME, Luxen A, Lamy M, Franck G, Maquet P. Restoration of thalamocortical connectivity after recovery from persistent vegetative state. Lancet. 2000;355(9217): 1790–1.

[49] Baker R, Gent TC, Yang Q, Parker S, Vyssotski AL, Wisden W, et al. Altered activity in the central medial thalamus precedes changes in the neocortex during transitions into both sleep and propofol anesthesia. J Neurosci. 2014;34(40):13326–35.

[50] Panagiotaropoulos TI, Kapoor V, Logothetis NK. Subjective visual perception: from local processing to emergent phenomena of brain activity. Philos Trans R Soc Lond B Biol Sci. 2014;369(1641):20130534.

[51] Dehaene S, Changeux JP, Naccache L, Sackur J, Sergent C. Conscious, preconscious, and subliminal processing: a testable taxonomy. Trends Cogn Sci. 2006;10(5):204–11.

[52] Dehaene S, Naccache L. Towards a cognitive neuroscience of consciousness: basic evidence and a workspace framework. Cognition. 2001;79(1–2):1–37.

[53] Dehaene S, Naccache L, Cohen L, Bihan DL, Mangin JF, Poline JB, et al. Cerebral mechanisms of word masking and unconscious repetition priming. Nat Neurosci. 2001;4(7):752–8.

[54] Lutkenhoff ES, Chiang J, Tshibanda L, Kamau E, Kirsch M, Pickard JD, et al. Thalamic and extrathalamic mechanisms of consciousness after severe brain injury. Ann Neurol. 2015;78:68–76.

[55] Monti MM, Lutkenhoff ES, Rubinov M, Boveroux P, Vanhaudenhuyse A, Gosseries O, et al. Dynamic change of global and local information processing in propofol-induced loss and recovery of consciousness. PLoS Comput Biol. 2013;9(10):e1003271.

[56] Boly M, Perlbarg V, Marrelec G, Schabus M, Laureys S, Doyon J, et al. Hierarchical clustering of brain activity during human nonrapid eye movement sleep. Proc Natl Acad Sci U S A. 2012;109(15):5856–61.

[57] Silva A, Cardoso-Cruz H, Silva F, Galhardo V, Antunes L. Comparison of anesthetic depth indexes based on thalamocortical local field potentials in rats. Anesthesiology. 2010;112(2):355–63.

[58] Mhuircheartaigh RN, Rosenorn-Lanng D, Wise R, Jbabdi S, Rogers R, Tracey I. Cortical and subcortical connectivity changes during decreasing levels of consciousness in humans: a functional magnetic resonance imaging study using propofol. J Neurosci. 2010;30(27):9095–102.

[59] Fuller PM, Fuller P, Sherman D, Pedersen NP, Saper CB, Lu J. Reassessment of the structural basis of the ascending arousal system. J Comp Neurol. 2011;519(5):933–56.

[60] Schiff ND. Recovery of consciousness after brain injury: a mesocircuit hypothesis. Trends Neurosci. 2010;33(1):1–9.

[61] Leech R, Sharp DJ. The role of the posterior cingulate cortex in cognition and disease. Brain. 2014;137(Pt 1): 12–32.

[62] van den Heuvel MP, Sporns O. Rich-club organization of the human connectome. J Neurosci. 2011;31(44):15775–86.

[63] Leech R, Braga R, Sharp DJ. Echoes of the brain within the posterior cingulate cortex. J Neurosci. 2012;32(1):215–22.

[64] Leech R, Kamourieh S, Beckmann CF, Sharp DJ. Fractionating the default mode network: distinct contributions of the ventral and dorsal posterior cingulate cortex to cognitive control. J Neurosci. 2011;31(9): 3217–24.

[65] Hagmann P, Cammoun L, Gigandet X, Meuli R, Honey CJ,

Wedeen VJ, et al. Mapping the structural core of human cerebral cortex. PLoS Biol. 2008;6(7):e159.

[66] Honey CJ, Sporns O, Cammoun L, Gigandet X, Thiran JP, Meuli R, et al. Predicting human resting-state functional connectivity from structural connectivity. Proc Natl Acad Sci U S A. 2009;106(6):2035–40.

[67] Deshpande G, Santhanam P, Hu X. Instantaneous and causal connectivity in resting state brain networks derived from functional MRI data. Neuroimage. 2011;54(2): 1043–52.

[68] Yan C, He Y. Driving and driven architectures of directed small-world human brain functional networks. PLoS One. 2011;6(8):e23460.

[69] Crone JS, Soddu A, Höller Y, Vanhaudenhuyse A, Schurz M, Bergmann J, et al. Altered network properties of the fronto-parietal network and the thalamus in impaired consciousness. Neuroimage Clin. 2014;4:240–8.

[70] Fernández-Espejo D, Junque C, Cruse D, Bernabeu M, Roig-Rovira T, Fábregas N, et al. Combination of diffusion tensor and functional magnetic resonance imaging during recovery from the vegetative state. BMC Neurol. 2010;10:77.

[71] Koch C, Massimini M, Boly M, Tononi G. Neural correlates of consciousness: progress and problems. Nat Rev Neurosci. 2016;17(5):307–21.

[72] Power JD, Barnes KA, Snyder AZ, Schlaggar BL, Petersen SE. Spurious but systematic correlations in functional connectivity MRI networks arise from subject motion. Neuroimage. 2012;59(3):2142–54.

[73] Power JD, Cohen AL, Nelson SM, Wig GS, Barnes KA, Church JA, et al. Functional network organization of the human brain. Neuron. 2011;72(4):665–78.

[74] Satterthwaite TD, Wolf DH, Loughead J, Ruparel K, Elliott MA, Hakonarson H, et al. Impact of in-scanner head motion on multiple measures of functional connectivity: relevance for studies of neurodevelopment in youth. Neuroimage. 2012;60(1):623–32.

[75] Van Dijk KR, Sabuncu MR, Buckner RL. The influence of head motion on intrinsic functional connectivity MRI. Neuroimage. 2012;59(1):431–8.

[76] Power JD, Schlaggar BL, Petersen SE. Recent progress and outstanding issues in motion correction in resting state fMRI. Neuroimage. 2015;105:536–51.

[77] Andersen SM, Rapcsak SZ, Beeson PM. Cost function masking during normalization of brains with focal lesions: still a necessity? Neuroimage. 2010;53(1):78–84.

[78] Ashburner J, Friston KJ. Unified segmentation. Neuroimage. 2005;26(3):839–51.

[79] Crinion J, Ashburner J, Leff A, Brett M, Price C, Friston K. Spatial normalization of lesioned brains: performance evaluation and impact on fMRI analyses. Neuroimage. 2007;37(3): 866–75.

[80] Brett M, Leff AP, Rorden C, Ashburner J. Spatial normalization of brain images with focal lesions using cost function masking. Neuroimage. 2001;14(2):486–500.

[81] MacVicar BA, Newman EA. Astrocyte regulation of blood flow in the brain. Cold Spring Harb Perspect Biol. 2015;7(5). pii: a020388.

[82] Hall CN, Reynell C, Gesslein B, Hamilton NB, Mishra A, Sutherland BA, et al. Capillary pericytes regulate cerebral blood flow in health and disease. Nature. 2014; 508(7494):55–60.

[83] Alstott J, Breakspear M, Hagmann P, Cammoun L, Sporns O. Modeling the impact of lesions in the human brain. PLoS Comput Biol. 2009;5(6):e1000408.

[84] Kim J, Horwitz B. How well does structural equation modeling reveal abnormal brain anatomical connections? An fMRI simulation study. Neuroimage. 2009;45(4): 1190–8.

[85] Aru J, Bachmann T, Singer W, Melloni L. Distilling the neural correlates of consciousness. Neurosci Biobehav Rev. 2012;36(2):737–46.

[86] de Graaf TA, Hsieh PJ, Sack AT. The 'correlates' in neural correlates of consciousness. Neurosci Biobehav Rev. 2012;36(1):191–7.

第 4 章　意识障碍的电生理学：从传统的脑电图可视化分析到脑机接口

Electrophysiology in Disorders of Consciousness: From Conventional EEG Visual Analysis to Brain-Computer Interfaces

C. Chatelle　D. Lesenfants　Q. Noirhomme　著

潘家辉　王　斐　李远清　译

摘　要

脑电图可以提供一些大脑活动的信息，这对意识障碍的研究很有帮助。本章将重点介绍在临床环境中应用这种技术进行诊断和预后的现状，以及当前为开发更可靠方法来评估意识状态发生改变的严重脑损伤患者进行的努力。

一、脑电图

脑电图（electroencephalogram，EEG）通过放置在颅骨表面的电极来测量大脑电活动。它直接反映了神经元活动，且有着很高的时间分辨率，但空间分辨率较低，主要有两个原因：①受电极间距离的限制；②由于体积传导效应，每个传感器都测量不同脑源的总和，因此传感器具有相关信号。电极的使用数量取决于不同的应用。在监测麻醉水平时，仅需要 2 个电极即可获得脑电图，而在临床环境中至少需要 10 个电极。在研究中，现在的电极帽最多可有 256 个电极。电极一般遵循国际命名法均匀地覆盖在大部分颅骨表面（通常 19 个电极以下使用 10-20 系统，而多于 19 个电极使用 10-10 系统[1]）。电极是根据其在头皮上放置位置命名的，字母 F 表示额叶的，C 表示中央的，P 表示顶叶的，O 表示枕叶的，而 FC 的字母组合表示额叶与中央之间的位置。此外，当这些字母后面跟着一个数字时，数字为偶数表示电极在大脑右侧，数字为奇数表示电极在大脑左侧，而当这些字母后面跟着字母 Z 表示电极在大脑中间线。

测得的信号由两个电极的电位差产生。因此，不可能仅使用一个电极测量。主要包括两种类型的蒙太奇：一种是双极蒙太奇，电极两两成对；另一种是参考蒙太奇，所有电极都耦合到一个称为参考的单个电极上。在双极蒙太奇中，可以认为记录的信号源自位于两个电极的假想位置。在参考蒙太奇中，参考电极不应位于需要记录感兴趣信号的区域。常见的参考电极位置为耳垂、乳突（可能是成对的）、鼻子或中间线上的某个位置。参考电极的选择会影响记录信号的形状，特别是诱发电位。双极蒙太奇虽然对伪影不太敏感，但检测不到两个耦合电极共有的事件。

而虽然参考蒙太奇没有这个缺点，但它对伪影更敏感[2]。

脑电图不仅可以检测到由大脑活动产生的电场，还可以检测到由肌肉活动（如眼或眼睑运动）产生的电场或电气设备产生的电场。意识状态发生改变的患者经常被一些具有重要功能的电子设备所包围。他们几乎无法控制自己的动作，可能还会出现痉挛。而且，由于患者出汗也可能是造成伪影，因此应在记录过程中将其最小化。在实验中，最好也养成同时记录呼吸、心跳和肌肉活动的良好习惯，以便更好地跟踪伪影并最终将其从信号中消除。此外，充分了解患者服用的药物也很重要，因为有些药物可能具有镇静作用，这可能导致 EEG 变慢，或者其他药物（如苯二氮䓬类药物）可能给信号增加额外的快速频率。某些伪影可以通过数据过滤来消除，如陷波滤波器可消除 50Hz 的线噪声（在美国和世界其他地区为 60Hz）。EEG 频谱涵盖的频率范围从小于 1Hz 到数百赫兹。因此，滤波器的使用应取决于感兴趣的频率。过多的低频滤波可能隐藏慢波活动，而高频滤波可能隐藏纺锤波和尖波。过滤虽然可产生清晰的 EEG 痕迹，但也可能会去除一些有用的信号[2]。综上所述，EEG 信号通常可以在经过 1～30Hz 的滤波后观察到，特别是在睡眠研究或诱发电位中。当然，我们也可以通过调整这些范围以包含更多频率。

EEG 在重症监护病房的使用已有很长的历史，大量文献记录了昏迷患者和无反应觉醒综合征（unresponsive wakefulness syndrome，UWS）患者的异常 EEG，但对处于急性期微意识状态（minimally conscious state，MCS）患者的 EEG 活动，目前还知之甚少。在传统的脑电视觉检测中，事件相关电位成了越来越重要的补充。与此同时，研究人员正在开发新的范式来探索更高级的认知功能，开发新的定量工具以简化对 EEG 的解释。

二、临床脑电图

通常，常规的临床 EEG 记录通过在无刺激情况下持续记录 20～30min 来正确评估 EEG 背景活动并检测潜在的变化，如果不是担心刺激引起颅内压升高[4]，还应评估 EEG 的反应性。即使存在可能导致无法检测的生理乃至病理事件的伪影（如电极故障、运动或汗液伪影），但仍需要足够长的记录长度以确保可靠的解释。EEG 痕迹的视觉解释可提供有关患者整体大脑活动的信息。

三、急性期脑电图

（一）脑电图可视化分析

在急性期，EEG 可以帮助确定损伤的起因和严重程度（如在局灶性病变或弥散性功能障碍的情况下），并区分症状类似于昏迷的状态，如癫痫发作、精神性昏迷、不合作的患者或闭锁综合征（locked-in syndrome，LIS）。EEG 还可以结合病因评估患者的预后。而且，EEG 可以跟踪患者的病情发展及药物（如抗癫痫药和镇静药）的作用[3, 5, 6]。

EEG 可用于检测和管理癫痫发作、非惊厥性癫痫发作或非惊厥性癫痫持续状态[6]。强烈建议在检测中也同步录像，因为视频可提供有用的信息来识别伪影，并对癫痫发作有更深入的了解[7]。非惊厥性癫痫发作时患者没有表现出（如动眼和咀嚼肌收缩等）复杂的部分性发作常见症状，患者可能会出现迷糊、嗜睡或昏迷的状态，EEG 会显示持续的癫痫活动。ICU 患者中有 18%～37% 存在非惊厥性癫痫发作[8, 9]。癫痫活动的管理具有很大挑战性，因为突发情况的滞后治疗可能会导致难以控制癫痫发作或进一步的脑损伤。相反，抗癫痫药的不当使用可能会导致镇静作用增加，而过度积极的治疗则可能会因不良反应和药代动力学相互作用而导致并发症[10]。此外，在急性昏迷患者中，确定真正的癫痫活动同样具有挑战性。即便服用抗癫痫药物也无法控制癫痫发作，该类癫痫患者预后较差[11]。

脑损伤后，无论是由创伤还是缺氧引起的，EEG 都可能出现明显的异常。可以观察到不同类型的异常（如多态性 δ 活动），或者癫痫高峰都可以显示出变化和异常。这些异常的 EEG 模式可以评估昏迷的严重程度，并与预后相关。在 Hockaday 等研究[12]基础上，Synek 等[13]提出了一种根据预后对这些模式进行分类的量表。随后，为了提高其可重复性，Young 等对此标准进行了修改[6]。Young 的量表（表 4-1），还提供了昏迷程度的信息。级别越高，昏迷程度越深。与健康受试者相比，级别 1 对应 EEG 的减慢，大脑活动减慢与损伤严重程度成正比，且主要的节律也不再是健康受试者后部 α 波（8~12Hz），而是弥散的 θ 波（4~7Hz）或 δ 波（1~3Hz）。如果存在不对称的脑损伤，则 EEG 可能也不对称。未受影响大脑区域上方的 EEG 看起来几乎正常，而受影响大脑区域上方的 EEG 则严重受损。然而，由于 EEG 的空间分辨率较低，因此无法准确定位病变的位置[3]。

测试 EEG 对睁眼 / 闭眼和外部刺激的反应性很重要。反应性 EEG 反映昏迷较轻和预后较好[3, 6, 14, 15]。听觉或伤害性刺激都可用于测试，并且应间隔 20~30s 进行。清晰的反应性是背景频率和振幅的可重现变化[15]。

较高的级别与特定模式的表现有关。级别 2 对应三相波的出现，即具有两相或三相的急剧偏转，第二相振幅最大。级别 3 与爆发抑制模式有关，混有高频瞬变的慢波爆发后会出现一段平坦的 EEG。在某些严重的脑部病变病例中，有些昏迷患者的 EEG 与正常觉醒的 EEG 相似，以 α 或 θ 节律为主，但与健康受试者中的分布却有所不同，因为它更多分布在额叶，这对应 α/θ 昏迷

表 4-1　Young 等[6]介绍的急性患者的 EEG 分类

类　别	子类别
δ/θ ＞记录的 50%（没有 θ 昏迷）	有反应
	无反应
三相波	
爆发抑制	有癫痫性活动
	无癫痫性活动
α/θ/ 纺锤型昏迷（无反应）	
癫痫样活动（无爆发抑制模式）	广泛性
	局灶性或多灶性
抑制	＜ 20μV 且 ＞ 10μV
	＜ 10μV

准则
①爆发抑制模式应至少在每 20 秒内以标准灵敏度呈现 1s 以上的广义平坦
②抑制：对于该类别，整个记录应符合电压标准，无反应性
③如果存在多个类别，选择最关键的类别

（等级 4）。大多数研究者都认为在 α/θ 昏迷的情况下，EEG 对刺激没有反应[6, 16]，但也不是所有研究者都这么认为[3, 17]。我们需将这些患者与 LIS 患者或心源性昏迷的患者区分开来。事实上，LIS 或心源性昏迷患者的 EEG 都接近正常值[3]。要注意的是，即使服用了抗癫痫药物，也可存在癫痫活动，相当于量表中的级别 5。

昏迷最后阶段的特征是抑制（等级 6），此时大脑活动＜2μV。如果患者没有出现体温过低，那么持续 6h 以上的非活动性 EEG 表明脑死亡前状态，但不一定是脑死亡，因为 EEG 不能反映脑干的活动[5]。在极少数情况下，处于"永久植物状态"的患者也可能会出现非活动性 EEG[3]。同样，药物中毒也会导致 EEG 失活，但通常可逆。

如果 EEG 记录不与病因结合使用，则无法

解释其预后。EEG 的特征并不是某一种病因特有的。预后不良的情况有在心脏停搏情况下，出现周期性普遍预后不良；缺氧或代谢性脑病后，出现持续数秒且未爆发的抑制期预后不良。根据病因学，如 α 昏迷或 α/θ 昏迷模式与不同的预后相关。例如，如果与脑干病变相关，则预后不良。为了更具预后价值，在昏迷开始后不宜过早地进行 EEG 记录[13]。关于不同模式相关的预后综述，可以参考 Brenner 的文章[3]或 Rossetti 书里的章节[15]。

（二）诱发电位

诱发电位是在响应特定事件或感觉刺激时所获得的 EEG 成分。它们反映了从低水平的外周感受器结构到高水平的关联脑区刺激处理过程。其中，较快的成分与刺激物的物理特性相关联，被称为外源性成分，它反映了投射到初级大脑皮质的神经元激活。而较慢的成分与刺激的心理意义、实验条件和意识水平有关。它们被称为内源性成分，反映皮质下和皮质结构（包括相关区域）的活动。诱发电位可以客观地评估患者的感觉、运动和认知功能。

躯体感觉诱发电位（somatosensory evoked potential，SEP）是通过经皮电刺激手腕正中神经获得的。这些电位反映了神经内流通过臂丛神经的传导及其进入初级体感皮质的通路[18]。昏迷患者心搏骤停后双侧 N20 缺失与意识恢复的缺失高度相关（99%～100% 的病例中）[19-22]。对于其他病因，SEP 缺失并不能传达强有力的预后信息。在颅脑损伤中，SEP 缺失可能是由于局灶性中脑功能障碍或局灶性皮质病变[23]，而不是预后不良的可靠预测指标[24]。在缺血性或出血性脑卒中，SEP 缺失与不良预后相关[25, 26]。在败血症和败血性休克中，患者往往表现出延迟的 SEP 峰值潜伏期，但 SEP 并不能帮助确定预后[24]。

脑干听觉诱发电位（brainstem auditory evoked potential，BAEP）对通过听觉神经和耳类的听觉信号传导的研究很有用。它们出现在 10ms 内。这些电位缺失与有严重脑损伤但无外周听觉损伤患者的康复不佳有关[27, 28]。然而，该成分预测能力低于 N20 反应[20]。闪烁引起的视觉诱发电位不太常见，因为即使在健康对照组中，它们也不会总是触发响应[29]。

外源性成分缺失通常与不良预后有关[30]，但外源性成分的存在并不足以成为良好预后的指标。在永远无法康复的患者中也可以观察到明显的外源性成分。

更高级的大脑内信息加工过程，可能反映了意识的存在，而这一过程可以使用认知诱发电位来研究。到目前为止，由于昏迷患者无法控制视线，因此对他们进行了听觉任务的专门研究。与外源性诱发电位不同，认知诱发电位高度依赖于实验条件。因此，重要的是在患者保持高度专注时记录这些电位，并确保尽量优化范式以记录最佳电位，同时尽量减少重复次数，以避免练习效应。在急性患者中研究了三种成分，即响应刺激的 N100 成分、响应刺激新颖性的失匹配负波和 P3 成分，以及响应语义变化的 N400 和 P600 成分。尽管上述成分中任何一种成分的存在都与良好的预后有关，但在急性病患中它们很少被记录。我们认为，其应用受限的主要原因是缺乏清晰的指南来记录这些电位、患者专注度波动对成分的影响、存在难以评估成分，以及缺乏将这些成分与预后相关的同期研究。因此解释这些成分存在与否尤其要谨慎。外源性电位以相同的"响应"重复数百至数千次。内源性电位重复数十至数百次，其中多个因素会影响每次重复，从而产生略有不同的"响应"。为了克服这些局限性，传统研究使用平均"响应"除以重复次数和受试者数得到小组平均值，但这种方法不适用于个体诊断或预后。为了解释成分波形，研究人员依靠多种方法来平衡统计检验和关于成分位置和潜伏期的先验信息。对成分位置和潜伏期的使用过于严格的先验标准可能会有问题，因为脑损伤可能会导致潜伏期延迟，并阻碍发生在受损区域上方的电位。统计检验应足够严格，以避免假阳性，但也要足够灵活，以检测微弱的成分。大多数研究团体使用的方法不同，尚未提出金标准方法。

N100 成分是在刺激开始后 100ms 出现的负向波，表示听觉皮质的反应。该刺激的所有类型均会诱发此成分，并显示听觉皮质功能正常。然而，其预测价值备受争议[31-34]。除 BAEP 外，就昏迷患者的意识恢复而言，N100 成分的预测价值仍低于 N20 响应[20, 32, 33]。

失匹配负波（mismatch negativity，MMN）是一个负成分，在一系列单调声音之后出现变化或奇怪声音后的 100～200ms 出现。该成分振幅较低，这意味着要进行良好的可视化需进行大量重复。由于 MMN 不需要受试者的专注，因此它表示一个自动响应，由不谐音和之前记录在记忆中声音的差异所触发。先前在昏迷患者中使用 MMN 范式获得的数据表明，该成分在病因学中有重要预测价值。事实上，这种反应的出现与大概率唤醒相关[20, 31, 35-38]。

P3 是当受试者检测到罕见和意外刺激时产生的正向波。对于听觉电位，它在刺激后约 300ms 出现，而对于视觉刺激，它可能在刺激后 500ms 或 600ms 出现。如果发生脑损伤，其潜伏期可能会更长[39, 40]。MMN 和 P3 是由相似刺激（异常或新奇）引起两种不同的大脑反应，但两者根据刺激的时间间隔有所不同。当两种刺激相互接近时，MMN 产生；当两种刺激间隔超过 2s 时，MMN 消失。MMN 起源于颞上回和额叶皮质。P3 与包括额顶区域在内的大脑区域网络激活有关[41]。与 N100 和 MMN 成分相比，P3 通常与复杂的认知过程（如分类、决策或工作记忆的更新）相关。如果简单的声音足以生成 MMN 或 P3，那么更复杂刺激也可以产生 P3。这些刺激的情绪效价将对振幅产生影响。比起简单的声音，如自己名字之类的刺激更有可能触发 P3[42, 43]（图 4-1）。P3 的存在与良好预后有关，但缺少 P3 则无法表达任何信息[33, 44-46]。

（三）定量脑电图

定量脑电图（quantitative electroencephalography，QEEG）包括使用算法来提取可能添加客观信息的复杂测量数据，这些信息可以简化对 EEG 痕迹的视觉检查。例如，可以计算每个电极位置信号的功率谱密度，以监测背景节律、自动检测癫痫活动或检测与事件相关的电位。从本质上讲，QEEG 比原始视觉脑电图分析具有更少的主观性，并且已被证明比视觉评分更具有效性[47]。QEEG

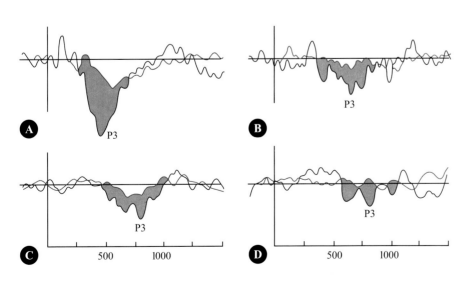

◀ 图 4-1　听觉诱发电位对自己名字的响应
A. 健康对照组（*n*=5）；B. 闭锁综合征患者（*n*=4）；C. 微意识状态患者（*n*=6）；D. 无反应觉醒综合征患者（*n*=5）。灰色区域表示在显示自己的名字和显示其他名字时的激活差异。甚至在一些植物状态的患者中也可以观察到 P3 反应。电极采用的是 Pz（经许可转载，引自参考文献 [30]）

也有助于长期 EEG 监测[48]的分析或重复记录。值得关注的是，急性期两组记录的差异已被证明是昏迷患者预后的良好预测指标[37, 49]。

研究人员已经提出了基于突发抑制比、熵或振幅等效 EEG 或频率分解的方法来对背景 EEG 和反应性进行自动分析，并显示出预后意义[50-53]。

已有机器学习方法对事件相关潜在成分的存在进行研究[49, 54, 55]。机器学习技术不受有关电极位置或成分延迟的先验假设而有偏差。与该领域的传统技术相比，机器学习也更少地受到某些电极记录的瞬时、被污染伪影活动的影响。此外，机器学习还提供了一种量化单个患者水平的神经反应差异的方法[49]。

四、慢性期脑电图

（一）脑电图可视化分析

最近的研究表明，按照标准的临床神经生理学建议在描述 EEG 特征时，传统的 EEG 可视化分析法在慢性重型颅脑损伤患者诊断中具有重要的应用价值[56]。最近一项研究提出了 DOC 患者的 EEG 分类，并将其与行为测试和基于 fMRI 的命令 - 遵循进行比较[48]。结果表明，EEG 的异常与行为检测存在显著相关性。此外，在研究中显示命令 - 遵循的 4 名患者，其 fMRI 证据也显示了清醒期间的有序 EEG 背景和睡眠期间的纺锤波活动，这表明脑电图可以作为行为评估的补充，用于检测慢性 DOC 患者未被识别认知能力的可能性。此外，还有一项研究采用了分类方案（表 4-2），并进一步证明了传统 EEG 可以将慢性 UWS 患者从 MCS- 和 MCS+ 中分离出来，对创伤性患者的诊断可靠性要优于缺氧性患者[57]。

（二）诱发电位

对于急性患者，诱发电位可提供其预后信

表 4-2　Estraneo 等对慢性患者的 EEG 分类 [57]

目　录	描　述
正常活动	后部主导的 α 波，前后梯度变化，没有局灶性、半球减慢或癫痫样异常
轻度异常	后部主导的 θ 波，对称或不对称，有频繁的后部 α 波
中度异常	后部主导的 θ 波，对称或不对称，有罕见或偶尔的 α 波，前后梯度变化紊乱
缓慢扩散	弥漫性 θ 或 θ/δ 波为主导，无前后梯度变化
低电压	弥漫性和低 θ 或 δ 波为主导（< 20μV）

息。对于慢性患者，研究人员已经研究了他们的诊断等级，并致力于研究发现认知事件相关电位与患者意识状态的关系。外源性电位在慢性病中的作用不是很强，除非它们的缺失阻碍了对之后认知事件的解释[58]。

在群组层面，Kotchoubey 等的研究表明，MMN 成分可能同时存在于 MCS 患者（34%）和 UWS 患者（65%）中[59]。值得注意的是，Wijnen 的结果表明，对于 10 名 UWS 患者，后来发展为 MCS 的患者，MMN 的幅度明显更高[60]。

从行为角度来看，这两种状态可以根据对命令的响应来区分。因此，与被动倾听不同，主动诱发电位被用来更好地评估患者的意识，因为它需要患者主动参与。在一项研究中，患者被要求对自己名字的出现次数进行计数，而自己名字伴随其他 7 个名字同时呈现。在这种情况下，一些 MCS 患者的 P3 振幅要比被动听到其名字时大。此外，被要求主动计数其姓名的 UWS 患者在听到其姓名时的 P3 幅度并没有更高[43]。在 1 名 LIS 患者的研究中，可以证实这种范式存在意识加工[61]。然而，有一项研究指出，无反应行为的患者在基于异常音调的主动任务中，P3 振幅增加[62]。关于涉及健康受试者注意力的广泛研究表明，P3 反应分解为 P3a 和 P3b 两种可分离的子成分。一方面，相对较早的、位于前面的 P3a 被认为反映了外来的注意力，这由"自下而上"的新颖性刺激触发，这种刺激可能与任务无关。另一方面，后面的 P3b 被认为是一种"自上而下"的标记或内生性地将注意力集中在与任务相关目标的参与，以便将其整合到工作记忆中，并可供其有意识地使用。Chennu 等 [63] 的一项研究旨在，产生 P3a 和 P3b 成分索引的外源性或内源性注意听觉刺激时在。结果表明，某些患者在 MCS 和 UWS 中可以保留自下而上和自上而下的注意处理。然而，这项任务所要求的难度似乎太高，无法很好地检测有意识的患者。

同样的想法，另一项小的队列研究使用了基于音流偏析，允许在 DOC 患者中进行二分类决策的一种 P3 听觉范式 [64]。呈现给患者两种不常见的且随机出现的异常音调流。要求患者计数一个流中偏差数，以调节对参与流 P3 响应。只有 5 名患者可以得到高于随机水平的结果，而且没有人达到可以与系统通信的程度。

此外，还有一种听觉范式用于评估参与者关注时间规律全局背离的能力，即局部 – 全局范式 [65-67]。这个范式包括一系列的听觉刺激，如相同音调（也称为局部标准音调）或相同的音调和一个异常的音调（称为局部异常音调）。其中"局部"指的是单个序列，局部异常序列的刺激通常会诱发 MMN 波；"全局"指的是序列的不规则性。如果 80% 的序列是局部异常音调，这些序列被认为是全局标准音调，而剩下的 20% 局部标准序列，由于占比较少，将被认为是全局偏差序列。全局偏差序列的刺激会诱发晚期 P3b 反应波形。在对患者进行命令 – 遵循能力的测试中，这种听觉刺激范式的灵敏度为 34%，特异性为 88%。

一个与意识相关的候选生物标志物是 N400 波，它是出现在一个词呈现后约 400ms 处的负波。如果刺激是基于上下文（单词或句子）的不一致（语义或语音不一致），它的振幅就会增

加。需要注意的是，语义不一致也可能诱发 P600 波，它是一种在刺激呈现 600ms 后出现的正波。因此，任何变化（无论是正波还是负波），都可以被认为是意识处理不一致信息的过程。由于在 MCS 和 UWS 患者中同样发现了这些变化的波形，因此并不能将其作为诊断标志物 [68, 69]。然而，它们的出现可以被认为那些昏迷不到 1 年患者预后良好的标志 [69]。

诱发电位是对患者行为研究的补充实验。首先提出的实验方法是用一种分层方法来呈现诱发电位实验 [70]，即先用外在潜能来评估低层次的脑功能，然后用认知潜能来测试更高层次信息处理的脑功能。后者先在被动任务中进行，然后在主动任务中呈现。然而，近期一些研究表明，患者可能会对主动范式产生反应，而在被动范式没有检测到激活。因此，主动范式可能比被动范式传递更多的信息。如果患者对主动任务有反应，就相当于存在对命令的行为反应。在这个阶段，测试与患者交流的工具（见下文，脑机接口）变得很重要。

（三）背景节律、连接性和复杂性

QEEG 信号分析结果表明，与健康受试者相比，DOC 患者的 EEG 活动速度减慢，其中 UWS 患者的 EEG 活动减慢程度比 MCS 患者更明显 [71, 72]。具体表现为，UWS 和 MCS 患者的 δ 频段能量增加，α 频段能量降低。这些发现可以通过可视化分析 EEG 痕迹观察到 [71, 73]（图 4-2）。

EEG 还可以帮助量化脑区间的功能连接 [74]。基于正电子发射断层成像（positron emission tomography，PET）和 fMRI 的研究指出，DOC 患者存在功能连接中断的问题 [75-78]。通过计算电极的耦合关系可以作为电极以下脑区间功能连接的度量。

这种度量方法可以提供用于诊断和预后的补充信息。根据一项对单个 UWS 患者大脑右半球

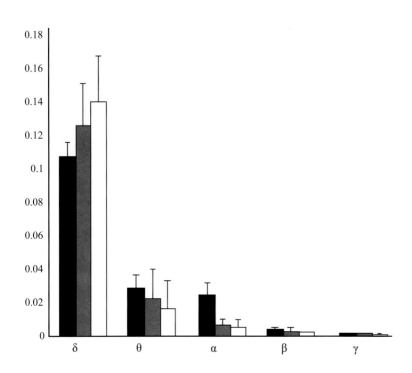

◀ 图 4-2 健康对照组（黑色，*n*=5），微意识状态患者（灰色，*n*=12，MCS）无反应觉醒综合征患者（白色，*n*=10，UWS）在 Cz 电极处计算的 5 个不同频段的归一化功率谱密度。意识障碍患者低频频带功率较大，高频频带功率较小，这说明 EEG 活动减慢

损伤的研究，受损半球的脑区间功能连接减少。而这种减少用功率谱度量方法观察不到[79]。群体研究结果证明了 UWS 患者的功能连接减少，而 MCS 患者的功能连接减少程度较为轻微[71, 80-82]。

一些基于信号复杂性和最初为麻醉监测而开发的工具已被提出用于评估严重脑损伤患者的意识水平。这些工具在临床领域可以检测麻醉深度，防止患者在手术过程中觉醒，同时运用这些工具能更好地控制麻醉深度，从而节省麻醉药物并让患者在术后更快地恢复意识。此外，这些工具易于使用和解释。例如，双谱指数（bispectral index，BIS）是一个 0（非活跃 EEG）～100（正常活动）的无单位度量，它是由时间和频率参数组合运算得到的结果[83]。在不同睡眠阶段所观察到的警觉性下降程度与 BIS 值相关[84]。在意识障碍的情况下，UWS 患者的 BIS 值比 MCS 患者低，但该值不能在个体层面上系统地区分 UWS 患者和 MCS 患者[85]。使用 EEG 频谱熵的研究也得到了类似的结论[86, 87]。

这些结果是在群组层面分析得到的，单一个体的 BIS 值或熵值的精度不足以用于意识水平慢性阶段的诊断。

机器学习相关研究结果也证实了脑电图频率功率、功能连接和复杂性在意识检测上的潜力。根据一组涉及 113 名患者的研究[54]，它们是区分 UWS、MCS 和有意识参与者的可靠度量方法。还有一组有 54 名患者的研究结果表明功能连接是区分 MCS 和 UWS 的最佳方法[88]。

（四）长时程脑电图：多导睡眠图

睡眠的特征主要表现为行为警觉性下降，具体表现为出现闭眼和肌肉不活动及一些电生理电信号特征（如慢波、纺锤波、快速眼动和非快速眼动）[89]。这些睡眠模式可能是一种适应性现象，以维持大脑整体功能的完整性，相关研究表明脑卒中[90] 和阿尔茨海默病[91] 等会导致睡眠模式的改变。因此，更好地了解 DOC 患者的睡眠周期和结构有望为该群体的诊断和预后提供有用的信息[92]。

2011 年，Landsness 等应用高密度 EEG 方法研究了 11 名 DOC 患者的睡眠模式[93]。他们的研究结果显示，在警觉性行为下降期间，所有 MCS

患者的脑电信号都可以通过可视化分析观察到明显的 EEG 变化。此外，这些患者中的大多数都有典型正常睡眠的若干个 EEG 特征（即所有患者都表现出交替的非快速眼动 / 快速眼动睡眠模式，以及整夜的脑电慢波活动稳态下降）。尽管在所有 UWS 患者中都能观察到保留的行为性睡眠，但与在睁眼期间相比，在闭眼期间并未观察到明显的变化。需要特别指出的是，没有发现慢波睡眠或快速眼动睡眠期，也没有观察到与睡眠相关慢波活动的稳态调节。该研究认为睡眠电生理与 DOC 患者意识水平存在联系，睡眠研究有助于提高对这些患者的诊断水平。

这些发现随后都得到了其他相关研究的支持，这些研究同样报道了保留的睡眠模式对意识的重要性[48, 94]，其中一些研究还报道了特定特征（即睡眠纺锤波）的存在对意识进一步恢复的潜在预后价值[95, 96]。

（五）肌电图

Bekinschtein 等利用肌电图（electromyography，EMG，用于记录肌肉活动）[97] 对 DOC 患者进行研究，以检测通过肉眼无法观察到命令 – 遵循的信号。他们向患者呈现了 4 种不同的 30s 指令块，其中包括"请试着移动你的右手"和"请试着移动你的左手"，以及两个控制短语，即"今天是晴天"和"今天外面在下雨"。在每个指令块结束后，就发出"请不要动，保持静止"的指令。他们观察到，在 MCS 或 UWS 患者的几个病例中，EMG 信号增加与命令密切相关，这表明肌电图可用于客观检测这类患者群体的阈下运动反应。

在这项工作之后，Habbal 等[98] 使用了一种类似方法来研究所使用的运动类型（如"移动你的手""移动你的腿""紧咬你的牙齿"）对更多数量患者群体的影响。作为前期研究结果的支撑，他们报道了少部分患者主动产生 EMG 反应的实验。此外，他们还发现健康对照组和患者都对刺激"移动你的手"有很好的反应，证实 EMG 有助于检测该人群的自愿运动。最后，Lesents 等[99] 提出了一种基于单次试验分析的新方法，用 EMG 检测 DOC 患者对命令的残余反应。使用单次试验评估对命令的反应可以克服试验依赖性的问题，并减少患者随着时间推移警惕性或觉醒波动对诊断准确性的影响。尽管 14 名患者中只有 6 名在 EMG 评估当天表现出对命令的行为反应，根据他们对床边命令的多次评估实验，证实所有 MCS 患者对命令的反应具有可重复性。

五、脑机接口

脑机接口（brain-computer interface，BCI）是一个实现大脑与外部环境直接交流的系统。它独立于任何外周神经或肌肉活动，并且将大脑活动直接转换成计算机命令[100]。对于认知功能完好但在神经系统或肌肉损伤后瘫痪和障碍的患者（如 LIS 患者），BCI 是尤其值得关注的交流方式[101]。这些患者能呈现出正常的 EEG 或对活动范式产生反应。为了便于这类患者的沟通交流，现已开发出一些简易的增强和替代交流工具。最简单的交流工具是基于残余运动的功能性追踪，如头部或眼部的运动[102]。特征选择通过停顿、物理点击或眨眼来完成。对于患有严重运动障碍的患者，可以实现简单的"是 / 否"交流（如眨一次眼代表"是"，眨两次眼代表"否"）。然而，这些方法都是基于患者的残余运动能力。在某些情况下，有必要使用一种完全不涉及运动能力的交流系统。这些不受运动能力制约的系统不仅可以实现字母拼写，还能用于表达更复杂的思想[103]。脑机接口系统可能是 LIS 患者接触外界的关键技术[104]。最后，除了交流以外，BCI 还启发了新的命令响应检测方法研究，可以在缺失可识别的床边行为时，检测患者对命令的响应[105]。

BCI 通过使用 EEG、fMRI、植入电极（皮质内记录或皮质电描记术）或功能性近红外光谱（functional nearinfrared spectroscopy，fNIRS）等技术来测量大脑活动以控制外部环境[106]。然而，BCI 并不是一个"读心术"的设备。它的主要功能是解码大脑活动，并用一系列连续或离散的选择来映射大脑活动，以允许受试者在不同的选项之间进行选择。这种选择是通过实时控制神经电活动而实现的[107-109]。然后，用一种特定的算法将提取出来的特征转换为代表用户意图的命令。这些命令可以控制效应物来选择项目（如单词）。最近的研究表明，BCI 也能应用在控制运动假肢、光标、互联网接入和通信等方面[109-114]。在这里，我们将重点介绍能与周围环境进行功能性交流的系统，并且介绍 BCI 的最新研究进展。此外，我们还讨论了 LIS 患者的临床应用及对昏迷恢复期患者的研究。

（一）基于脑电图的脑机接口

基于 EEG 的 BCI 范式针对健康受试者和严重运动障碍患者［LIS，如肌萎缩侧索硬化[109, 115]（amyotrophic lateral sclerosis，ALS）］已进行了一些开发测试，并且最近还对 DOC 患者进行了实验。基于 EEG 的 BCI 采用的是 ERP 范式，更准确地说是采用 P3 或稳态视觉诱发电位（steady-state visually evoked potential，SSVEP）、感觉运动节律（sensorimotor rhythm，SMR）、皮质慢电位（slow cortical potential，SCP）和 α 节律等。根据受试人群、实验方法（从认知任务到数据分析）及所涉及模态的不同，通常这些研究的差异性很大。

使用最广泛的 ERP 成分是 P3 波。Donchin 等开发了一个视觉 BCI 系统，该系统运用了一个由字母和符号组成的 6×6 矩阵范式[116]。在该范式中，行和列相继闪烁。参与者需将注意力集中在注视他想拼写的字母上，从而诱发 P3 波。通过使用该类型 BCI，用户每分钟最多可以拼写 7~8 个单词，准确率为 80%~90%。有研究表明，在 6 名 ALS 患者中有 5 名通过使用 Donchin[116] 开发的这种基于视觉的 P3 范式有望建立交流通道。之后，这 5 名患者中的 4 名可以使用该系统拼写单词，并演示了功能性的交流。但是，由于基于视觉的 BCI 系统难以应用于视觉控制障碍患者，因此 Kübler 使用了听觉模态并改进使用矩阵的方式。他们使用 5 行 5 列来代表字母表中的字母[117]。5 行分别关联着数字 1~5，5 列则分别关联数字 6~10。数字以听觉刺激形式呈现，然后患者根据需要选择目标字母的行和列。4 名 ALS 患者使用该系统进行了交流评估，结果显示这 4 名患者在视觉上表现良好（超过 70%），但在听觉上表现不佳（略高于随机水平）。此外，用户报告称，在听觉状态下更加难以集中注意力。

Lugo 等研究了使用震动触觉范式来诱发 LIS 患者的 P3 反应，从而建立基于触觉 BCI 的交流系统。首先要求受试者计数目标刺激的次数，然后根据对右手腕的振动计数为"是"，或者对左手腕的振动计数为"否"来回答 5 个问题。4 名患者在计数任务中达到 100% 的准确率，同时 1 名患者在交流过程中达到 100% 的准确率。这些发现支持了在 LIS 患者中使用震动触觉刺激诱发 P3 反应的可行性。目前已经对该方法进行了 DOC 意识检测的实验，但是目前尚无结果发表。

据我们所知，Lulé 等首次运用 BCI 系统对 DOC 患者进行了研究[118]。他们使用 Sellers 和 Donchin 的 P3 范式，通过听觉刺激（是、否、停止和前进）[107]来测试其作为 DOC 患者诊断工具的可靠性。虽然研究表明在慢性 DOC 患者中有应用 BCI 系统的可行性，但只有 1 名 MCS 和 1 名 LIS 患者的离线表现高于随机水平，这表明他们对命令有反应（图 4-3）。这些结果表明，在出

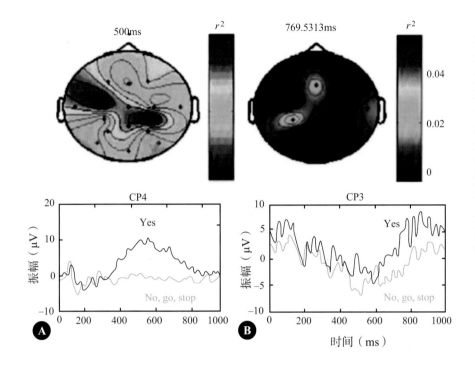

◀ 图 4–3　健康受试者（A）和微意识状态患者（B）对目标刺激的 P3 响应（Yes）

第一排图像可以观察到对目标刺激反应的分布（Yes），其颜色表示目标刺激和非目标刺激的响应差异。差异越大，该区域（为红橙色）的程度就越高。第二排图像显示了对其他 3 个刺激的总体响应 [非目标（No）、停止（stop）、前进（go），以绿色表示]，以及对目标刺激所有响应的平均值 [是（Yes），以棕色表示]（经许可转载，改编自 [118]）

现阴性结果（患者对命令无反应）时，BCI 系统无法保证受试者没有意识[118]，尤其是当这种范式的使用可能会受到患者感觉障碍（如听觉和视觉）的限制。

最后，Chatelle 等[119] 通过观察 BCI 的表现、心理负荷，以及对视觉 P3 和 SSVEP-BCI 的总体满意度，研究了其在不能完全沟通 LIS 患者使用时的适用性。研究发现，全部 7 名患者使用基于 SSVEP 的 BCI 都能达到 70% 或更高的准确率，但在基于 P3 的 BCI 系统上只有 3 名患者能够达到同等水平。一方面，基于 SSVEP 的脑功能障碍量表具有较低的脑力劳动负荷和较高的整体满意度，表明 SSVEP 可能更适合重度运动障碍患者。另一方面，这种 SSVEP 范式高度依赖于眼球运动，而在 DOC 患者中眼球运动能力可能非常有限。为了克服这个问题，Lesenfants 等[120] 开发了一种基于隐蔽注意无须凝视的 SSVEP-BCI 系统。6 名 LIS 患者中有 2 名患者可以在离线状态下达到高于随机水平的准确率，说明患者具有响应命令的能力；同时有 1 名患者能够实现在线 BCI 系统的交流，说明隐式 SSVEP 范式是可行

的，但仍需要进一步改进，以获得更灵敏的可用于严重脑损伤患者诊断与交流的工具。

SMR 或 μ 节律变化也被用于 BCI 意识操作。SMR 是指在初级感觉运动区可记录 8～15Hz 的 EEG 活动[100]，通常伴有 β 活动（18～26Hz）。这种活动可以通过准备、执行或想象一个动作来减少或去同步化（与事件相关的去同步化），特别是在对侧运动区域。SMR（即同步）的增加发生在运动执行之后和放松期间[121]。其优点是，这些组成部分不需要实际的动作执行，而只需要这一动作的动觉心理意象[122]。但是，不可能使用两个以上的命令，增加到三个或更多会导致分类精度下降。在健康受试者中，一些 BCI 在基于视觉[25] 和听觉[26] 输入的单词生成方面都取得了令人满意的结果。由大脑皮质产生并记录在头皮上的最低频率信号是 SCP。阴性 SCP 通常与运动和其他涉及皮质激活的功能有关，而阳性 SCP 通常与皮质[27] 活性降低有关。这个系统还被限制为两个（或更少）命令。研究证明，其可以教会参与者控制他们的大脑活动（即 SCP）来移动屏幕[28] 上的物体。Neuper

等[123] 通过 SMR 训练了一个瘫痪患者使用语言支持程序[124]（language support program，LSP）来进行交流。拼写包括使用虚拟键盘按连续的步骤选择一个字母。一组预定义的字母被分为两个子集，并通过屏幕的顶部和底部显示出来。指示患者放松或使用运动想象来选择其中一个子集。当患者选择了包含目标字母的子集后，这个子集本身被分为两部分，不断选择包含目标字母的子集，直到患者选择了目标字母。数月后，患者能够以 70% 的准确率控制键盘。还有一项研究表明，ALS 患者可以通过 SMR 控制键盘[125]。

SMR 在 BCI 中的作用已经得到了很好的研究，并启发了一些治疗 DOC 患者的方法。Goldfine 等[126] 记录了 3 名患者的 EEG，当他们被要求执行运动想象和空间导航想象，这些患者在临床表现出命令 - 遵循。如果所有患者在独立 fMRI 研究中均表现出能够在相同任务上产生心理意象的能力，其中 2 名患者还显示出在想象任务期间 EEG 活动调节的证据。

在 Cruse 等的进一步研究中，分别在 16 名 UWS[127] 患者和 23 名 MCS[128] 患者中进行运动想象任务研究。结果表明，约有 20% 的人能够根据命令自主控制其大脑活动（想象挤压右手与想象移动所有足趾）。后一项研究中使用的方法提出了评估 DOC 患者的挑战。事实上，在这项研究中，使用了试验块（任务说明后出现 15 声蜂鸣音）以减轻与任务相关的认知负担。然而，在健康手术者中，随着时间推移，他们呈现出相对稳定的 EEG 时，使用试验块通常不是问题，但是在信号不稳定的非交流或非协作患者中就可能出现问题（如警惕性波动或重要的运动伪影）。的确，这些患者更有可能出现 EEG 变化，这可能会影响试验并阻碍依赖关系，从而导致结果的错误估计。这强调了针对严重脑损伤人群适当使用 BCI 的统计检验和范式的必要性，以及使用不同方法重新分析数据的必要性[129, 130]。然后改进范

式，以减少工作内存负载并规避模块设计问题。在此范式中，每次试验均以随机分配的方式在听觉上呈现三个指令（即尝试移动右手，尝试移动左手和现在放松）之一开始。有研究报道 1 名临床诊断为 UWS 的患者应用该方法作为诊断工具，也证明了其实用性[131]。

最近 Pan 等建议使用不同 EEG 响应的组合来评估 DOC 患者的意识状态[132]。在该研究中，受试者自己的脸和陌生人的脸随机显示在计算机屏幕的左侧和右侧。左右相片以不同的频率闪烁，两个相框也以随机顺序闪烁，从而分别诱发 SSVEP 和 P3 响应。LIS 患者和 28% 的 DOC 患者能够选择性地看自己的相片或陌生人的相片，其支持了混合 BCI 系统能够检测 DOC 患者意识的临床辅助工具的想法。

（二）侵入式脑机接口

到目前为止，我们已经介绍了非侵入式 BCI。一些系统基于在头皮上测量 EEG 信号，所记录的 EEG 信号质量相对较低（失真信号和低振幅）、空间分辨率有限，且需要受试者经过训练才能获得。故此，一些研究集中在侵入式获得 EEG 信号的方法。研究人员可以直接在神经元上进行记录[133-136]，也可以在大脑表面进行电皮质记录[137-139]。基于皮质内微电极的 BCI 可以直接记录神经元活动并提供更强的信号。这使用户能够更快、更准确地控制电脑光标等设备[139]。虽然这项技术尚未在健康受试者中进行测试，但在 ALS 患者连续点击控制的复杂通信环境中表现良好[140]。

（三）总结与展望

近年来，EEG 的作用和潜在用途有了很大的发展。EEG 痕迹的解释不再局限于急性患者和癫痫活动的监测。研究人员建议进行长时程 EEG 或重复评估，并指出这种方式对诊断和预后评估

很重要（如 EEG 反应和睡眠模式的存在）。如果通过可视化分析来获取足够的信息，那么对临床医生来说非常耗时。因此，EEG 自动分析工具的开发将使得 EEG 在临床应用中更加可行。

外源性诱发电位也可以提供有关患者预后（如 N20）和残余刺激处理的有用信息。它们的缺失往往和预后不良相关。在无行为反应的患者中，主动的认知诱发电位有可能提高意识迹象（如对命令的反应）的检测水平。无论如何，主动的方案应该标准化，并在人群中进行广泛的测试。除了诱发电位，受脑机接口研究的启发，基于多种感觉模式开发了主动方案。正如 fMRI 和 EEG 研究所证明的那样，这种方法可以用于提高临床诊断。然而，在 DOC 患者中观察到的典型警戒波动是这些应用的主要混杂因素[141]。研究人员已经对多数患者进行了评估，只有少数患者在使用这些范式时表现有意识迹象（包括在临床表现有意识迹象的患者）。我们需要进一步研究来明确其是否因为某些患者缺乏意识、范式相关认知负荷、存在警觉性波动[142]、感觉障碍，或者是所使用的分析方法。将来，开发日常生活中可靠和易于使用的系统同样重要。新的算法应该包括伪影自动检测、单次试验分类，以及在没有训练情况下对试验进行分类的可能性。

综上所述，EEG 是评估急性和慢性 DOC 患者非常有用的工具。EEG 收集的信息应该与行为和神经影像学评估相结合，从而提高患者的诊断和预后水平。

参考文献

[1] Guideline seven: a proposal for standard montages to be used in clinical EEG. American Electroencephalographic Society. J Clin Neurophysiol. 1994;11(1):30–6.

[2] Krauss GL, Fisher RS. The Johns Hopkins atlas of digital EEG: an interactive training guide. Baltimore: The Johns Hopkins University Press; 2006.

[3] Brenner RP. The interpretation of the EEG in stupor and coma. Neurologist. 2005;11(5): 271–84.

[4] Young GB. The EEG in coma. J Clin Neurophysiol. 2000;17(5):473–85.

[5] Posner JB, et al. The diagnosis of stupor and coma. 4th ed. New York: Oxford University Press; 2007.

[6] Young GB, et al. An electroencephalographic classification for coma. Can J Neurol Sci. 1997;24(4):320–5.

[7] Alvarez V, Rossetti AO. Clinical use of EEG in the ICU: technical setting. J Clin Neurophysiol. 2015;32(6):481–5.

[8] Privitera M, et al. EEG detection of nontonic-clonic status epilepticus in patients with altered consciousness. Epilepsy Res. 1994;18(2):155–66.

[9] Claassen J, et al. Detection of electrographic seizures with continuous EEG monitoring in critically ill patients. Neurology. 2004;62(10):1743–8.

[10] Woo Lee J. Which EEG patterns deserve treatment in the ICU? In: Rossetti A, Laureys S, editors. Clinical neurophysiology in disorders of consciousness: brain function monitoring in the ICU and beyond. Wien: Springer; 2015.

[11] Kaplan PW. The clinical features, diagnosis, and prognosis of nonconvulsive status epilepticus. Neurologist. 2005;11(6):348–61.

[12] Hockaday JM, et al. Electroencephalographic changes in acute cerebral anoxia from cardiac or respiratory arrest. Electroencephalogr Clin Neurophysiol. 1965;18:575–86.

[13] Synek VM. Prognostically important EEG coma patterns in diffuse anoxic and traumatic encephalopathies in adults. J Clin Neurophysiol. 1988;5(2):161–74.

[14] Rossetti AO, et al. Prognostication after cardiac arrest and hypothermia: a prospective study. Ann Neurol. 2010;67(3):301–7.

[15] Rossetti AO. Prognostic utility of electroencephalogram in acute consciousness impairment. In: Rossetti AO, Laureys S, editors. Clinical neurophysiology in disorders of consciousness. New York: Springer; 2015.

[16] Berkhoff M, Donati F, Bassetti C. Postanoxic alpha (theta) coma: a reappraisal of its prognostic significance. Clin Neurophysiol. 2000;111(2):297–304.

[17] Westmoreland BF, et al. Alpha-coma. Electroencephalographic, clinical, pathologic, and etiologic correlations. Arch Neurol. 1975;32(11):713–8.

[18] Guerit JM. Evoked potentials in severe brain injury. Prog Brain Res. 2005;150:415–26.

[19] Amantini A, et al. Prediction of 'awakening' and outcome in prolonged acute coma from severe traumatic brain injury: evidence for validity of short latency SEPs. Clin

Neurophysiol. 2005;116(1):229–35.

[20] Fischer C, et al. Improved prediction of awakening or nonawakening from severe anoxic coma using tree-based classification analysis. Crit Care Med. 2006;34(5):1520–4.

[21] Lew HL, et al. Use of somatosensory-evoked potentials and cognitive event-related potentials in predicting outcomes of patients with severe traumatic brain injury. Am J Phys Med Rehabil. 2003;82(1):53–61. quiz 62–4, 80

[22] Robinson LR, et al. Predictive value of somatosensory evoked potentials for awakening from coma. Crit Care Med. 2003;31(3):960–7.

[23] Cruccu G, et al. Recommendations for the clinical use of somatosensory-evoked potentials. Clin Neurophysiol. 2008;119(8):1705–19.

[24] Tjepkema-Cloostermans M, van Putten M, Horn J. Prognostic use of somatosensory evoked potentials in acute consciousness impairment. In: Rossetti A, Laureys S, editors. Clinical neurophysiology in disorders of consciousness. Wien: Srpinger; 2015.

[25] Su YY, et al. Parameters and grading of evoked potentials: prediction of unfavorable outcome in patients with severe stroke. J Clin Neurophysiol. 2010;27(1):25–9.

[26] Zhang Y, et al. Predicting comatose patients with acute stroke outcome using middle-latency somatosensory evoked potentials. Clin Neurophysiol. 2011;122(8):1645–9.

[27] de Sousa LC, et al. Auditory brainstem response: prognostic value in patients with a score of 3 on the Glasgow Coma Scale. Otol Neurotol. 2007;28(3):426–8.

[28] Haupt WF, Pawlik G, Thiel A. Initial and serial evoked potentials in cerebrovascular critical care patients. J Clin Neurophysiol. 2006;23(5):389–94.

[29] Vanhaudenhuyse A, Laureys S, Perrin F. Cognitive event-related potentials in comatose and post-comatose states. Neurocrit Care. 2008;8(2):262–70.

[30] Laureys S, et al. Residual cognitive function in comatose, vegetative and minimally conscious states. Curr Opin Neurol. 2005;18:726–33.

[31] Fischer C, et al. Predictive value of sensory and cognitive evoked potentials for awakening from coma. Neurology. 2004;63(4):669–73.

[32] Glass I, Sazbon L, Groswasser Z. Mapping "cognitive" event-related potentials in prolonged postcoma unawareness state. Clin Electroencephalogr. 1998;29(1):19–30.

[33] Guerit JM, et al. ERPs obtained with the auditory oddball paradigm in coma and altered states of consciousness: clinical relationships, prognostic value, and origin of components. Clin Neurophysiol. 1999;110(7):1260–9.

[34] Mutschler V, et al. Auditory P300 in subjects in a post-anoxic coma. Preliminary data. Neurophysiol Clin. 1996;26(3):158–63.

[35] Kane NM, et al. Event-related potentials—neurophysiological tools for predicting emergence and early outcome from traumatic coma. Intensive Care Med. 1996;22(1):39–46.

[36] Naccache L, et al. Auditory mismatch negativity is a good predictor of awakening in comatose patients: a fast and reliable procedure. Clin Neurophysiol. 2005;116(4):988–9.

[37] Tzovara A, et al. Prediction of awakening from hypothermic post anoxic coma based on auditory discrimination. Ann Neurol. 2016; doi:10.1002/ana.24622.

[38] Rossetti AO, et al. Automated auditory mismatch negativity paradigm improves coma prognostic accuracy after cardiac arrest and therapeutic hypothermia. J Clin Neurophysiol. 2014;31(4):356–61.

[39] Munte TF, Heinze HJ. Brain potentials reveal deficits of language processing after closed head injury. Arch Neurol. 1994;51(5):482–93.

[40] Granovsky Y, et al. P300 and stress in mild head injury patients. Electroencephalogr Clin Neurophysiol. 1998;108(6):554–9.

[41] Pegado F, et al. Probing the lifetimes of auditory novelty detection processes. Neuropsychologia. 2010;48(10):3145–54.

[42] Perrin F, et al. Brain response to one's own name in vegetative state, minimally conscious state, and locked-in syndrome. Arch Neurol. 2006;63:562–9.

[43] Schnakers C, et al. Voluntary brain processing in disorders of consciousness. Neurology. 2008;71:1614–20.

[44] Yingling CD, Hosobuchi Y, Harrington M. P300 as a predictor of recovery from coma. Lancet. 1990;336(8719):873.

[45] Gott PS, Rabinowicz AL, DeGiorgio CM. P300 auditory event-related potentials in nontraumatic coma. Association with Glasgow Coma Score and awakening. Arch Neurol. 1991; 48(12):1267–70.

[46] Fischer C, Dailler F, Morlet D. Novelty P3 elicited by the subject's own name in comatose patients. Clin Neurophysiol. 2008;119(10):2224–30.

[47] Thatcher RW. Validity and reliability of quantitative electroencephalography. J Neurother. 2010;14(2):122–52.

[48] Forgacs PB, et al. Preservation of electroencephalographic organization in patients with impaired consciousness and imaging-based evidence of command-following. Ann Neurol. 2014;76(6):869–79.

[49] Tzovara A, et al. Progression of auditory discrimination based on neural decoding predicts awakening from coma. Brain. 2013;136(Pt 1):81–9.

[50] Wennervirta JE, et al. Hypothermia-treated cardiac arrest patients with good neurological outcome differ early in quantitative variables of EEG suppression and epileptiform activity. Crit Care Med. 2009;37(8):2427–35.

[51] Rundgren M, Rosen I, Friberg H. Amplitude-integrated EEG (aEEG) predicts outcome after cardiac arrest and induced hypothermia. Intensive Care Med. 2006;32(6):836–42.

[52] Rundgren M, et al. Continuous amplitude-integrated

electroencephalogram predicts outcome in hypothermia-treated cardiac arrest patients. Crit Care Med. 2010; 38(9):1838–44.

[53] Noirhomme Q, et al. Automated analysis of background EEG and reactivity during therapeutic hypothermia in comatose patients after cardiac arrest. Clin EEG Neurosci. 2014;45(1): 6–13.

[54] Sitt JD, et al. Large scale screening of neural signatures of consciousness in patients in a vegetative or minimally conscious state. Brain. 2014;137(Pt 8):2258–70.

[55] King JR, et al. Single-trial decoding of auditory novelty responses facilitates the detection of residual consciousness. Neuroimage. 2013;83C:726–38.

[56] American Clinical Neurophysiology Society. Guideline 7: guidelines for writing EEG reports. J Clin Neurophysiol. 2006;23(2):118–21.

[57] Estraneo A, et al. Standard EEG in diagnostic process of prolonged disorders of consciousness. Clin Neurophysiol. 2016;127(6):2379–85.

[58] Kotchoubey B. First love does not die: a sustaining primacy effect on ERP components in an oddball paradigm. Brain Res. 2014;1556:38–45.

[59] Kotchoubey B, et al. Information processing in severe disorders of consciousness: vegetative state and minimally conscious state. Clin Neurophysiol. 2005;116(10):2441–53.

[60] Wijnen VJ, et al. Mismatch negativity predicts recovery from the vegetative state. Clin Neurophysiol. 2007;118(3): 597–605.

[61] Schnakers C, et al. Detecting consciousness in a total locked-in syndrome: an active event-related paradigm. Neurocase. 2009;4:1–7.

[62] Real RG, et al. Information processing in patients in vegetative and minimally conscious states. Clin Neurophysiol. 2016;127(2):1395–402.

[63] Chennu S, et al. Dissociable endogenous and exogenous attention in disorders of consciousness. Neuroimage Clin. 2013;3:450–61.

[64] Pokorny C, et al. The auditory P300–based single-switch brain-computer interface: paradigm transition from healthy subjects to minimally conscious patients. Artif Intell Med. 2013; 59(2):81–90.

[65] Faugeras F, et al. Probing consciousness with event-related potentials in the vegetative state. Neurology. 2011; 77(3):264–8.

[66] King JR, et al. Information sharing in the brain indexes consciousness in noncommunicative patients. Curr Biol. 2013;23(19):1914–9.

[67] Bekinschtein TA, et al. Neural signature of the conscious processing of auditory regularities. Proc Natl Acad Sci U S A. 2009;106(5):1672–7.

[68] Kotchoubey B. Event-related potential measures of consciousness: two equations with three unknowns. Prog Brain Res. 2005;150:427–44.

[69] Steppacher I, et al. N400 predicts recovery from disorders of consciousness. Ann Neurol. 2013;73(5):594–602.

[70] Kubler A, Kotchoubey B. Brain-computer interfaces in the continuum of consciousness. Curr Opin Neurol. 2007;20(6):643–9.

[71] Lehembre R, et al. Resting-state EEG study of comatose patients: a connectivity and frequency analysis to find differences between vegetative and minimally conscious states. Funct Neurol. 2012;27(1):41–7.

[72] Lechinger J, et al. CRS-R score in disorders of consciousness is strongly related to spectral EEG at rest. J Neurol. 2013;260(9):2348–56.

[73] Leon-Carrion J, et al. Brain function in the minimally conscious state: a quantitative neurophysiological study. Clin Neurophysiol. 2008;119(7):1506–14.

[74] Pereda E, Quiroga RQ, Bhattacharya J. Nonlinear multivariate analysis of neurophysiological signals. Prog Neurobiol. 2005;77(1–2):1–37.

[75] Laureys S. The neural correlate of (un)awareness: lessons from the vegetative state. Trends Cogn Sci. 2005;9:556–9.

[76] Laureys S, et al. Impaired effective cortical connectivity in vegetative state: preliminary investigation using PET. Neuroimage. 1999;9(4):377–82.

[77] Vanhaudenhuyse A, et al. Default network connectivity reflects the level of consciousness in non-communicative brain-damaged patients. Brain. 2010;133(Pt 1):161–71.

[78] Soddu A, et al. Identifying the default-mode component in spatial IC analyses of patients with disorders of consciousness. Hum Brain Mapp. 2012;33(4):778–96.

[79] Davey MP, Victor JD, Schiff ND. Power spectra and coherence in the EEG of a vegetative patient with severe asymmetric brain damage. Clin Neurophysiol. 2000; 111(11):1949–54.

[80] Schiff N Large scale brain dynamics and connectivity in the minimally conscious state. In Handbook of brain connectivity. New York: Springer; 2007.p. 505–20.

[81] Pollonini L, et al. Information communication networks in severe traumatic brain injury. Brain Topogr. 2010; 23(2):221–6.

[82] Fingelkurts AA, et al. EEG oscillatory states as neuro-phenomenology of consciousness as revealed from patients in vegetative and minimally conscious states. Conscious Cogn. 2012;21(1):149–69.

[83] Johansen JW, Sebel PS. Development and clinical application of electroencephalographic bispectrum monitoring. Anesthesiology. 2000;93(5):1336–44.

[84] Noirhomme Q, et al. Bispectral index correlates with regional cerebral blood flow during sleep in distinct cortical and subcortical structures in humans. Arch Ital Biol. 2009;147(1–2): 51–7.

[85] Schnakers C, et al. Diagnostic and prognostic use of bispectral index in coma, vegetative state and related disorders. Brain Inj. 2008;22(12):926–31.

[86] Gosseries O, et al. Automated EEG entropy measurements in coma, vegetative state/unresponsive wakefulness syndrome and minimally conscious state. Funct Neurol. 2011;26(1): 25–30.

[87] Viertio-Oja H, et al. Description of the entropy algorithm as applied in the Datex-Ohmeda S/5 entropy module. Acta Anaesthesiol Scand. 2004;48(2):154–61.

[88] Holler Y, et al. Connectivity biomarkers can differentiate patients with different levels of consciousness. Clin Neurophysiol. 2014;125(8):1545–55.

[89] Riedner BA, et al. Sleep homeostasis and cortical synchronization: III. A high-density EEG study of sleep slow waves in humans. Sleep. 2007;30(12):1643–57.

[90] Bassetti CL, Aldrich MS. Sleep electroencephalogram changes in acute hemispheric stroke. Sleep Med. 2001; 2(3):185–94.

[91] Crowley K, et al. Differentiating pathologic delta from healthy physiologic delta in patients with Alzheimer disease. Sleep. 2005;28(7):865–70.

[92] Cologan V, et al. Sleep in disorders of consciousness. Sleep Med Rev. 2010;14(2):97–105.

[93] Landsness E, et al. Electrophysiological correlates of behavioural changes in vigilance in vegetative state and minimally conscious state. Brain. 2011;134(Pt 8):2222–32.

[94] Malinowska U, et al. Electroencephalographic profiles for differentiation of disorders of consciousness. Biomed Eng Online. 2013;12(1):109.

[95] Cologan, V., et al., Sleep in the unresponsive wakefulness syndrome and minimally conscious state. J Neurotrauma, 2012.

[96] Arnaldi D, et al. The prognostic value of sleep patterns in disorders of consciousness in the sub-acute phase. Clin Neurophysiol. 2016;127(2):1445–51.

[97] Bekinschtein TA, et al. Can electromyography objectively detect voluntary movement in disorders of consciousness? J Neurol Neurosurg Psychiatry. 2008;79(7):826–8.

[98] Habbal D, et al. Volitional electromyographic responses in disorders of consciousness. Brain Inj. 2014;28(9):1171–9.

[99] Lesenfants D, et al. Electromyographic decoding of response to command in disorders of consciousness. Neurology. 2016;87(20):2099–107.

[100] Wolpaw JR, et al. Brain-computer interfaces for communication and control. Clin Neurophysiol. 2002; 113(6):767–91.

[101] Schnakers C, et al. Cognitive function in the locked-in syndrome. J Neurol. 2008;255(3): 323–30.

[102] Ball LJ, Fager S, Fried-Oken M. Augmentative and alternative communication for people with progressive neuromuscular disease. Phys Med Rehabil Clin N Am. 2012;23(3): 689–99.

[103] Bruno MA, et al. Locked-in syndrome in children: report of five cases and review of the literature. Pediatr Neurol. 2009;41(4):237–46.

[104] Kubler A, Neumann N. Brain-computer interfaces – the key for the conscious brain locked into a paralyzed body. Prog Brain Res. 2005;150:513–25.

[105] Owen AM, et al. Detecting awareness in the vegetative state. Science. 2006;313(5792):1402.

[106] Sorger B, et al. Another kind of 'BOLD response': answering multiple-choice questions via online decoded single-trial brain signals. Prog Brain Res. 2009;177: 275–92.

[107] Sellers EW, Donchin E. A P300–based brain-computer interface: initial tests by ALS patients. Clin Neurophysiol. 2006;117(3):538–48.

[108] Sellers EW, Kubler A, Donchin E. Brain-computer interface research at the University of South Florida Cognitive Psychophysiology Laboratory: the P300 speller. IEEE Trans Neural Syst Rehabil Eng. 2006;14(2):221–4.

[109] Kübler A. Brain-computer interfaces for communication in paralysed patients and implications for disorders of consciousness. In: Laureys S, Tononi G, editors. The neurology of consciousness. New York: Academic Press; 2009.p. 217–34.

[110] Citi L, et al. P300–based BCI mouse with genetically-optimized analogue control. IEEE Trans Neural Syst Rehabil Eng. 2008;16(1):51–61.

[111] Yoo SS, et al. Brain-computer interface using fMRI: spatial navigation by thoughts. Neuroreport. 2004; 15(10):1591–5.

[112] Mugler, E.M., et al., Design and implementation of a P300–based brain-computer interface for controlling an internet browser. IEEE Trans Neural Syst Rehabil Eng, 2010.

[113] Sellers, E.W., T.M. Vaughan, and J.R. Wolpaw, A brain-computer interface for long-term independent home use. Amyotroph Lateral Scler, 2010.

[114] Lee JH, et al. Brain-machine interface via real-time fMRI: preliminary study on thought-controlled robotic arm. Neurosci Lett. 2009;450(1):1–6.

[115] Nijboer F, et al. A P300–based brain-computer interface for people with amyotrophic lateral sclerosis. Clin Neurophysiol. 2008;119(8):1909–16.

[116] Donchin E, Spencer KM, Wijesinghe R. The mental prosthesis: assessing the speed of a P300–based brain-computer interface. IEEE Trans Rehabil Eng. 2000;8(2):174–9.

[117] Furdea A, et al. An auditory oddball (P300) spelling system for brain-computer interfaces. Psychophysiology. 2009;46(3):617–25.

[118] Lule D, et al. Probing command following in patients with disorders of consciousness using a brain-computer interface. Clin Neurophysiol. 2013;124(1):101–6.

[119] Combaz A, et al. A comparison of two spelling brain-computer interfaces based on visual P3 and SSVEP in locked-in syndrome. PLoS One. 2013;8(9):e73691.

[120] Lesenfants D, et al. An independent SSVEP-based brain-computer interface in locked-in syndrome. J Neural Eng. 2014;11(3):035002.

[121] Pfurtscheller G, Lopes da Silva FH. Event-related EEG/MEG synchronization and desynchronization: basic principles. Clin Neurophysiol. 1999;110(11):1842–57.

[122] Pfurtscheller G, et al. EEG-based discrimination between imagination of right and left hand movement. Electroencephalogr Clin Neurophysiol. 1997;103(6):642–51.

[123] Neuper C, et al. Clinical application of an EEG-based brain-computer interface: a case study in a patient with severe motor impairment. Clin Neurophysiol. 2003;114(3):399–409.

[124] Perelmouter J, et al. Language support program for thought translation devices. Automedica. 1999;18:67–84.

[125] Pfurtscheller G, et al. 15 years of BCI research at Graz University of Technology: current projects. IEEE Trans Neural Syst Rehabil Eng. 2006;14(2):205–10.

[126] Goldfine AM, et al. Determination of awareness in patients with severe brain injury using EEG power spectral analysis. Clin Neurophysiol. 2011;122(11):2157–68.

[127] Cruse D, et al. Bedside detection of awareness in the vegetative state. Lancet. 2011; 378(9809):2088–94.

[128] Cruse D, et al. The relationship between aetiology and covert cognition in the minimally-conscious state. Neurology. 2012;78(11):816–22.

[129] Goldfine AM, et al. Reanalysis of bedside detection of awareness in the vegetative state: a cohort study. Lancet. 2013;381(9863):289–91.

[130] Cruse D, et al. Reanalysis of "Bedside detection of awareness in the vegetative state: a cohort study" – authors' reply. Lancet. 2013;381(9863):291–2.

[131] Cruse D, et al. Detecting awareness in the vegetative state: electroencephalographic evidence for attempted movements to command. PLoS One. 2012;7(11):e49933.

[132] Pan J, et al. Detecting awareness in patients with disorders of consciousness using a hybrid brain-computer interface. J Neural Eng. 2014;11(5):056007.

[133] Kennedy PR, Bakay RA. Restoration of neural output from a paralyzed patient by a direct brain connection. Neuroreport. 1998;9(8):1707–11.

[134] Kennedy PR, et al. Direct control of a computer from the human central nervous system. IEEE Trans Rehabil Eng. 2000;8(2):198–202.

[135] Hochberg LR, et al. Reach and grasp by people with tetraplegia using a neurally controlled robotic arm. Nature. 2012;485(7398):372–5.

[136] Hochberg LR, et al. Neuronal ensemble control of prosthetic devices by a human with tetraplegia. Nature. 2006;442(7099):164–71.

[137] Brumberg JS, et al. Brain-computer interfaces for speech communication. Speech Commun. 2010;52(4):367–79.

[138] Hinterberger T, et al. Voluntary brain regulation and communication with electrocorticogram signals. Epilepsy Behav. 2008;13(2):300–6.

[139] Leuthardt EC, et al. A brain-computer interface using electrocorticographic signals in humans. J Neural Eng. 2004;1(2):63–71.

[140] Jarosiewicz B, et al. Virtual typing by people with tetraplegia using a self-calibrating intracortical brain-computer interface. Sci Transl Med. 2015;7(313):313ra179.

[141] Noirhomme Q, et al. Look at my classifier's result: disentangling unresponsive from (minimally) conscious patients. Neuroimage. 2017;145(Pt B):288–303.

[142] Giacino J, et al. The minimally conscious state: definition and diagnostic criteria. Neurology. 2002;58(3):349–53.

第5章 识别意识障碍患者中的隐匿认知活动

Identifying Covert Cognition in Disorders of Consciousness

Laura E. González-Lara   Adrian M. Owen   著

吴雪海   王新军   译

摘 要

一些关于意识障碍患者残存认知功能的最新研究发现，多任务、多模态方法是目前检测意识障碍患者潜在意识的最佳手段。鉴于意识障碍病因的多样性和合并症的复杂性，该类患者在认知能力和行为学方面也存在很强的异质性。常用的评估工具包括功能磁共振（functional magnetic resonance imaging，fMRI）和脑电图（electroencephalography，EEG），然而医疗机构是否具有设备、患者是否适合评估也是一大难题。近年来，科研人员开发了一些可以用于评估意识障碍患者残存认知功能的多模态范式，其中包括了基于听觉、视觉、触觉加工、语言特异性处理、选择性注意、决策行为和命令－遵循等一系列范式。研究表明，意识障碍患者的残存意识可能囊括了从低级听觉信息处理到高级命令－遵循、沟通交流能力等多种形式。

急诊医学和重症监护的进步使更多严重颅脑损伤患者得以存活。其中一些患者虽然存在不同程度的躯体和（或）认知功能损伤，但总体上能得到比较好的功能恢复。然而，部分患者在经过一段时间的昏迷后，最终只能维持在植物状态（vegetative state，VS）或微意识状态（minimally conscious state，MCS）。对于这部分意识障碍患者的评估极其困难，传统诊断往往依赖于对患者行为的主观判断。同时，由于其病因的多样性和合并症的复杂性，意识障碍患者在认知能力和行为学方面也存在很强的异质性。意识障碍评估困难，再加上临床病例相对少见，造成医生认识的不足，使临床误诊率极高（高达43%）[1-3]。

近年来，不少研究人员尝试利用fMRI和脑电图等技术研究缺乏行为学反应患者的隐匿意识和认知功能。本章内容不仅综述了fMRI和脑电图技术在该领域的研究现状，同时也介绍了在情绪外周信号领域一些新兴研究方法的最新进展。总体来说，这些工具技术帮助我们扩展了对意识障碍患者认知功能（初级听觉、视觉、触觉加工，语言特异性处理，选择性注意，决策行为和命令－遵循等）的了解。通过综合运用多种技术和范式，未来研究人员有望在意识障碍患者认知功能方向进一步扩展研究的深度和宽度。

这些研究结果提示，对意识障碍现行诊断指南的更新非常有必要，一些已经得到充分证明的标准化神经影像学表征应被纳入意识障碍的诊断中。

一、功能磁共振识别隐匿认知功能

（一）心理意象

如果一位严重颅脑损伤的患者可以按照指令完成某些适当的运动反应时，那么该患者就可以被认为从植物状态恢复到了微意识状态。神经影像学上特定脑活动模式可以反映这种行为学上的遵嘱现象。例如，如果某位患者在收到想象手部运动的指令后，在辅助运动区出现明显的激活，那么该神经激活反应可以代表患者真实的遵嘱活动[4-6]。可能会有人质疑这种神经反应缺乏所谓的直接性和瞬时性，不能完全令人信服，但与真实的运动一样，这种神经活动可以经得起准确监测、重复实验和客观验证[7-12]。如果一个患者在1次试验中出现遵嘱抬手，那么该患者是否存在残存意识依然可疑，因为1次的"遵嘱运动"很可能只是一个巧合，但如果该患者可以在10次重复试验中出现同样的遵嘱动作，那么该患者就可以确定为有意识。同样，如果该患者在10次重复试验中均能在运动指令发出后出现辅助运动区激活，那么该患者无疑也是有意识的。

Boly团队的一项研究显示，34名健康受试者被要求在听到"网球"后想象在球场上来回击打网球（以此引起强烈的手部运动想象），当听到"房子"时，想象自己从一个房间走到另一个房间（以此来引发空间导航想象）[8]。结果发现，每个受试者在想象打网球活动时，他们的辅助运动区均出现了强烈的信号活动，而当他们想象从一个房间走到另一个房间时，其海马旁皮质、后顶叶和外侧运动前皮质出现神经激活，这些脑区已经被证明和真实或想象的空间导航行为密切相关[13]。仅仅通过简单观察想象任务时大脑反应，Boly团队就可以解码出受试者在心里"执行"哪一种任务。此外，fMRI的反应对不同受试者有非常好的鲁棒性和可信度，该脑区活动可以证明受试者具有理解指令和完成不同想象任务的能力。通过这种方式我们可以观察主动脑活动，而无须依赖于任何外显行为。在此基础上，Boly提出与其他所有形式选择相关行为一样，行为对应的脑区激活反应代表有意识，也就是说该个体可以意识到一个给定刺激（本病例中给定刺激即关于想象任务的提示词）和做出相应反应（本病例中做出的反应即想象某种运动）的权变关系。简单来说，这种fMRI反应可以被用来描述意识，因为意识的产生需要fMRI的反应[8]。

按照同样的思路，Owen团队发现1名采用国际公认的诊断标准确诊为植物状态的年轻女性，事实上患者是有意识的，她可以通过自身的脑活动做出上面提到的反应[7, 9]。该患者在一场交通事故中受到了严重颅脑损伤，并在受伤后陷入了长达6个月的行为学无反应状态。在此次fMRI评估过程中，患者被要求分别执行上述两项不同的运动想象任务。当听到运动任务提示词（"网球"或"房子"）后，患者被要求做30s的相关运动想象，当听到放松提示词后，患者会有30s的放松时间。在重复发出"网球"的运动任务提示词后，在该患者辅助运动区的神经活动被重复激活[7]，并且这一激活模式和正常受试者没有区别[8]；当发出"房子"的提示词后，研究人员在患者海马旁皮质、后顶叶和外侧运动前皮质观察到显著的神经激活，这一激活模式同样与正常受试者无异[7, 9]。该患者脑活动在统计学上是鲁棒的、可重复的、任务特异的。综上所述，我们发现尽管满足了所有植物状态临床诊断标准，该患者仍然保留了理解语言指令并作出脑响应（而非通过语言或运动）的能力，因此可以确定该患者对自身和外界环境有意识的感知能力。在对23名临床上被诊断为植物状态的患者随访中，Monti/Vanhaudenhuyse团队发现其中4名患者（17%）可以在fMRI中产生类似反应[10]。

Owen和Coleman进一步提出运动想象不仅

可用于评估意识，还可用来实现"是"与"否"的交流[14]。健康受试者被要求通过想象打网球来回答"是"，通过想象在房间里走动来回答"否"，这样受试者就通过自身的脑活动实现了对研究者简单问题的回答。Monti/Vanhaudenhuyse 团队对该技术进行了改进，成功在 16 名健康受试者的实时脑活动中解码出 3 组"是否"回答，解码成功率为 100%。在 1 名被确诊为植物状态超过 5 年的颅脑损伤患者身上，研究人员也完成了同样的"是 / 否"回答解码工作。通过这种方法，该患者可将一些个人信息（如父亲的名字、受伤前旅游的地点等）告诉给研究人员，而这些信息研究人员当时并不知晓，后续回答的真实性也得到了证实。相反地，另 1 名患者尽管经过 fMRI 确认为微意识状态，研究人员依然无法与其完成任何交流[10]。

（二）选择性注意

之前介绍的方法都借助了患者的心理意象（打网球或在房子里走动），但这并不是检测意识完成交流的重点。我们需要的是一个可以提示患者将自己注意力转移到特定情景的可靠指标，该指标正是反映实际躯体遵嘱运动的神经表征。如果某个患者可以将自己的注意力转移到两种不同的情景中，那么这两种不同情景就可以对应"是 / 否"回答，这样我们就有可能与患者实现交流。因此心理意象并不是必需的，它只是引导患者注意力转移的一种简单媒介。

一种可能更简单的检测颅脑损伤患者残存意识的方法是受试者需要转换"思维模式"来实现对照条件和实验条件的转换。Monti 团队将一些中性词呈现给健康受试者，交替地要求他们单纯地听或计数某个词出现的次数[15]。与设想的一样，计数任务下可以观察到和目标觉察、工作记忆相关的额顶网络被激活。而在严重颅脑损伤的患者中，研究人员也发现了相似的神经激活模

式，表明该患者可以在实验条件下完成思维模式转变并保持改变后的状态。这些隐匿的认知能力在患者之前的行为学观察中从未被发现。在之前的"网球 / 空间导航"的例子中，因为外界刺激可以被认为是相同的（一系列的词语），所以两个状态的脑活动差异并不是无意识状态下也可以出现的自发脑活动。相反地，这些脑活动代表了个体对其中一个（而非另一个）刺激做出的某种反应。这样看来，脑活动反应和运动反应完全类似，都可以作为意识存在的证据。

Naci 团队将这个想法做了进一步拓展，他们利用声音信号选择性地转移无行为学反应患者的注意力并同步进行 fMRI，实现了与患者的交流[11, 12]。尽管既往研究多集中在群体水平而非个体化交流，这些研究依然证明选择性注意可以显著增强对声音信号的神经响应[16]。在 Naci 团队的初次研究中，15 名健康受试者躺在磁共振仪中，在接受 fMRI 检查的同时接受询问（如"你有兄弟姐妹吗"的问题），选择性地注意混杂在"分心"信号（比如 1～9 的数字）背景中的"是"或"否"的声音。根据受试者听觉网络脑活动的改变，90% 的回答被成功解码[11]。此外，大部分的志愿者在扫描 < 3min 后即可以完成回答的分析，相比于之前的运动想象范式节省了大量的时间[7-9]。综合比较两种研究方法，我们可以看到选择性注意的方法具有更高的个体成功率和时间效率，即 100% 的选择性注意受试者表现出显著的任务选择性脑活动。而这项数据在运动想象中只有 87%，这与之前发现部分健康受试者不能观察到可靠的运动想象脑活动改变的现象一致[8]。

在接下来的 fMRI 研究中，Naci 和 Owen 将这一方法运用在 3 名颅脑损伤后行为学无反应的患者身上[12]。与之前健康受试者一样，患者被交替要求单纯地听或计数他们听到的单词，在语音开始会有"计数"或"休息"的单词来提示患者计数或单纯听接下来的语音。结果显示在发出

"count"信号后，患者注意网络相比于"休息"状态下出现明显的活动增强，提示患者具有遵嘱能力。3 名患者（其中 2 名是微意识状态患者，1 名是植物状态患者）都能按照这种方式实现遵嘱反应。然而，临床中反复行为学评估完全或基本不能发现患者有任何行为学上的反应。这表明，在一些被认为完全或基本丧失认知能力的行为学无反应患者，选择性注意可以作为一种发现其隐匿意识的重要方法[12]。

研究人员接着对其中 2 名患者的进一步交流[12] 显示，与之前发出指令（计数或休息）不同，研究人员在每一段语音前设置了一个二元选择问题（如你的名字是 John 吗）。患者可以根据自己的回答自由选择注意哪个单词或忽略哪个单词。通过这种方式，2 名患者（1 名是微意识状态患者，1 名是植物状态患者）可以通过选择性注意对研究人员的问题给予正确回答[12]。在去除外部提示词后，患者脑区功能激活模式就成了指示其意向的唯一指标，而这一指标在 2 名患者中都成功完成了对回答的解码。例如，当被问及"你是否在商场中"时，1 名患者注意外部提示词时兴奋的脑区在听到"否"的声音后激活更为明显；相反，当被问及"你是否在医院"时，患者同一脑区对"是"的声音激活更加显著。尽管该患者被诊断为植物状态已经长达 12 年，利用 fMRI 的方法依然可以实现与患者的交流。5 个月后，研究人员再次对患者进行了相同的 fMRI 评估，结果显示患者在 fMRI 下的脑激活模式与 5 个月前基本一致，而在此期间患者临床行为学表现没有改变，保持在植物状态。对于提出的 4 个问题，患者均做出了鲁棒式的神经响应，并且回答正确率达 100%。与患者在 fMRI 下的交流不仅进一步证实了该患者不仅是有意识的，还告诉我们患者残存的认知功能远远超出临床诊断的预期。患者不但能完成注意活动，更保留了自传体记忆和对时空的自知力等高级认知功能[12]。

二、脑电图识别隐匿认知功能

为严重颅脑损伤的患者进行 fMRI 检查很有挑战性，不仅需要考虑经济和可行性因素，将患者转运到一个拥有 fMRI 设备的机构本身就会给患者带来很大的压力，对于那些无法保持安静的患者，fMRI 上往往会出现运动伪影。很多颅脑损伤患者在外科救治过程中常常需要放置金属植入物，该类患者无法进行 fMRI 评估。脑电图利用头皮电极采集皮质神经元的群体放电行为，在平台搭建和维护上相比 fMRI 有很大经济上的优势。脑电信号采集不受金属植入物的干扰，更重要的是采集工作可以完全在床旁开展[17]。临床工作中往往在急性期对脑损伤患者进行脑电图记录，对患者皮质损伤情况进行评估，或者判断是否已经脑死亡。但是，对异常脑电模式改变的原因研究不清（如皮质活动改变由皮质本身损伤导致还是皮质下结构损伤间接引起）限制了其在意识精准评估中的运用[18]。

运动想象可以引起感觉运动区脑电图节律的明显改变，这种改变的模式和运动执行类似，也是目前利用脑电图来检测严重颅脑损伤患者残存意识情况的基础[19, 20]。Cruse 团队开发了一种新型基于脑电图的分类技术。在一项纳入 12 位正常个体的研究中，研究人员经过离线数据处理，成功解码出其中 9 名受试者运动想象任务中的脑反应（想象握紧右手或想象蜷曲足趾），精确度高达 60%～91%[21]。随后研究者在 16 名被诊断为植物状态的患者重复了上述范式，结果显示其中 3 名患者（19%，2 名是颅脑损伤，1 名是非颅脑损伤）虽然行为上没有任何反应，却在脑电图上可以对两种不同的指令（握紧右手或屈曲足趾）完成稳定可重复的脑电图反应。这些结果加深了我们对意识障碍患者残存认知功能的理解。比如，完成这些复杂任务需要包括持续注意（需要持续超过 90s）、选择反应（要在两种想象任务中作出选择）、语言理解（即理解指令）和工作记忆（需要在每次实验的每个区块都记住需要作出哪一项反应）在内的一些认知功能，这些"自上而下"的认知调控往往被认为和正常意识相关[22]。

在一项研究中，科学家对 23 名微意识状态的患者进行了相同的脑电图下运动想象任务的研究（15 名颅脑损伤患者，8 名非颅脑损伤患者）。他们发现 22%（5/23）的微意识状态患者对指令做出了稳定的反应[23]。进一步分析发现，病因能显著影响患者完成任务的能力，33%（5/15）的颅脑损伤患者的脑电图结果阳性，而非颅脑损伤没有患者出现反应。但是，我们对这种病因和反应能力的相关性还知之甚少，应该谨慎分析，毕竟颅脑损伤和非颅脑损伤的患者各自在病因、神经病理学和临床表现方面均有高度异质性。需要承认的是，也有部分非颅脑损伤的意识障碍患者在脑电任务中发生阳性反应，包括之前在 Cruse 等研究中提到的那名非颅脑损伤患者[21]。

Cruse 团队在最新研究中对自己的脑电图范式做了方法学革新。在新的脑电图范式中，他们采取了一种更为简便，临床上更可行的方法，要求患者尝试真实地活动他们的双手。不同于之前的两项研究[21, 23]，结果显示 100% 的健康受试者出现稳定的事件相关去同步化（event-related desynchronization，ERD）和事件相关同步化（event-related synchronization，ERS）响应[24]。在 1 名被诊断为植物状态长达 12 年（即之前提及的 Naci 和 Owen 报道中[12]）的患者身上，研究人员发现在听到指令后患者感觉运动区的 β 节律出现了稳定的改变，并且在单次实验水平就出现了显著性结果[24]。该患者是目前报道的第一个在临床行为学上没有反应[6]，而 fMRI 和脑电图均通过运动想象证明保留意识的临床病例。

那么是否存在这么一种可能，没有意识的患者也可以产生与上述类似的神经激活模式？这些模式是否是一种对指令某一方面的自发反应，如仅仅是对"手""足趾"的反应而不是有意识的、明显的活动？可以说完全不可能。首先，任务指令发出的时间是在每个试验区块的开始，来提示运动想象范式开始，任何之前指令引发的自发活动都会在之后衰减，随着后续不含有任何任务信息语音的出现而同步复现。在 Cruse 团队的研究中，75% 的健康受试者在完成运动想象任务时出现了脑电图的阳性反应，但当这些受试者被要求不要遵从指令时，他们的脑电图均没有出现阳性反应[21]。因此，想要解释该任务态下的脑电图表现，单纯的听到指令后的脑自发活动还不够，需要有意识的遵嘱行为参与。所以，脑电图任务相关脑响应可以反映意识障碍患者和健康人群的认知功能。一位受试者只有在多次实验并且每次实验较长时间内持续地遵嘱才能被认为有阳性结果。其中 1 名行为学无反应的患者产生脑电反应成功率达到 78%[21]，而该患者按照标准临床方法由专业团队进行行为学评估后，没有表现出包括注视、视觉追踪或疼痛定位在内的意识相关体征。这些结果表明，稳定遵嘱并不一定要表现在行为学上，相反脑电反应也能精准地反映稳定的遵嘱行为[24]。

利用脑电检测无反应患者意识的成功[21, 23, 24]为今后脑机接口在意识障碍领域应用的发展[25]奠定了基础。这些设备有望通过检测患者的不同心理状态实现外部控制和交流（如用想象右手运动来回答"是"，想象足趾运动回答"否"[24]）。脑电所带来的自由度让脑机接口的功能有潜力远远超过 fMRI 上二元问答的水平[6, 10-12]，实现更实质性的交流。这种对运动想象相关脑反应的实时分类技术[21, 23, 24]有助于未来与意识障碍患者的双向交流，最终能帮这些患者分享他们的内在世界、经历和需求。

三、新兴技术

假阴性结果是功能神经影像研究领域非常常见的一个问题，即使在健康受试者的研究中也屡见不鲜，这更对患者研究带来了巨大的挑战。患者可能在扫描过程中睡着了，可能没有听到或理解指令，就会导致错误的结果。Monti/Vanhaudenhuyse 团队的一项研究表明，在 23 名意识障碍患者中，19 名在 fMRI 上没有出现主动的脑响应，尚无法明确这 19 名没有主动脑响应的受试者是真阴性（19 名患者均为植物状态患者）还是假阴性（部分患者具有意识，但是扫描当天并未被检测到）[10]。因此，fMRI 和脑电图的阴性结果不能作为患者认知功能或意识丧失的决定性证据。

此外，由于患者意识水平的波动变化会造成行为学和神经影像结果的不稳定性，这也给意识障碍患者的意识评估带来了困难。Gibson 等探究了这些患者 fMRI 和脑电图符合辐散效应，发现联合应用多模态范式检测患者残存意识的效能最强[26]。这项研究纳入了 6 名意识障碍患者，收集了他们的行为学指标、fMRI 和脑电图结果。在 fMRI 的评估阶段，患者被要求想象打网球或在熟悉的地方走动[6, 7, 10, 27]；在脑电评估阶段，患者依次被要求想象握紧双手（传统运动想象任务）[21, 24] 和想象一项受伤前做过的动作（熟悉行为运动想象任务）[28]。脑电图结果显示，只有部分患者在想象传统行为任务时出现了 ERD，而在想象熟悉行为任务时没有一名患者的脑电图出现 ERD。其中有 1 名患者的 fMRI 和脑电图都出现了遵嘱反应。有 2 名患者在完成空间导航任务时出现了脑电图响应（在运动想象任务时 fMRI 脑电图均未检测到脑响应），1 名患者在完成传统运动想象任务时在脑电图上出现 ERD，但在 fMRI 上未出现任务相关的脑激活现象；还有 2 名患者在脑电图和 fMRI 上均没有出现任何任务相关的

脑响应[26]。这些结果强调了在评估隐匿意识时运用多种方法的重要性。尽管受试者损伤的脑区与一天内受试者的觉醒、积极性变化是影响结果的重要因素，研究结果异质性的真正来源尚不清楚。联合多种工具和方法是目前检测患者隐匿认知功能的最好方式。

本文之前提及的所有方法都是利用主动的范式来评估严重脑损伤患者的潜在意识。研究中观察到的脑响应并不是刺激引起的自发脑活动，相反，这些脑响应是受试者对信号主动做出的反应，具有时间依赖性和持续性。这些神经"行为"是实际运动行为的表征，可以作为反映意识的载体[29]。

Gibson 等最近开发了一种使用非视觉刺激，并不单纯依赖于听觉刺激的新范式[30]。他们通过震动触觉刺激引发稳态诱发电位（steady-state evoked potential，SSEP）并检测事件相关电位（ERP）以评估患者的运动感觉区选择性注意。他们利用 oddball 范式分层的自下而上注意（P3a ERP）和自上而下注意（P3b ERP）激发 SSEP，并将结果与之前在 fMRI 下利用运动想象、空间导航[4, 5, 7, 8, 10] 和选择性听觉注意范式[11, 12] 得到的结果相比较。在纳入的 14 名患者中，研究人员观察到了 SSEP，代表着该类患者对震动触觉刺激产生了基本的感觉反应。尽管所有患者均未出现 P3b ERP 信号（自上而下注意），但出现 P3a ERP 信号（自下而上注意）的 8 名患者都在行为学或 fMRI 上可以观察到遵嘱行为（图 5-1）。P3b 和遵嘱行为的相关性提示我们，意识相关神经网络和这些行为输出相关的神经网络有很大的重叠。但是，考虑患者不需要遵循指令可以产生 P3a，因此这一新范式是一种被动范式，反映的是比主动注意转移更为低级的认知行为。

被动范式

主动范式已经被证明可以有效评估部分无反

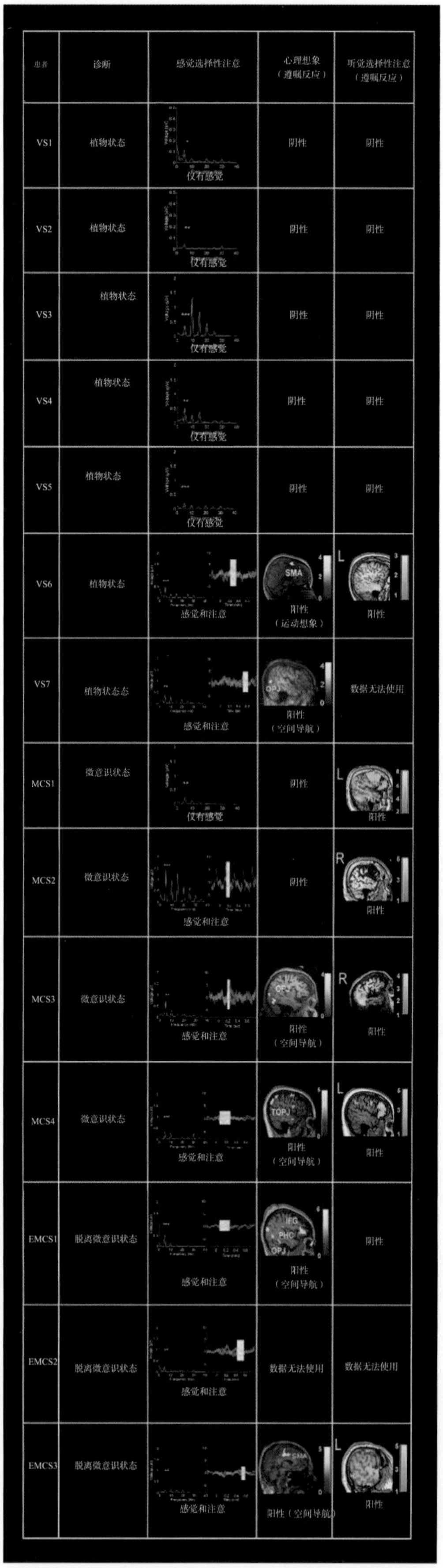

◀ 图 5-1　利用震动触觉范式评估 **14** 名被诊断植物状态（**VS**）、微意识状态（**MCS**）、脱离微意识状态（**EMCS**）和闭锁综合征（**LIS**）患者的意识状态，并同这 **14** 名患者 **fMRI** 下运动想象，空间导航和听觉选择性注意范式的结果比较分析

所有 14 名患者均可以观察到稳态诱发电位（SSEP），其中 8 名患者可以观察到自下而上注意时事件相关电位（P3a）并且在行为学或 fMRI 上可以观察到遵嘱行为

经 John Wiley & Sons, Inc. 许可转载，引自 Gibson RM, Chennu S, Fernández-Espejo D, et al. Somatosensory attention identifies both overt and covert awareness in disorders of consciousness.Ann Neurol [J]. 80(3):412–423

应患者的残存意识，但是一些患者可能没有足够的认知能力主动完成这些任务，从而无法在神经影像数据上反映出自己的隐匿意识状态[31]。Naci团队建立了一套能激发患者强烈情感反应的范式来解决这一问题，即通过给患者播放悬疑电影来捕捉无指令下的注意力。为了探究意识障碍的患者体验世界的方式是否和健康人相似，Naci 等试图研究不同个体是否依赖于同一个神经基质来形成相似的意识体验，这一共同的神经基质在无行为学反应的患者中能否单独地阐释这些意识体验而不依赖于自我报告。研究人员推测，决策功能的完整性是决定人类认知性意识体验能否被量化的关键因素。由于其自身的性质，引人入胜的影片可以通过调动观者相似的决策经历给观者带来相似的意识体验。观者在观看电影时需要不断整合其观察、分析和预测的能力，同时滤去所有干扰因素，最后沉浸在电影情节当中[31]。

当健康受试者在磁共振仪中观看希区柯克（被称为"悬疑大师"）的一部非常吸引人的电影时，包括额叶和顶叶在内的决策功能相关脑区[32, 33]出现高度同步化。研究人员利用双重任务实验[34]在另一组受试者中评价电影对决策功能的需求程度，发现电影对决策功能的需求高低可以预测单任务组（只看电影，没有其他任务）的额叶和顶叶的活动。第三组独立受试者负责给电影的悬疑程度评分，结果显示不同个体对电影有着相类似的感性体验，而这种感性体验（即电影的悬疑评分）也可以预测额叶和顶叶的活动。总体来说，这些结果表明，电影决策功能的需求决定了决策功能相关脑区的活动，不同个体在相同脑区的同步化决定了这些个体可以产生相似的意识体验。某个个体对额叶和顶叶网络活动水平在多大程度上可以被组内其他个体所预测，可以作为描述该个体与组内其他成员认知体验相似度且稳定的神经指标。

Naci 等利用这种方法，试图定量研究 2 名意识水平未知的无行为学反应患者的意识体验。在 2 名患者观看同一部希区柯克电影的同时，研究人员同步记录下他们的 fMRI 数据[31]。其中 1 名长达 16 年的无行为反应患者在 fMRI 表现出同之前 3 组健康受试者高度相似的脑反应。其额顶叶的脑活动和健康受试者高度同步，并能反映电影中特定情节对决策功能的需求程度。这表明这名患者可以对真实世界的变化做出持续的复杂思考活动，因而是有意识的。此外，该患者的脑活动反应也表明意识体验，其中包括对电影内容的实时感知和对电影情节的决策性参与，与正常受试者高度相似。这些过程可能需要患者能对工作记忆内容实时更新（以跟上情节的发展）、将电影情节同过去经历比较（如知道枪是危险武器）、理解铺垫伏笔（某些和未来情节相关的事件）[31]。而另 1 名具有类似临床行为学特征的患者并没有表现出这样额叶顶叶的脑活动反应。

这一方法的问题在于大多数诊断为植物状态的患者不能长时间注视和视觉定位[35]。为了解决这个问题，Naci 团队开发了一种纯听觉范式，利用电影"飓风营救"（Taken，2008）中悬疑情节的原声带来研究患者的认知决策能力[36]。台词和背景声对短片情节的推动都非常重要。这一听觉范式同样只要受试者自然地将注意力放在生动的电影原声中去，不需要遵从任何指令。前期 15 名正常受试者的 fMRI 结果显示在包括额顶联合区在内的脑区高度相关的神经激活模式，证明这一音频范式能够用来检测那些视觉受损但听觉功能保留的无行为反应患者的决策能力[36]。1 名因为缺血缺氧性脑损伤陷入植物状态长达数月的患者在完成这一听觉任务时出现和正常人类似的额顶叶脑区激活（图 5-2），而该患者最后也从植物状态苏醒。在当时，这一 fMRI 结果是研究人员掌握的支持该患者不是植物状态的唯一证据，但在 7 个月后患者完全苏醒，可以在协助下完成步行、交谈，准备重返校园，此时患者能准确描述

健康受试者

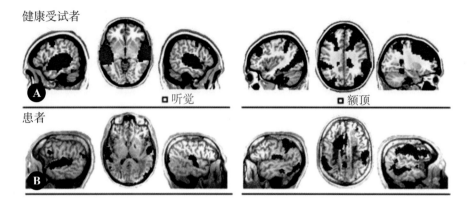

□ 听觉　　　　□ 额顶

患者

◀ 图 5–2　**A. 15** 名健康受试者在听悬疑音频时出现高度相关的神经活动模式，包括额顶联合区；**B. 1** 名当时被诊断为植物状态的患者产生了同正常受试者相似的额叶和顶叶激活，该患者的意识状态得到了很好的恢复

出 7 个月前实验的细节（包括当时他听到电影原声带中的情节）。

最近 Fiacconi 和 Owen 设计了一种完全不同范式，在 36 名健康受试者和 2 名无行为反应的患者上完成了情绪的外周生理信号的研究[37]。研究者采集了受试者听一些语句时的面部肌电信号，这些语句有一半是笑话，另一半不是笑话。其中 31 名健康受试者（86%）在听笑话时表现出更多的颧肌活动和更少的皱眉肌活动。因为肌电设备的便携性和经济性，利用肌电图检测情绪相关外周信号改变的方法在临床应用中对比 fMRI 和脑电图具有自己的优势，其中 1 名被诊断为植物状态 17 年的患者听笑话和听非笑话语句相比，在肌电图上表现出颧肌活动增强和皱眉肌活动减弱，这一差异和正常志愿者类似（图 5-3）。因为理解一个笑话需要具备高级语言处理能力，我们可以通过观察患者外周肌肉活动改变来确定该患者存在语言感知和理解能力。此外，颧肌对笑话反应保留说明该患者理解幽默的情绪处理功能依然保存完好。

四、研究启示

（一）诊断启示

新兴神经影像技术的发展给意识障碍的临床工作思路带来了革新。一大明显改变就是临床医生得以发现无行为学反应的患者的隐匿意识，并

与他们实现交流，这可以提高严重颅脑损伤后患者的诊断准确率。值得注意的是，之前介绍的 1 名患者经过专业的医疗团队多次严谨的行为学评估后依然没有发现任何行为学上的意识体征，当然，他们在经过 fMRI 和脑电图评估发现残存意识后也会维持无行为学反应的状态[6, 12, 24]。但准确地讲，该患者并没有被误诊，因为目前意识障碍诊断标准是完全基于行为学表现的，而在诊断过程中患者的行为学标志并没有被忽视。然而，现行的诊断标准并不能精准捕捉患者真正的意识状态，从这个角度来看，患者又是被误诊的。那么该类患者准确的诊断描述应该是什么，又是哪些患者会出现脑活动响应和行为学反应分离的症状？我们认为"无反应性微意识状态"是一个比较科学的诊断名称[38]。尽管这些患者保留了注意力、语言理解和工作记忆等高级认知功能，但我们依然认为"微意识状态"不足以准确描述这类患者的残存认知功能[6, 12]。事实上，这类患者可以稳定准确完成交流（通过 fMRI），远远超出了单纯的微意识状态范围。也有研究人员提出了"功能性闭锁综合征"来描述这类患者[39, 40]。"闭锁综合征"指的是患者仅仅保留了纵向眼动和眨眼的功能以完成基础的交流，而这类患者（至少损伤局限于腹侧脑桥的部分患者）的认知功能是完整保留的[41]。我们讨论的"闭锁"是一种广义概念，在神经病理和临床表现上与传统闭锁综合征差别很大。目前学界对该类患者残

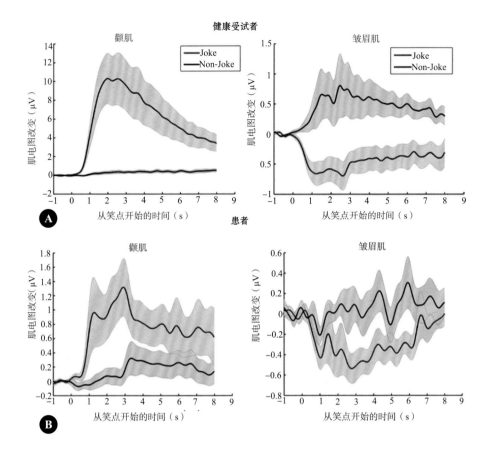

◀ 图 5-3　**A.** 健康受试者的面部肌电图显示在听到笑话时，受试者的颧肌活动增强和皱眉肌活动减弱；**B.** 1 名被诊断为植物状态 17 年的患者听笑话和非笑话语句相比，在肌电图上表现出颧肌活动增强和皱眉肌活动减弱，这一表现和正常志愿者类似

经 Elsevier 许可转载，引自 Fiacconi CM and Owen AM. Using facial electromyography to detect preserved emotional processing in disorders of conscious-ness: A proof-of-principle study. Clin Neurophysiol [J] 127(9): 3000–3006

存意识保留程度未达成统一认识，因而对"功能性闭锁综合征"这一术语也存在争议，这也是可以通过神经影像技术进一步研究的问题。

（二）临床决策

这些方法也可以用于指导意识障碍患者的临床治疗决策。到目前为止，这一应用只在 1 名被诊断为植物状态长达 12 年的严重颅脑损伤患者身上成功过[6]。该男性患者 26 岁时在一场交通事故中受到了严重的闭合性颅脑损伤，送到医院时，GCS 评分[42] 为 4 分，无法睁眼或发出声音，仅保留疼痛屈曲反应。在之后的 12 年内，患者接受了有经验的神经学家和多学科联合团队的评估，期间患者行为学表现一直处于植物状态。一个多学科联合团队 14 个月内在一天的不同时间段、患者不同体位下对该患者共进行 20 次标准的 CRS-R 行为学评估[43]，得到的诊断依然是植物状态。在受伤 12 年 2 个月后，患者首次接受

了 fMRI 下运动想象任务态扫描[7, 10]。结果显示，该患者可以对自己的名字、现在的位置和护工的姓名（护工是他受伤之后才遇到的）、现在的日期和其他事实问题（如香蕉是否是黄色的）做出正确的回答。研究人员还向患者询问了两个无法证实答案的问题，一个问题是关于患者的个人喜好的（如是否喜欢在电视上看曲棍球比赛），另一个是关于患者当前的临床感受（如是否感觉到疼痛）。由于每次扫描时间的限制，患者对大多数问题的回答会在另一次独立的实验中通过相反的问题来验证，如"你的名字叫 Mike 吗？"与"你的名字叫 Scott 吗？"。患者虽然保持行为学无反应的状态，研究人员还是得到了他对 12 个不同问题的回答[6]。

Schnakers 利用患者的眼球运动行为开发了闭锁综合征患者的神经心理学评估标准[41]，该评估使用简单的眼部运动作为反应（在大多数情况下，对问题给出"是"或"否"的答案）。利

用神经影像技术按照类似的方法应该也可以评估无行为学反应的患者，只是评估的时间会大大延长。在 Hampshire 等利用 fMRI 评估植物状态患者的逻辑推理能力[44]。他们对 Baddeley 的语言推理范式[45]进行了修改，用一段话来描述"房子"和"脸"的先后顺序，患者被要求从这段描述中推理出哪个物体在前面，并在脑海中想象该物体。如果患者听到"脸不在房子的前面"的描述，那么正确的答案就是房子。相反地，如果患者听到"脸在房子的前面"的描述，那么正确答案就是脸。在完成任务的过程中，患者激活的脑区和正常人完成该任务时的脑区激活模式相同（图 5–4）。该意识障碍患者 fMRI 中运动想象范式下的结果也呈阳性[7, 8]。这表明，尽管这名患者被诊断为长期的植物状态，但他不仅具有一定程度的意识，还保留了部分高级认知功能，特别是能解决复杂的逻辑语言问题。

总之，在神经影像技术的帮助下，未来我们不仅可以判断患者是否存在意识，还能进一步推测患者的意识内容，对于提高患者生命质量和指导临床护理工作无疑有重要的实际应用和伦理意义[46]。

近年来，神经影像方法（特别是 fMRI 和脑电图），已经被运用于解决临床中最复杂最有挑战性的问题，包括检测严重脑损伤患者的残存认知功能和潜在意识。一些研究结果表明，所谓的反应并不局限于传统物理意义上的反应（如眨眼或握紧拳头），也可以完全是大脑自身的反应活动。研究表明，任务态 fMRI 稳定可重复的脑反应也可以成为与植物状态患者交流的一种形式[6, 10, 12]，这一发现对残存意识的检测研究具有里程碑式的意义。一些患者可以将某些研究者事先并不知情的信息告知研究者，并且该信息后续都得到了证实[10, 12]。更重要的是，一名患者回答了一个临床治疗相关的问题（包括你是否感到疼痛），而这些问题不能通过其他方式或通过第三方回答[6]。未来对于脑电图和肌电图这样更简便、经济工具的改进将有助于实现真正的脑机接口。这一突破最终将帮助我们实现与残留隐匿意识无反应患者的交流，并让他们参与到自己的生活质量决策中来[46]。

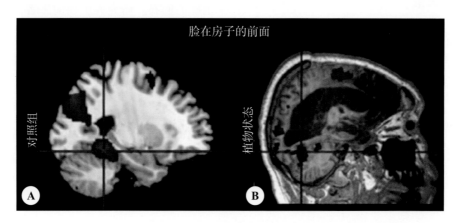

▲ 图 5–4　正常人（A）和患者（B）在完成语言推理范式时产生相同的脑响应模式

参考文献

[1] Childs NL, Mercer WN, Childs HW. Accuracy of diagnosis of persistent vegetative state. Neurology. 1993;43(8): 1465–7.

[2] Andrews K, Murphy L, Munday R, Littlewood C. Misdiagnosis of the vegetative state: retrospective study in a rehabilitation unit. BMJ. 1996;313(7048):13–6.

[3] Schnakers C, Vanhaudenhuyse A, Giacino J, Ventura M, Boly M, Majerus S, et al. Diagnostic accuracy of the vegetative and minimally conscious state: clinical consensus versus standardized neurobehavioral assessment. BMC Neurol. 2009;9:35.

[4] Owen AM, Coleman MR. Functional neuroimaging of the vegetative state. Nat Rev Neurosci. 2008;9(3):235–43.

[5] Owen AM. Detecting consciousness: a unique role for neuroimaging. Annu Rev Psychol. 2013;64:109–33.

[6] Fernández-Espejo D, Owen AM. Detecting awareness after severe brain injury. Nat Rev Neurosci. 2013;14(11):801–9.

[7] Owen AM, Coleman MR, Boly M, Davis MH, Laureys S, Pickard JD. Detecting awareness in the vegetative state. Science. 2006;313(5792):1402.

[8] Boly M, Coleman MR, Davis MH, Hampshire A, Bor D, Moonen G, et al. When thoughts become action: an fMRI paradigm to study volitional brain activity in non-communicative brain injured patients. NeuroImage. 2007;36(3):979–92.

[9] Owen AM, Coleman MR, Boly M, Davis MH, Laureys S, Jolles D, et al. Response to comments on "detecting awareness in the vegetative state". Science. 2007;315(5816): 1221–1.

[10] Monti MM, Vanhaudenhuyse A, Coleman MR, Boly M, Pickard JD, Tshibanda L, et al. Willful modulation of brain activity in disorders of consciousness. N Engl J Med. 2010;362(7): 579–89.

[11] Naci L, Cusack R, Jia VZ, Owen AM. The brain's silent messenger: using selective attention to decode human thought for brain-based communication. J Neurosci. 2013;33(22):9385–93.

[12] Naci L, Owen AM. Making every word count for nonresponsive patients. JAMA Neurol. 2013;70(10): 1235–41.

[13] Aguirre GK, Detre JA, Alsop DC, D'Esposito M. The parahippocampus subserves topographical learning in man. Cereb Cortex. 1996;6(6):823–9.

[14] Owen AM, Coleman MR. Detecting awareness in the vegetative state. Ann N Y Acad Sci. 2008;1129:130–8.

[15] Monti MM, Coleman MR, Owen AM. Executive functions in the absence of behavior: functional imaging of the minimally conscious state. Prog Brain Res. 2009;177: 249–60.

[16] Bidet-Caulet A, Fischer C, Besle J, Aguera P-E, Giard M-H, Bertrand O. Effects of selective attention on the electrophysiological representation of concurrent sounds in the human auditory cortex. J Neurosci. 2007;27(35): 9252–61.

[17] Vaughan TM, McFarland DJ, Schalk G, Sarnacki WA, Krusienski DJ, Sellers EW, et al. The Wadsworth BCI research and development program: at home with BCI. IEEE Trans Neural Syst Rehabil Eng. 2006;14(2):229–33.

[18] Kulkarni VP, Lin K, Benbadis SR. EEG findings in the persistent vegetative state. J Clin Neurophysiol. 2007;24(6):433–7.

[19] Wolpaw JR, McFarland DJ, Neat GW, Forneris CA. An EEG-based brain-computer interface for cursor control. Electroencephalogr Clin Neurophysiol. 1991;78(3):252–9.

[20] Cincotti F, Mattia D, Babiloni C, Carducci F, Salinari S, Bianchi L, et al. The use of EEG modifications due to motor imagery for brain-computer interfaces. IEEE Trans Neural Syst Rehabil Eng. 2003;11(2):131–3.

[21] Cruse D, Chennu S, Chatelle C, Bekinschtein TA, Fernández-Espejo D, Pickard JD, et al. Bedside detection of awareness in the vegetative state: a cohort study. Lancet. 2011;378(9809): 2088–94.

[22] Naccache L. Psychology. Is she conscious? Science. 2006;313(5792):1395–6.

[23] Cruse D, Chennu S, Chatelle C, Fernández-Espejo D, Bekinschtein TA, Pickard JD, et al. Relationship between etiology and covert cognition in the minimally conscious state. Neurology. 2012;78(11):816–22.

[24] Cruse D, Chennu S, Fernández-Espejo D, Payne WL, Young GB, Owen AM. Detecting awareness in the vegetative state: electroencephalographic evidence for attempted movements to command. PLoS One. 2012;7(11):e49933.

[25] Birbaumer N. Breaking the silence: brain-computer interfaces (BCI) for communication and motor control. Psychophysiology. 2006;43(6):517–32.

[26] Gibson RM, Fernández-Espejo D, Gonzalez-Lara LE, Kwan BY, Lee DH, Owen AM, et al. Multiple tasks and neuroimaging modalities increase the likelihood of detecting covert awareness in patients with disorders of consciousness. Front Hum Neurosci. 2014;8:950. http://journal.frontiersin.org/article/10.3389/fnhum.2014.00950/abstract

[27] Fernández-Espejo D, Norton L, Owen AM. The clinical utility of fMRI for identifying covert awareness in the vegetative state: a comparison of sensitivity between 3T and 1.5T. Zhang N, editor. PLoS One. 2014;9(4):e95082.

[28] Gibson RM, Chennu S, Owen AM, Cruse D. Complexity and familiarity enhance single-trial detectability of

imagined movements with electroencephalography. Clin Neurophysiol. 2014;125(8):1556–67.

[29] Zeman A. The problem of unreportable awareness. Prog Brain Res. 2009;177:1–9.

[30] Gibson RM, Chennu S, Fernández-Espejo D, Naci L, Owen AM, Cruse D. Somatosensory attention identifies both overt and covert awareness in disorders of consciousness. Ann Neurol. 2016;80(3):412–23.

[31] Naci L, Cusack R, Anello M, Owen AM. A common neural code for similar conscious experiences in different individuals. Proc Natl Acad Sci U S A. 2014;111(39):14277–82.

[32] Barbey AK, Colom R, Solomon J, Krueger F, Forbes C, Grafman J. An integrative architecture for general intelligence and executive function revealed by lesion mapping. Brain. 2012;135(4): 1154–64.

[33] Duncan J. The multiple-demand (MD) system of the primate brain: mental programs for intelligent behaviour. Trends Cogn Sci. 2010;14(4):172–9.

[34] Robertson IH, Manly T, Andrade J, Baddeley BT, Yiend J. "Oops!": performance correlates of everyday attentional failures in traumatic brain injured and normal subjects. Neuropsychologia. 1997;35(6):747–58.

[35] Medical aspects of the persistent vegetative state (1). The Multi-Society Task Force on PVS. N Engl J Med. 1994;330(21):1499–508.

[36] Naci L, Sinai L, Owen AM. Detecting and interpreting conscious experiences in behaviorally non-responsive patients. Neuroimage. 2017;145(Pt B):304–13. http://linkinghub.elsevier.com/ retrieve/pii/S1053811915010964

[37] Fiacconi CM, Owen AM. Using facial electromyography to detect preserved emotional processing in disorders of consciousness: a proof-of-principle study. Clin Neurophysiol. 2016;127(9):3000–6.

[38] Fins JJ, Schiff ND. Shades of gray: new insights into the vegetative state. Hast Cent Rep. 2006;36(6):8.

[39] Giacino JT, Schnakers C, Rodriguez-Moreno D, Kalmar K, Schiff N, Hirsch J. Behavioral assessment in patients with disorders of consciousness: gold standard or fool's gold? Prog Brain Res. 2009;177:33–48.

[40] Laureys S, Schiff ND. Coma and consciousness: paradigms (re)framed by neuroimaging. NeuroImage. 2012;61(2): 478–91.

[41] Schnakers C, Majerus S, Goldman S, Boly M, Eeckhout P, Gay S, et al. Cognitive function in the locked-in syndrome. J Neurol. 2008;255(3):323–30.

[42] Teasdale G, Jennett B. Assessment of coma and impaired consciousness. A practical scale. Lancet. 1974;2(7872): 81–4.

[43] Giacino JT, Kalmar K, Whyte J. The JFK coma recovery scale-revised: measurement characteristics and diagnostic utility. Arch Phys Med Rehabil. 2004;85(12):2020–9.

[44] Hampshire A, Parkin BL, Cusack R, Espejo DF, Allanson J, Kamau E, et al. Assessing residual reasoning ability in overtly non-communicative patients using fMRI. Neuroimage Clin. 2012;2:174–83.

[45] Baddeley AD. A 3 min reasoning test based on grammatical transformation. Psychon Sci. 1968;10(10):341–2.

[46] Peterson A, Naci L, Weijer C, Cruse D, Fernández-Espejo D, Graham M, et al. Assessing decision-making capacity in the behaviorally nonresponsive patient with residual covert awareness. AJOB Neurosci. 2013;4(4):3–14.

第 6 章 意识障碍患者照护者的负担和生活质量

Taking Care of Patients with Disorders of Consciousness: Caregivers' Burden and Quality of Life

Matilde Leonardi　Davide Sattin　Venusia Covelli　著

谢井伟　单　峤　译

这件事彻底改变了我的生活。现在我虽然可以谈论它，但不幸的是……我还没有让自己摆脱它。我不该这么说，但现实生活让我不得不这样做：当我和我丈夫在一起时，是一种生活；但当我离开长期护理病房时，是另一种生活。我有孙子、有孩子、有亲戚，所以我从不孤单。我不知道这是对是错。

（患者的妻子）

摘　要

本章的目的是介绍几项研究分析意识障碍（disorder of consciousness，DOC）患者照护者负担及其对照护者生活的影响的主要结果。首先，区分了"正式"和"非正式"照护者，并介绍了"负担"的概念。著者分析了近年来有关 DOC 患者照护和照护者负担的文献，发现难以确定一个简洁的负担概念。本章从多角度探讨了负担概念，描述负担对 DOC 患者照护者生活的主要影响。特别是，著者描述了负担的客观（包括个人生活中的实际变化，如经济状况、工作活动、爱好和日常活动）和主观的结果。后者从有明显区别的人际层面（与环境相关的自我认知、角色定义、与患者的人际关系等）和个人层面（焦虑和抑郁症状、一般心理健康、长期悲伤障碍和面对压力情境的个人策略）进行了描述。最后，讨论未来可能对照护者负担的研究和干预的观点。

植物状态和微意识状态诊断可以是急性和可逆的疾病，也可以是慢性和不可逆的疾病[1]，这些疾病通常持续多年甚至数十年，对医疗保健系统提出了巨大的挑战。诊断为植物状态（vegetative state，VS）和微意识状态（minimally conscious state，MCS）的患者有严重残疾，需要专业的支持。事实上，从国际功能、残疾和健康分类[2]（International Classification of Functioning,

Disability and Health）的角度来看，DOC 患者的功能水平极低，需要长期高水平的医疗护理[3, 4]。特别是，DOC 患者不能表现出或暗示有限的涉及认知的行为。考虑到这一特殊情况，照护者需全面照护他们所护理的患者，而且患者无法口头回应其家人或照护者，或者沟通方法非常有限。《联合国残疾人权利公约》的宗旨是"促进、保护和确保所有残疾人充分、平等地享有所有人权和基本自由，并促进对其固有尊严的尊重"[5]。因此，为了支持他们，研究照护者的反应至关重要，"提供残疾人因残疾而特别需要的保健服务……旨在尽量减少和防止进一步残疾的服务"。

DOC 患者照护者的基本角色通常为医护人员所熟知，他们认为照护者对患者的健康起着关键作用。此外，不同的研究表明，VS 患者通常只在护理人员提出特定刺激时才表现出行为反应，如亲属语音呼叫后的眼动[6-9]。最近的一篇文献表示，由照护者对 DOC 患者进行的评估有助于检测认知介导下的行为反应，这些反应可能被偶尔测试患者的专业人员忽视[6]。所有这些数据表明，照护者和患者的关系非常密切，DOC 患者的照护者是临床和社会层面的基础资源。

一些研究表明，与护理活动相关的慢性压力与不良健康指数（包括心血管疾病的危险因素和较差的免疫功能）存在联系[10, 11]。诺贝尔奖获得者 Elizabeth H. Blackburn[12] 的一项研究表明，感知的压力可能与端粒长度有因果关系或相关关系，压力水平较高的个体淋巴细胞年龄相当于9—17 岁。因此，开展照护者负担的研究似乎对社会福利至关重要，美国心理协会也报告称，根据国家护理联盟的估计，在过去 1 年中，6570万美国人（占美国成年人口的 29%，占美国家庭总数的 31%）为患病或残疾亲属提供了家庭照护[13]。

一、意识障碍患者非正式照护者

在开始描述 DOC 患者照护者的特征之前，需对通常与此术语相关的两个形容词进行基本的区分，即正式的和非正式的。正式照护者一词似乎被普遍接受，特别是从经济学角度看。事实上，正式照护者的照护活动有报酬。非正式照护这个词的定义很复杂。非正式的照护发生在以情感纽带为特征的关系中，通常比正常成人关系包含更多的任务和责任。Goodhead 和 McDonald[14] 将非正式照护者定义为"照顾因疾病、虚弱或残疾而无法在没有帮助或支持的情况下管理日常生活的朋友、家庭成员或邻居"。正如著者所报道的，"这通常不基于正式协议或服务规范"。最近，Gould[15] 增加了"为需要帮助的人承担责任"的概念。根据这些定义，护理一词似乎与提供护理的情况密切相关。事实上，在"照护者"一词之后，关于受护理者的病理类型是第一个变量。因此，以下章节将具体阐述获得严重脑损伤并诊断为植物状态或微意识状态患者照护者的数据。

（一）社会人口学特征

表 6-1 显示对 DOC 患者照护者现有研究报道的社会人口学特征进行了比较（列表可能并不详尽）。文献显示，照护者主要是女性（70.2%）、已婚、有工作、平均年龄为 57 岁。此外，DOC 患者主要是已婚男性、平均年龄 54 岁[16]。事实上，在过去的 10 年里，DOC 患者的流行病学已经发生了变化，从年轻人因创伤事件而患有 DOC 变化为成人因非创伤性事件而患有 DOC[3, 17]。

（二）照护的主要动机

根据 Leonardi 等[16] 的一项研究，照护者出于不同的原因照护其亲属。在这些原因中，其一是照护者认为他们可以比其他人做得更好，其二是因为没有其他人可以做这件事，或者因为其他人

表 6-1　DOC 患者照护者的社会人口学特征（绝对值）

参考文献	总样本量（n）（女性）	年龄（岁）（平均值、标准差或范围）[a]	工作状态（n）	与患者的关系（n）	教育（n）
Tresch 等 [62] b	33（23）	61.2±2.3	—	配偶 =12 母亲 =1 父亲 =1 儿子 / 女儿 =16 姐妹 =2 侄女 =1	—
Chiambretto 等 [40] b	16（10）	51.0±14.8	雇佣 =7 家庭主妇 =4 退休 =5	配偶 / 伴侣 =4 母亲 =4 父亲 =3 同胞 =1 儿子 / 女儿 =4	平均受教育 10.6 年
Chiambretto 和 Vanoli [21] b	30（18）	61.7±10.63			
Chiambretto 等 [48]	45（29）	56.13±11.7	雇佣 =22 失业 =23	配偶 / 伴侣 =17 父亲 =17 其他 =11	初中或更低学历 =16 高中及更高学历 =29
Leonardi 等 [16]	487（337）	52.3±13.09	雇佣 =239 失业 =10 家庭主妇 =115 退休 =118 其他 =5	配偶 / 伴侣 =195 儿子 / 女儿 =96 父亲 =93 其他 =103	—
Giovannetti 等 [63]	35（30）	38.7±6.7	白领 =6 蓝领 =7 家庭主妇 =18 其他 =4	母亲 =30 父亲 =5	初中或更低学历 =2 高中 =20 硕士或更高学历 =13
Guarnerio 等 [64]	40（31）	58.65±11.88	退休 / 失业 / 家庭主妇 =23 专业人士 =17	配偶 / 伴侣 =16 父母 =11 兄弟姐妹 =7 儿子 / 女儿 =2 其他 =4	—
Elvira de la Morena 和 Cruzado [65]	53（41）	48.02±15.5	雇佣 =27 失业 =6 家庭主妇 =11 退休 =5 其他 =4	配偶 / 伴侣 =18 儿子 / 女儿 =15 父亲 =8 姐妹 / 兄弟 =7 其他 =5	初中或更低学历 =24 高中 =16 硕士学历 =13
Cruzado 和 Elvira de la Morena [53]	53（41）	48.02±15.54（21—78）	雇佣 =27 失业 =6 家庭主妇 =11 退休 =5 其他 =4	配偶 / 伴侣 =18 儿子 / 女儿 =15 父亲 =8 姐妹 / 兄弟 =7 其他 =5	初中或更低学历 =24 高中 =16 硕士学历 =13

（续表）

参考文献	总样本量（n）（女性）	年龄（岁）（平均值、标准差或范围）[a]	工作状态（n）	与患者的关系（n）	教育（n）
Hamama-Raz 等[37] b	12（12）[c]	61.4（37—83）	雇佣 =3 退休 =9	配偶 =12	平均受教育 13.3 年
Covelli 等[41]	15（15）[c]	57（32—78）	—	配偶 / 伴侣 =7 母亲 =8	初中或更低学历 =6 高中 =8 硕士学历 =1
Romaniello 等[55]	19（15）	55.85±10.91	雇佣 =11 退休 =7 病假 =1	父亲 =1 儿子 / 女儿 =3 配偶 / 伴侣 =15	初中或更低学历 =9 高中 =7 硕士学历 =3
Cipoletta 等[52] b	24（19）	32—70	就业 =14 失业 / 退休 / 辞职 =10	母亲 =6 父亲 =1 配偶 =8 儿子 / 女儿 =7 姐妹 =1 侄女 =1	—
Bastianelli 等[66] b	52（30）	19—85	雇佣 =18 家庭主妇 =11 退休 =19 学生 =1 未评估 =3	伙伴 =38.5% 父母 =36.5% 儿童 =25%	—
Giovannetti 等[50]	20（14）	58±10.5	—	—	—
Moretta 等[18]	24（15）	47.39±14.86	白领 =3 工厂工人 =3 教师 =2 失业 =2 家庭主妇 =9 退休 =2 其他工作 =3	配偶 =10 父亲 =9 儿子 / 女儿 =5	初中或更低学历 =14 高中 =6 硕士学历 =4
Corallo 等[60]	48（30）	50.19±15.09	—	—	—
Corallo 等[61]	50（26）	52.88±11.61	—	母亲 =14 妻子 =8 女儿 =2 姐妹 =2 儿子 =8 丈夫 =12 兄弟 =4	
Giovannetti 等[20]	129（88）	52.81±13.05	雇佣 =57 失业 =14 家庭主妇 =16 退休 =32 其他 =10	配偶 / 伴侣 =61 儿子 / 女儿 =18 父亲 =28 其他 =22	初中或更低学历 =60 高中 =48 本科及以上学历 =21

（续表）

参考文献	总样本量（n）（女性）	年龄（岁）（平均值、标准差或范围）[a]·[c]	工作状态（n）	与患者的关系（n）	教育（n）
Gourdarzi 等 [38] [b]	13（10）家庭照护者 3（1）专业的照护者	30.77±7.18	—	—	—
Noohi [39] [b]	12（9）	36.3	家庭主妇 =3	母亲 =4 父亲 =2 儿子 =2 兄弟 =1 配偶 =1 专业的护理人员 =2	初中学或更低学历 =2 高中 =6 硕士学历 =4

a. 平均值和标准差报告是根据现有数据计算的
b. 特别针对 VS 患者的研究
c. 特别针对女性照护者的研究

没有时间。Moretta 等也报道了类似的发现[18]。此外，正如 Huber 和 Kuehlmeyer[19] 的报道显示，照护患者的决定不是自愿的，而是取决于关系中的责任类型，如母亲和儿子的不对称责任和伴侣或朋友的相互责任。这意味着一个人是在意外或无意识地成为一个照护者。作为照护者的机会是与他人（配偶、伴侣、儿子、父母等）关系的一部分，相互责任的类型可能会影响对关爱体验的反应[19]。

（三）护理时间和护理支持

护理活动要求很高。照护者每周有 5 天，每天花 3h 以上时间与家人在一起[16]。一项针对 129 名照护者的研究[20] 报道显示，照护者平均每天护理 6h，77.5% 的人没有得到任何财物或人员支持。以工作照护者为研究对象，75% 的全职和 52.9% 的兼职每天为其亲属奉献超过 3h 的时间。Moretta 等也报道了平均每天护理时间为 8h，在接受采访的 24 名照护者中，有 14 人（58.3%）表示他们在此过程中没有接受社会服务机构的任何帮助。在 Chiambretto 和 Vanoli[21] 的研究中，53.3% 的受访者说，他们独自照护患者，没有人可以休息。对儿童 VS 或 MCS 照护者的关注也是强制性的，最近的一项研究显示，36 名照护者中有 29 人全天（24h，77.1% 的患者在家）帮助他们的孩子，只有 50% 的照护者表示得到了家庭的护理支持（65.7% 的人在事后不得不辞职）。

二、负担的概念

根据一些研究人员的说法，跨文化照护者的负担是一项复杂的任务。通常情况下，负担这个词与精神困扰有关，但这两个词是不同的。事实上，在古英语中，"负担"一词的词源是指负荷、重量、费用和（或）责任，而"困扰"一词指的是"引起焦虑或困难的情况"，或者在通俗拉丁语中指"限制、苦恼、狭窄等"，那么其主要与照顾中的情感方面有关。文献中定义照护者负担术语的例子还有照护者角色疲劳、配偶倦怠和角色吞没[22-24]。尽管在术语上存在差异，但研究人员一直试图定义这些标签的共性。

在负担一词的历史发展中，不同变量都有联系。一些作者[25, 26]认识到将活动（进食、洗澡和移动）与情绪分开的重要性，并将这两个方面都包含在术语"负担"中。Montgomery 等[27]进一步描述了客观（活动）和主观（情绪）负担的区别，并指出客观负担与所执行的任务类型有关，而主观负担则与照护者的特征有关。在所有情况下，照护患者所需的体力和脑力资源与家庭单位或社区内可用的资源存在不平衡；负担一词似乎与这种平衡关系更密切。身体（客观）和情感（主观）需求的逐渐增加会导致疲劳、压力、有限的社会接触、个人和群体角色调整及自尊的改变。正如 Zarit、Reever 和 Bach-Peterson[28]所总结的，与照护者的健康有直接关系的是护理状况和资源可用性，而不是被照护者的状况。根据这个概念，Garlo[29]观察到，负担与日常任务中的支持需求有关，而与患者的客观援助需求无关。这表明负担可能会受到照护角色适应的影响，对照护者需求的解释可能有助于针对性地计划干预措施。George 和 Gwither[30]强化了照护者负担的定义，指出生理、心理或情感、社会和经济问题都与照护者的负担有关[27]。他们认为"照护者的负担"和"照护者的幸福"是一个硬币的正反面[31, 32]。

我们都知道，负担这个词有两个维度（客观和主观），影响这两个维度的变量数量很难确定。然而，最近的一篇综述收集了用于衡量癌症患者照护者负担水平的不同评估量表数据[33]报道称，负担维度有几种概念，每一种工具的开发都只考虑了与调查问卷依据的著者理论密切相关的变量。例如，Cameron 等[34]制订的护理影响量表（Caregiving Impact Scale，CIS）考虑了护理的不同方面，如就业、主动和被动娱乐、财务、与伴侣的关系、自我表达等，而护理者简明评估量表（Brief Assessment Scale for Caregivers，BASC）[35]评估了消极和积极的个人影响、医疗问题及对爱

人的关心。一些变量影响负担的概念，因此很难评估，也不可能将其归为几个问题，因为它们代表着人的内在价值和人所属的每种文化生活感觉，并受其影响。事实上，负担一词在一些文化中没有得到普遍承认，而照护这个词在所有文化中都是普遍存在的，这一事实有力地证明了这一点。

考虑到负担概念的多面性，为了便于描述，在接下来我们将报道负担对 DOC 患者照护者生活的主要影响。特别是报道关于负担的客观（包括个人生活中的实际变化，如经济状况、工作活动、爱好和日常活动）和主观的结果。后者将对人际层面（与环境相关的自我认知、角色定义、与患者和他人的人际关系）和个人层面（焦虑和抑郁症状、一般心理健康、长期悲伤和面对压力的个人策略）进行区分描述。

三、负担的客观维度

（一）对照护者就业和经济状况的影响

如上所述，照护者主要是有工作的女性、患者昏迷后、1/3 的人不得不永久或暂时辞去工作[16, 18, 20, 36]。一项意大利的全国性研究报道称，在接受采访的 487 名照护者中，40.2% 的人申报的家庭年收入低于 17 000 欧元[16]。之前的一次评估显示，家庭年收入为 2000～10 000 欧元，而且财政支持并不总是向家庭提供所有的护理费用[21]。在纵向评估中，这一就业和经济状况的趋势较为恒定[36]：2 年后，1/3 接受调研的照护者（在 T_0 接受调研的 487 名照护者中有 271 人在 T_1 接受调研）认为，他们的经济状况在事件发生后恶化，患者的健康状况导致家庭经济困难[21, 37]。关于照护者经济状况的恶化，Goudarzi 等[38]谈到了"家庭财务困难"，由于 VS 患者需要大量的消费品和非消费品，在大多数情况下，家庭成员成为 VS 患者[39]的主要"经济支持者"，并且他们几

乎在所有医疗费用中为他们提供支持。

（二）对休闲活动的影响

照护者大大减少了休闲活动。在 Chiambretto 等 [40] 的研究中，超过 70% 的人表示他们的交际生活很少，或者根本没有机会培养自己的兴趣爱好及见朋友 [21]。最近意大利的一项全国性研究 [16] 显示，487 名照护者中有 411 人声称他们的休闲活动减少了，尤其是"会见朋友"（67.7%）、"培养爱好或其他兴趣"（50.2%）和"步行或骑自行车"（50%）（表 6-2）。此外，61.1% 的人从不去剧院、看电影、见朋友或去球馆（54%）。如一项定性研究 [41] 所述，照护者日常活动和个人兴趣与患者所在地有关（"在家"与"长期护理"相比），主要是因为长期护理机构中患者的照护者有更多的机会从照顾活动中休息，而在家照护患者的照护者则没有（他们经常每天 24h 照护家人）。

四、负担的主观维度

过去 20 年，负担的主观维度得到了广泛研究。特别是，以下部分报道了患者健康状况的长期不确定性（我们不知道它是否会改善或恶化，以及何时会改善或恶化）如何影响照护者在人际和个人内心的生活感知。

（一）身份的丧失，一个新角色和一个新人

失去自我或失去身份是照护者的常见感受。这种观念与照护者的新角色密切相关，这种新角色往往对其他人起主导作用。照护者必须通过适应新的现实与他们以前的生活和身份进行协调。如果这些人之前主要是妻子或母亲，也许还可能

表 6-2　空闲时间参加活动的变化和频率

		会 友	场馆活动	阅读书或报纸	看电视或听收音机	步行或乘坐自行车	培养爱好或其他兴趣	去剧院或电影院
照护者空闲时间的变化（%）	我比以前更经常这样做	15（3.1%）	9（1.8%）	62（12.7%）	51（10.5%）	22（4.5%）	15（3.1%）	6（1.2%）
	我和以前一样经常做	37（7.6%）	16（3.3%）	137（28.1%）	153（31.4%）	41（8.4%）	43（8.8%）	32（6.6%）
	我做这件事的次数比以前少了	330（67.6%）	232（47.5%）	167（34.2%）	213（43.6%）	24（50.0%）	245（50.2%）	183（37.5%）
	我以前从没做过	40（8.2%）	157（32.2%）	50（10.2%）	5（1.0%）	112（23.0%）	109（22.3%）	193（39.5%）
	失访	66（13.5%）	74（15.2%）	72（14.8%）	66（13.5%）	69（14.1%）	76（15.6%）	74（15.2%）
在空闲时间参加上述活动的频率（% 护理人员）	总是	35（7.2%）	13（2.7%）	95（19.5%）	121（24.8%）	27（5.5%）	19（3.9%）	5（1.0%）
	经常	30（6.1%）	8（1.6%）	103（21.1%）	115（23.6%）	38（7.8%）	30（6.1%）	12（2.5%）
	有时	266（54.5%）	151（30.9%）	176（36.1%）	198（40.6%）	167（34.2%）	171（35.0%）	125（25.6%）
	从未	115（23.6%）	265（54.3%）	75（15.4%）	20（4.1%）	212（43.4%）	220（45.1%）	298（61.1%）
	失访	42（8.6%）	51（10.5%）	39（8.0%）	34（7.0%）	44（9.0%）	48（9.8%）	48（9.8%）

注：接受访问的 487 名护理人员的百分比（Leonardi 等 [16]）

是工人，在事件发生后，他们首先会成为照护者。不幸的是，他们没有明确地认识到照护者的角色，而且照护的活动属于其他角色（即我是母亲，所以我照护他）[41]，而且这常常是由于他们沉浸在照护者的角色中。患有阿尔茨海默病、帕金森病、心脏病和癌症等不同疾病患者的照护者，他们也讲述了其身份的丧失和维持自我意识的需要。此外，对于一些照护者来说，这一事件激发了他们发现一种新的生活方式。尽管处境困难，照护者可能会发现自己是一个拥有未知力量的新人[41]。他们中的一些人不得不通过改变来处理他们的困难处境，这种改变在照护亲人超过 2 年的照护者中更加明显[41]。Hamama-Raz 等[37]描述了 VS 患者妻子们经历的一种强大自尊感和内在力量，这与她们对丈夫的爱、责任和承诺有关。与此同时，他们也讲述了孤立感、悲伤、希望减少和悲哀。

（二）你是谁，你曾是谁

照护者对 DOC 患者的看法也会发生变化，这就像与照护者分享过去的亲属是另一个人[41, 42]。其他关于临终患者或慢性病患者照护者的研究显示，由于亲属健康状况的变化，脑卒中患者似乎不再是照护者所认识的人。此外，尤其是对于女性照护者，她们改变了她们通常观察和描述患者的方式。正如著者报道的，照护者将亲属描述为另一个孩子或成年儿童，而不是成年人，这可能与患者的健康状况有关，因为他们做任何事情都需要不断地获得帮助[19]。因此，它也改变了照护者与患者的关系及与其交谈的方式。Cipolletta 等指出[43]，照护者和患者的沟通是非语言的，他们的密切关系是通过身体接触来保持的[20]。

（三）人际关系与社会支持

这一事件对照护者的朋友或亲戚的非正式社交网络产生了影响。此外，加入新环境（如医院或长期的机构），有机会让照护者建立新的人际关系。在家照护患者的照护者也建立了新的关系。例如，每天或每周都有医疗保健专业人员来关心他们的亲属[41]。正如最近的一些定性研究中报道的那样，Noohi 等[39]指出，"接受社会支持是照护者的首要关注点，在没有获得信息、建议和教育、咨询，以及情感、经济和实际支持的情况下提供护理对家庭照护者来说是极其痛苦的"。

五、负担的内在维度

关于负担的内在维度，著者在两个不同的方面给出了结果：第一个方面是有关照护者情绪状态方面的病理数据。第二个方面是有关面对问题或情况时个人策略产生的结果。

（一）情绪困扰的定量评估与临床评价

过去数年中，一些研究使用不同的定量评估量表对照护者的情绪困扰进行评估，以分析照护者与正常或对照样本比是否出现可归类为"病理性"的症状。文献中对照护者的焦虑和抑郁症状进行了广泛的研究，但与症状和照护者性别有关的结果仍存在争议。在表 6-3 中报道了最后一个问题的研究结果，几乎所有论文都使用了不同评估工具来评估焦虑和抑郁症状，并报道了 DOC 患者照护者的情绪困扰处于高水平。

（二）模棱两可的失落和长久的悲伤

创伤事件使照护者对患者过去的情况感到失落，更确切地说他们的亲属在精神和心理上的存在方式不同于过去。这种被称为"模糊性丧失"[42]的情况在 1988 年被 Stern 定义为照护者的情感悖论[44]，因为它不允许他们制订哀悼策略，因为患者还没有死亡。

关于与不确定患者的临床状况相关的丧失体验和哀悼维度，作者引用了不同的概念，如悲伤

表 6-3 用于评估情绪困扰的评估量表

参考文献	用于评估焦虑症状量表	报告的结果	文章是否报道了和照护者相关的性别差异数据	从急性期开始事件[平均值，标准差和（或）范围]
Chiambretto 和 Vanoli [21] a	● CBA 2.0 ● STAI-X	男性和女性照护者都表现出更多焦虑状态症状相比对照组	是	52.93±42.33（2~132）个月
	CBA2.0	男性和女性照护者都表现出更加抑郁症状相比对照组		
Chiambretto 等 [48] a	● CBA 2.0 ● FSQ2	男性照护者得分明显高于意大利国家规定的焦虑症状参考标准	是	22.6±20.3（4~78）个月
	CBA 2.0	男性照护者得分明显高于意大利国家规定的抑郁症状参考标准		
Leonardi 等 [16]	STAI-Y	与意大利标准样本的平均水平相比，高度紧张和忧虑	是	平均值（标准差，最小值~最大值）4.0（±3.6，0.1~23.4）
	BDI-II	59.4% 躯体情感得分>95%，78.5% 认知得分>95%		
Giovannetti 等 [63]	STAI-Y	照护者的状态焦虑和特质焦虑水平较高	否	平均值（标准差，最小值~最大值）4.0（±3.6，0.1~23.4）
	BDI-II	57.2% 的照护者超过了阈值，85% 报告至少轻微抑郁症状		
Giovannetti 等 [50]	STAI-Y	急性期后患者的照护者比长期患者的照护者表现出更高的焦虑状态	否	● <1 年：vs. 111（32.6）月，mcs 31（21.1）月 ● 1~2 年：vs. 57（16.8）月，mcs 90（61.2）月 ● 3~5 年：vs. 96（28.2）月，mcs 9（6.1）月 ● >5 年：vs. 76（22.4）月，mcs 17（11.6）月
	BDI-II	超过 60% 的样本表现出至少轻微的抑郁症状，其中超过 30% 的样本属于严重抑郁		

（续表）

参考文献	用于评估焦虑症状量表	报告的结果	文章是否报道了和照护者相关的性别差异数据	从急性期开始事件 [平均值，标准差和（或）范围]
Pagani 等[67]	STAI-Y	男性和女性的状态和焦虑与心理健康呈负相关，女性在状态焦虑和焦虑方面得分显著高	是	男性照护者 3.10（±3.24）年，女性照护者 3.72（±3.65）年
	BDI-II	女性：BDI-II 得分与心理健康呈显著负相关。报道的女性 BDI-II 得分显著高于男性		
Pagani 等[68]	STAI-Y	更严重的焦虑症状与更大的需求表达显著相关	是	患者平均病程为 3.4（±3.3）年
	BDI-II	更严重的抑郁症状与更大的感知负担显著相关，这与所表达的需求呈正相关		
Guarnerio[64]	QD	10 名（25%）照护者的得分高于阈值	否	52.18（±44.51, 7～186）个月
Elvira de la morena 和 Cruzado[65]	BAI	28.30% 照护者表现出焦虑（截止值 ≥ 21）	否	中位数 38.63（±37.54, 27.07～50.18）个月
	BDI	30.20% 的照护者有抑郁症状		
Covelli 等[36]	BDI-II	躯体情感得分和总分随时间减少	否	时间间隔 急性事件与 T0（年）平均值（标准差，最小值～最大值）4.0（3.6, 0.1～23.4） 时间间隔 急性事件和 T1（年）平均值（标准差，最小值～最大值）6.7（3.6, 1.8～26.1）

（续表）

参考文献	用于评估焦虑症状量表	报告的结果	文章是否报道了和照护者相关的性别差异数据	从急性期开始事件 [平均值，标准差和（或）范围]
Bastianelli 等[66]a	AD	● 51.92% 照护者报告焦虑评分正常 ● 59.62% 样本在 AD 量表中显示出正常的抑郁值	是	● 大多数照护者（50%）照护患者 1~6 年 ● 26.9% 照护时间＜1 年 ● 23.1% 照护时间＞6 年
Cipolletta 等[52]a	AD	37.7% 医务人员公布了焦虑症和抑郁临床相关分数	是	● 大多数照护者（57.5%）照护患者 1~6 年 ● 20% 照护＜1 年 ● 22.5% 照护＞6 年
	STAI-Y	12 名照护者焦虑程度较高(66.7%)，（5 名照护者焦虑得分高于正常数据 90%）焦虑量表，照护者高需求量表和社会 / 情感支持需求量表相关联	否	脑损伤平均 9.8（2~50）个月
Moretta 等[18]	BDI-II	在 18 名患有长期悲伤障碍的照护者中有 15 名（83.3%）的人员随访时出现抑郁症状，2 人症状轻微，9 人中度，4 人严重）BDI-II 分数更高（得分＞13 分）与家庭压力问卷子量表情绪负担压力正相关		
Corallo 等[60]	● STAI-Y ● BDI-II		否	
Corallo 等[61]	SCL 90	照护者表现出更高程度的心理困扰	否	—
Giovannetti 等[20]	STAI-Y	● 男性（＜50 岁）：状态和特质焦虑高于正常样本 ● 女性（＞50 岁）：状态焦虑高于正常样本	是	40 个月
	BDI-II	BDI-II 评分与照护时间无关		

AD. 焦虑抑郁量表；BAI. Beck 焦虑量表；BDI-II. Beck 抑郁量表；CBA2.0. 认知行为评估 2.0；FSQ. 家庭紧张问卷；QD. 抑郁问卷；SCL 90. 症状自评量表；STAI-Y. 状态 – 特质焦虑量表；STAI-X. 状态焦虑量表；STAI-Y. 状态 – 特质焦虑量表

a. 专门针对 SV 患者的研究

和预期悲伤[45-47]。一些研究表明，DOC 患者的照护者经历了一种由长期悲伤紊乱（prolonged grief disorder，PGD）描述的病理反应[16, 48]，由于所爱之人的健康状况，一个人处于被禁锢的回忆、后悔和罪恶感状态。研究报道称，15%～60% 的照护者符合长期悲伤状态（表 6-4），并且应该开发专门的治疗方法来帮助照护者照顾其亲属，而不会感到精神上的不稳定。

（三）负担与情绪困扰

家庭压力问卷（Family Strain Questionnaire，FSQ）是一种简单的半结构化访谈，旨在评估感知到的相关照护问题，调查了五个方面，即情绪负担、社会参与问题、知识需求，家庭关系的质量和对死亡的看法[49]。一些著者的研究表明，情绪负担低分往往与对亲属社会参与问题和状况知识获得的强烈愿望有关[16]。Chiambretto 等[48] 对 FSQ 定性分析的报道表明，50% 的照护者声称他们无法组织护理"轮班"，精神层面似乎对 50% 的对象有帮助，超过 70% 的人表示自己过着退休的生活，很少或根本没有机会

见到朋友。Giovannetti 等[50] 指出，照护者的心理健康状况会有细微改善，对家庭关系满意度不会有显著变化，身体状况会随着时间推移而恶化。

（四）个人特点和应对压力的策略

与情绪困扰相关的是个人为应对压力情境而采取的应对策略类型。Chiambretto 等[40] 发现，性别不影响应对方式，男性和女性都普遍使用对情况的应对策略，并且在长期照护环境中，他们在使用应对策略方面没有显著差异。急性后住院患者的照护者在应对问题经验（Coping Orientation to Problem Experience，COPE）和社会支持及看待问题尺度[51] 的得分显著提高，而 VS 患者的照护者在回避量表中得分显著高于 MCS 患者的照护者[16]。相比 Giovannetti 等[50] 提供的数据，Cipolletta 等[52] 报道的样本中回避和问题导向应对量表得分较低，其宗教子量表得分较高。根据定义，不存在正确或不正确的应对策略，其关键问题是应对策略如何与照护者的情绪状态产生关联，这一点仍需进一步研究。

表 6-4　遇到长期悲伤障碍的照护者百分比

参考文献	总样本量（母样本）	年龄（平均值、标准差或范围）[a]	符合 PG 紊乱样本的百分比（女性 %）
Chiambretto 等[48]	45（29）	56.13±11.7	35.5%（81.5%）
Leonardi 等[16]	487（337）	52.3±13.09	27.58%（未作详细说明）
Guarnerio 等[64]	40（31）	58.65±11.88	15%（未作详细说明）
Elvira de la Morena 和 Cruzado[65]	53（41）	48.02±15.5	60.40%（未作详细说明）
Cipoletta 等[43]a	24（19）	32～70	37.7%（69.7%）
Bastianelli 等[66]a	52（30）	19～85	38.5%（55%）
Moretta 等[18]	24（15）	47.39±14.86	32%（未作详细说明）
Corallo 等[60]	48（30）	50.19±15.09	未作详细说明

a. 专门针对 VS 患者的研究

单独的应对策略，尤其是积极态度，似乎是 WHOQOL-BREF 领域的重要预测因素，如心理健康、社会关系和环境[20]。Cruzado 和 Elvira del la Morena[53] 报道显示，"接受"预示着抑郁和焦虑的消失，而"否认"则与之相关。此外，"自责"与抑郁相关，"以情绪为中心的应对"与 DOC 患者照护者的高度焦虑和抑郁相关。

此外，还有一个与照护者有关的问题是对创伤情况的反应绝望，"希望"被认为是适应痛苦的一个重要因素[54]，它的存在有助于平衡压力和更积极地评价护理经验。Romaniello 等[55] 发现，绝望可能是 DOC 患者照护者总体负担的一个重要决定因素，因此著者强调了评估其存在的重要性。

关于个人性特征的数据是照护者的依恋风格。事实上，在 Romaniello 的报道中，焦虑依恋的照护者对伴侣疼痛的感知有所提高[55]，这在人际关系中会产生一些后果。例如，在姿势、药物、日常卫生或与陌生人互动等方面过度征求专业操作人员的意见。综上所述，具有焦虑依恋风格和绝望特征的照护者可能会导致总体情绪困扰和感知负担。

六、对照护者生活质量的影响

专家们一致认为，生活质量可以定义为"个人（在其所处的文化和价值体系背景下）及与其目标、期望、标准和关注点相关情况下，对其在生活中地位的感知"[56, 57]。一些研究试图使用 WHOQOL-BREF[57] 对调查照护者在 DOC 患者护理期间的生活质量进行评估（一份自填问卷，旨在评估身体健康、心理健康、社会关系和环境等领域的生活质量）。Giovannetti 等[20] 发现照护者在 4 个因素中有 3 个（即心理健康、社会关系和环境），得分显著低于意大利标准样本。

在同一著者撰写的另一篇报道中，简式 12 健康调查[58]（一份用于描述照护者健康状况的问卷，由两个因素组成，分别解释了"身体成分汇总"和"心理成分汇总"）的结果表明，照护者心理健康状况会得到微妙的改善，对家庭关系的满意度不会随着时间的推移而发生显著变化，但身体状况往往会恶化。这一结果也得到了 Covelli 等[18] 的证实。所有这些数据似乎都表明，照护者随着时间的推移会改善他们的心理健康，但他们的身体水平容易下降，因此他们需随着时间的推移改变对生活质量的看法，改变他们生活的价值体系。

七、支持和定向干预的重要性

定义旨在支持 DOC 患者照护者的干预指南非常困难，因为照护者忙于照顾他们的亲属，照顾他们自己的时间相对较短，因此他们的需求相对较少[42]。事实上，定量和定性研究的结果强调，照护者表达的需求不是他们自己，而是患者。在意大利国家研究[16] 采访的 487 名照护者中，超过 75% 的人描述了属于照护者需求评估（Caregiver Needs Assessment，CNA）"信息和沟通"因素的感知需求（如他们需要医生和卫生专业人员告知他们对亲属所做的事）[59]。事实上，Goudarzi 等访问的照护者[38] 表示，由于患者无行为能力，患者需要高水平的护理。

在两项定性研究[41, 42] 中，当被邀请表达自己的特定需求时，照护者在管理亲属健康状况中确定了情感需求（即心理支持和亲密关系）、自己的空间和时间需求，以及简化的护理路径需求[41]。

关于心理支持，先前对 VS 患者照护者的纵向研究强调，对于参加互助小组的照护者来说，焦虑、抑郁和情绪倦怠水平略好一些，在互助小组中，他们可以分享自己的个人经验[21]。最近，Corallo 等的研究[60, 61] 证实，对于 DOC 患者家属的心理支持提高了他们处理患者经历的能力，与患者的病情诊断（VS 与 MCS）无差异。最近一项针对 216 名 DOC 患者照护者的纵向研究提供了一些初步证据，表明干预照护者可能有助于减少使用某些应对策略（如回避），并提供了一些证据，说明这些策略如何帮助照护者改善病情和减轻负担。因此，需要更多的努力调查心理支持在大样本照护者中的作用，以便更好地设计有针对性的干预措施，促进和改善他们的健康和生活质量。

参考文献

[1] Bernat JL. Chronic disorders of consciousness. Lancet. 2006;367(9517):1181–92. S0140–6736(06)68508–5 [pii]

[2] World Health Organization. The international classification of functioning, disability, and health. Geneva, Switzerland: ICF; 2001.

[3] Leonardi M, Sattin D, Raggi A. An Italian population study on 600 persons in vegetative state and minimally conscious state. Brain Inj. 2013;27(4):473–84. doi: 10.3109/02699052. 2012.750758.

[4] Willems M, Sattin D, Vingerhoets AJ, et al. Longitudinal changes in functioning and disability in patients with disorders of consciousness: the importance of environmental factors. Int J Environ Res Public Health. 2015;12(4):3707–30. doi:10.3390/ijerph120403707.

[5] United Nations. Convention on the rights of persons with disabilities. 2006. Accessed 4 Jan 2016.

[6] Sattin D, Giovannetti AM, Ciaraffa F, et al. Assessment of patients with disorder of consciousness: do different Coma Recovery Scale scoring correlate with different settings? J Neurol. 2014;261(12):2378–86. doi:10.1007/s00415–014–7478–5.

[7] Magee WL. Music therapy with patients in low awareness states: approaches to assessment and treatment in multidisciplinary care. Neuropsychol Rehabil. 2005;15(3–4):522–36. doi:10.1080/09602010443000461.

[8] Magee WL. Music as a diagnostic tool in low awareness states: considering limbic responses. Brain Inj. 2007;21(6):593–9. 779663591 [pii]

[9] Zhu J, Wu X, Gao L, et al. Cortical activity after emotional visual stimulation in minimally conscious state patients. J Neurotrauma. 2009;26(5):677–88. doi:10.1089/neu. 2008.0691.

[10] McEwen BS. Protective and damaging effects of stress mediators. N Engl J Med. 1998;338(3):171–9. doi:10.1056/NEJM199801153380307.

[11] Segerstrom SC, Miller GE. Psychological stress and the human immune system: a meta-analytic study of 30 years of inquiry. Psychol Bull. 2004;130(4):601–30. doi:10.1037/0033–2909.130.4.601.

[12] Epel ES, Blackburn EH, Lin J, et al. Accelerated telomere shortening in response to life stress. Proc Natl Acad Sci U S A. 2004;101(49):17312–5. 0407162101 [pii]

[13] America Psychological Association. Who are family caregivers? 2016. Accessed 4 Jan 2016.

[14] Goodhead A, Mcdonald J. Informal caregivers literature review: a report prepared for the National Health Committee. 2007. Accessed 4 Jan 2016.

[15] Gould D. Family caregivers and the health care system. In: Levine C, Murray TH, editors. The cultures of caregiving: conflict and common ground among families, health professionals, and policy makers. Baltimore: The John Hopkins Univerisity Press; 2004. p. 5–34.

[16] Leonardi M, Giovannetti AM, Pagani M, et al. Burden and needs of 487 caregivers of patients in vegetative state and in minimally conscious state: results from a national study. Brain Inj. 2012;26(10):1201–10. doi:10.3109/02699052.2012.667589.

[17] Avesani R, Roncari L, Khansefid M, et al. The Italian National Registry of severe acquired brain injury: epidemiological, clinical and functional data of 1469 patients. Eur J Phys Rehabil Med. 2013;49(5):611–8. R02132981 [pii]

[18] Moretta P, Estraneo A, De Lucia L, et al. A study of the psychological distress in family caregivers of patients with prolonged disorders of consciousness during in-hospital rehabilitation. Clin Rehabil. 2014;28(7):717–25. 0269215514521826 [pii]

[19] Huber B, Kuehlmeyer K. Perspectives of family caregivers on the vegetative state. In: Jox RJ, Kuehlmeyer K, Marckmann G, et al., editors. Vegetative state—a paradigmatic problem of modern societies: medical, ethical, legal and social perspectives on chronic disorders of consciousness. Berlin Germany: LIT; 2012. p. 97–109.

[20] Giovannetti AM, Covelli V, Sattin D, et al. Caregivers of patients with disorder of consciousness: burden, quality of life and social support. Acta Neurol Scand. 2015;132(4):259–69. doi:10.1111/ane.12392.

[21] Chiambretto P, Vanoli D. Family reactions to the vegetative state: a follow-up after 5 years. G Ital Med LavErgon. 2006;28(1 Suppl 1):15–21.

[22] Ekberg JY, Griffith N, Foxall MJ. Spouse burnout syndrome. J Adv Nurs. 1986;11(2):161–5.

[23] Goldstein V, Regnery G, Wellin E. Caretaker role fatigue. Nurs Outlook. 1981;29(1):24–30.

[24] Skaff MM, Pearlin LI. Caregiving: role engulfment and the loss of self. Gerontologist. 1992;32(5):656–64.

[25] Hoenig J, Hamilton MW. The schizophrenic patient in the community and his effect on the household. Int J Soc Psychiatry. 1966;12(3):165–76.

[26] Platt S, Hirsch S. The effects of brief hospitalization upon the psychiatric patient's household. Acta Psychiatr Scand. 1981;64(3):199–216.

[27] Montgomery RJV, Gonyea JG, Hooyman NR. Caregiving and the experience of subjective and objective burden. Fam Relat. 1985;34(1):19–26.

[28] Zarit SH, Reever KE, Bach-Peterson J. Relatives of the impaired elderly: correlates of feelings of burden. Gerontologist. 1980;20(6):649–55.

[29] Garlo K, O'Leary J, Van Ness P, et al. Burden in caregivers of older adults with advanced illness. J Am Geriatr Soc. 2010;58(12):2315–22. doi:10.1111/j.1532–5415.2010.03177.x.

[30] George LK, Gwyther LP. Caregiver well-being: a multidimensional examination of family caregivers of demented adults. Gerontologist. 1986;26(3):253–9.

[31] Anderson CS, Linto J, Stewart-Wynne EG. A population-based assessment of the impact and burden of caregiving for long-term stroke survivors. Stroke. 1995;26(5):843–9.

[32] Yamamoto-Mitani N, Aneshensel CS, Levy-Storms L. Patterns of family visiting with institutionalized elders: the case of dementia. J Gerontol B Psychol Sci Soc Sci. 2002;57(4): S234–46.

[33] Tanco K, Park JC, Cerana A, et al. A systematic review of instruments assessing dimensions of distress among caregivers of adult and pediatric cancer patients. Palliative Supportive Care. 2016;29:1–15.

[34] Cameron JI, Franche RL, Cheung AM, et al. Lifestyle interference and emotional distress in family caregivers of advanced cancer patients. Cancer. 2002;94(2):521–7. doi:10.1002/ cncr.10212.

[35] Gwyther LP, George LK. Caregivers for dementia patients: complex determinants of well-being and burden. Gerontologist. 1986;26(3):245–7.

[36] Covelli V, Sattin D, Giovannetti AM, et al. Caregiver's burden in disorders of consciousness: a longitudinal study. Acta Neurol Scand. 2016; doi:10.1111/ane.12550.

[37] Hamama-Raz Y, Zabari Y, Buchbinder E. From hope to despair, and back: being the wife of a patient in a persistent vegetative state. Qual Health Res. 2013;23(2):231–40. doi:10.1177/1049732312467537.

[38] Goudarzi F, Abedi H, Zarea K, et al. Multiple victims: the result of caring patients in vegetative state. Iran Red Crescent Med J. 2015;17(6):e23571. doi:10.5812/ircmj.23571.

[39] Noohi E, Peyrovi H, ImaniGoghary Z, et al. Perception of social support among family caregivers of vegetative patients: a qualitative study. Conscious Cogn. 2016;41:150–8. doi:10.1016/j.concog.2016.02.015.

[40] Chiambretto P, Rossi Ferrario S, Zotti AM. Patients in a persistent vegetative state: caregiver attitudes and reactions. Acta Neurol Scand. 2001;104(6):364–8. 107 [pii]

[41] Covelli V, Cerniauskaite M, Leonardi M, et al. A qualitative study on perceptions of changes reported by caregivers of patients in vegetative state and minimally conscious state: the "time gap experience". Scientific World J. 2014;2014:657321. doi:10.1155/2014/657321.

[42] Giovannetti AM, Cerniauskaite M, Leonardi M, et al. Informal caregivers of patients with disorders of consciousness: experience of ambiguous loss. Brain Inj. 2015;29(4):473–80. doi: 10.3109/02699052.2014.990514.

[43] Cipolletta S, Pasi M, Avesani R. Vita tua, mors mea: the experience of family caregivers of patients in a vegetative state. J Health Psychol. 2014;21(7):1197–206. 1359105314550348 [pii]

[44] Stern JM, Sazbon L, Becker E, et al. Severe behavioural disturbance in families of patients with prolonged coma. Brain Inj. 1988;2(3):259–62.

[45] Rando T. Grief, dying and death: clinical interventions for the caregiver. Champaign: Research Press; 1984.

[46] Rando T. Loss and anticipatory grief. Lexington: Lexington Books; 1986.

[47] Rando T. Clinical dimensions of anticipatory mourning: theory and practice in working with the dying, their loved ones, and their caregivers. Champaign: Research Press; 2000.

[48] Chiambretto P, Moroni L, Guarnerio C, et al. Prolonged grief and depression in caregivers of patients in vegetative state. Brain Inj. 2010;24(4):581–8. doi: 10.3109/02699051003610490.

[49] Rossi Ferrario S, Baiardi P, Zotti AM. Assessment of problems associated with caregiving: the family strain questionnaire. G Ital Med Lav Ergon. 2001;23(1):25–9.

[50] Giovannetti AM, Leonardi M, Pagani M, et al. Burden of caregivers of patients in vegetative state and minimally conscious state. Acta Neurol Scand. 2013;127(1):10–8. doi:10.1111/j.1600–0404.2012.01666.x.

[51] Carver CS, Scheier MF, Weintraub JK. Assessing coping strategies: a theoretically based approach. J Pers Soc Psychol. 1989;56(2):267–83.

[52] Cipolletta S, Gius E, Bastianelli A. How the burden of caring for a patient in a vegetative state changes in relation to different coping strategies. Brain Inj. 2014;28(1):92–6. doi:10.3109/026 99052.2013.857789.

[53] Cruzado JA, Elvira de la Morena MJ. Coping and distress in caregivers of patients with disorders of consciousness. Brain Inj. 2013;27(7–8):793–8. doi:10.3109/02699052.201 3.793402.

[54] Utne I, Miaskowski C, Paul S, et al. Association between hope and burden reported by family caregivers of patients with advanced cancer. Support Care Cancer. 2013;21(9):2527–35. doi:10.1007/s00520–013–1824–5.

[55] Romaniello C, Farinelli M, Matera N, et al. Anxious attachment style and hopelessness as predictors of burden in caregivers of patients with disorders of consciousness: a pilot study. Brain Inj. 2015;29(4):466–72. doi:10.3109/026 99052.2014.989402.

[56] The World Health Organization. The World Health Organization quality of life assessment (WHOQOL): position paper from the World Health Organization. Soc Sci Med. 1995;41(10):1403–9. doi:10.1016/0277–9536(95)00112–K.

[57] Szabo S, Orley J, Saxena S, et al. An approach to response scale development for cross-cultural questionnaires. Eur Psychol. 1997;2:3270–6.

[58] Ware J, Kosinski M, Keller S. SF-12: how to score the SF-12 physical and mental health summary scales. Boston: The Health Institute, New England Medical Centre; 1995.

[59] Moroni L, Sguazzin C, Filipponi L, et al. Caregiver Need Assessment: a questionnaire for caregiver demand. G Ital Med Lav Ergon. 2008;30(3 Suppl B):B84–90.

[60] Corallo F, Bonanno L, De Salvo S, et al. Effects of counseling on psychological measures in caregivers of patients with disorders of consciousness. Am J Health Behav. 2015;39(6):772–8. doi:10.5993/AJHB.39.6.4.

[61] Corallo F, Bonanno L, Lo Buono V, et al. Psychological distress of family members of vegetative and minimally conscious state patients. Acta Medica Mediterranea. 2015;31:297.

[62] Tresch DD, Sims FH, Duthie Jr EH, et al. Patients in a persistent vegetative state attitudes and reactions of family members. J Am Geriatr Soc. 1991;39(1):17–21.

[63] Giovannetti AM, Pagani M, Sattin D, et al. Children in vegetative state and minimally conscious state: patients' condition and caregivers' burden. Scientific World J. 2012;2012:232149. doi:10.1100/2012/232149.

[64] Guarnerio C, Prunas A, Della Fontana I, et al. Prevalence and comorbidity of prolonged grief disorder in a sample of caregivers of patients in a vegetative state. Psychiatr Q. 2012;83(1):65–73. doi:10.1007/s11126–011–9183–1.

[65] Elvira de la Morena MJ, Cruzado JA. Caregivers of patients with disorders of consciousness: coping and prolonged grief. Acta Neurol Scand. 2013;127(6):413–8. doi:10.1111/ane.12061.

[66] Bastianelli A, Gius E, Cipolletta S. Changes over time in the quality of life, prolonged grief and family strain of family caregivers of patients in vegetative state: A pilot study. J Health Psychol. 2014;21(5):844–52. pii:1359105314539533

[67] Pagani M, Giovannetti AM, Covelli V, et al. Physical and mental health, anxiety and depressive symptoms in caregivers of patients in vegetative state and minimally conscious state. Clin Psychol Psychother. 2014;21(5):420–6. doi:10.1002/cpp.1848.

[68] Pagani M, Giovannetti AM, Covelli V, et al. Caregiving for patients in vegetative and minimally conscious states: perceived burden as a mediator in caregivers' expression of needs and symptoms of depression and anxiety. J Clin Psychol Med Settings. 2014;21(3):214–22. doi:10.1007/s10880–014–9399–y.

第7章 痉挛如何影响意识障碍患者

How Does Spasticity Affect Patients with Disorders of Consciousness

Géraldine Martens　Marguerite Foidart-Dessalle　Steven Laureys　Aurore Thibaut　著

杨　艺　白　洋　译

摘　要

痉挛是脑损伤患者经常遇到的问题，由于中枢神经系统的无规律重组，可能会显著改变运动功能。虽然痉挛在下行皮质脊髓系统病变的患者中研究得较深入，但对有更复杂脑部病变和意识障碍（昏迷、无反应觉醒综合征和微意识状态）的患者中该病的发生和生理病理学却知之甚少。大多数情况下，该类患者卧床不起，缺乏主动的运动控制，更易引起痉挛发生，并可能导致并发症，其中包括疼痛、关节活动度减小或压疮。鉴于这些患者中有些人不能表达疼痛或不适，并且已知痉挛综合征可能会抑制他们表达意识的迹象，所以痉挛的多模式治疗对他们的康复至关重要。本章描述了严重脑损伤导致意识障碍的特定人群中痉挛的生理病理学和目前可用的治疗方法。

痉挛是中枢神经系统（central nervous system, CNS）损伤后发生的运动障碍，如脑卒中、脊髓损伤、多发性硬化或颅脑损伤[1]。这种疾病通常被定义为一种运动障碍，其特征是紧张性拉伸反射（肌张力）的速度依赖性增加，伴随有夸张的肌腱痉挛，这是上运动神经元（upper motor neuron, UMN）综合征一个组成部分的拉伸反射过度兴奋所致[2]。UMN 综合征通常有阳性表现（如腱反射增加、阵挛和巴宾斯基征阳性）和阴性表现（如肌肉无力、失去灵活性和易疲劳[3]）。最近的一个定义将痉挛描述为一种感觉运动控制障碍，是由上运动神经元损伤引起，表现为肌肉间歇性或持续性不自主激活[3]。实际上，痉挛有

一些不同的定义[4, 5]，这表明对其具体含义还没有达成共识。尽管如此，增加的肌张力亢进和反射亢进的概念被广泛接受[1, 6, 7]。然而，被所有人都接受的痉挛定义仍有待确定。

痉挛在脑卒中[8]或颅脑损伤（traumatic brain injury, TBI）[9]的患者中发病率约为 1/3，在慢性意识障碍（disorders of consciousness, DOC）的患者中高达 89%[10]，这些意识状态的改变包括昏迷 / 无反应觉醒综合征（VS/UWS）和微意识状态（minimally conscious state, MCS）。虽然昏迷的特征是完全失去觉醒和觉知[11]，但 VS/UWS 意味着患者已经恢复了睡眠 - 觉醒周期，但没有任何自我意识的迹象，也没有任何对环境的意识

表现[12, 13]；而 MCS 患者则表现出不一致但清晰可辨的意识行为迹象[14]（如遵嘱运动、视物追踪、物体使用或语言化反应）。但还不能进行功能性交流。

只有少数研究调查了 DOC 患者的痉挛状态及其不良反应或后果，而这些患者的日常治疗管理经常带来严重的问题，因此治疗这种症状非常重要。

临床上，痉挛的诊断通过过度拉伸、肌肉阻力增加和速度相关的过度腱反射来证实[15]。然而，除了牵张反射的过度兴奋外，患有痉挛的患者还可能出现痉挛性肌张力障碍（休息时肌肉收缩）或痉挛性共收缩（在有意运动期间激动肌和拮抗肌都收缩）[10]。痉挛源于感觉输入的分离导致后者由于节段性中枢神经系统加工增加而过度兴奋[16, 17]。在慢性瘫痪患者中，痉挛通常与关节强直，甚至关节挛缩有关。在这种情况下，肌肉被动拉伸时的相关阻力更难被评估。

痉挛需客观地评估，以便跟踪其随时间的演变。为此，已经开发并验证了几种量表[18]。最常用的是改良 Ashworth 量表（Modified Ashworth Scale，MAS）和改良 Tardieu 量表（Modified Tardieu Scale，MTS）（表 7-1）。MAS 量表衡量对被动运动的阻力水平，该量表在研究和临床实践中被广泛使用，因为它快速且易于使用，尽管评分者内部的可靠性为从"中等"到"好"，但验证研究显示评分者的可靠性为"差"到"中等"[19, 20]。因此，评估痉挛的研究者最好同一个人。

MAS 量表不考虑被动运动速度的影响，但速度的重要性在几个定义中有所规定。MTS 使用三种不同的速度（慢速、正常和快速）考虑了这个参数，它还包括收缩爆发的角度。然而，它的有效性仍然需要证明[21]。

其他临床工具被用于更客观方式量化痉挛，肌电图是一种常用的神经生理学方法，用于评估肌肉对机械或电刺激的反应。肌肉活动之前的电信号可以提供关于肌肉特性和神经肌肉控制的信息。因此，神经生理学评估经常被用来研究治疗干预对痉挛的影响，以及了解所涉及的不同途径[22]。等速测力仪的生物力学标准化方法，是客

表 7-1 改良 Ashworth 量表和改良 Tardieu 量表

改良 Ashworth 量表	
0	无肌张力增加，被动活动患侧肢体无阻力
1	肌张力稍增加，被动活动患侧肢体时，在 ROM 终末端有轻微的阻力
1+	肌张力稍增加，被动活动患侧肢体时，在前 1/2ROM 中出现轻微卡住，后 1/2ROM 中始终有轻微的阻力
2	肌张力轻度增加，被动活动患侧肢体时，在大部分 ROM 内均有阻力，但仍可以活动
3	肌张力中度增加，被动活动患侧肢体时，在整个 ROM 内均有阻力，活动较困难
4	肌张力高度增加，患侧肢体僵硬，阻力很大，被动活动很困难

改良 Tardieu 量表	
X：运动状态	
0	整个被动运动过程中没有阻力
1	被动运动过程中有轻微的阻力，无法定义精准的角度
2	在一个精确的角度中断被动运动，然后释放
3	保持压力并以精确角度出现时，疲劳性阵挛持续时间＜ 10s
4	保持压力并以精确角度出现时，阵挛持续时间＞ 10s
5	关节固定
V：以三种不同的速度进行测量	
V1	尽可能慢
V2	肢体在重力作用下下落的速度
V3	尽可能快
Y. 捕捉角度（肌肉反应）	

ROM. 关节活动度

观评估痉挛状态的另一选择[23, 24]。一个"最佳"的评估在于电生理学和生物力学技术的结合，以观察肌肉的机械反应是否与电信号成比例。事实上，虽然肌电图测量仅允许确定拉伸反射阈值，但增加生物力学评估将允许评估拉伸速度和由拉伸肌肉产生的诱发拉伸反射介导的扭矩关系[25]。为了开发和调整对患者最有效的抗痉挛治疗，使用可靠和敏感的工具评估患者的痉挛状态至关重要。

关于治疗痉挛的方法，最常用的是药物治疗。大多数药物治疗的目标是通过减少兴奋性神经递质（谷氨酸和单胺类）的释放或通过增强抑制性神经递质（GABA 和甘氨酸）的活性来降低反射活性[26]。巴氯芬是一种 γ- 氨基丁酸受体激动药，是最广泛使用的口服解痉药物[27]。它通过增强脊髓水平的突触前抑制来减少痉挛[15]。一些药物通过增加 GABA 与其受体复合物（如地西泮和氯硝西泮）的亲和力或模拟 GABA 结构（如加巴喷丁）起作用，而另一些药物在肌肉水平起作用（如丹 - 三烯、苯酚、肉毒杆菌毒素）[10]。鞘内注射巴氯芬是一种治疗痉挛的方法。在这种情况下，巴氯芬通过可植入泵直接输送到脊髓液中，目的是让效果更直接而不良反应（如嗜睡）更小。此外，巴氯芬似乎提高了意识水平，不仅在运动方面，在视物追踪、与物体相关的眼球运动和言语化反应方面也是如此[28, 29]。然而，目前没有临床对照试验来评估鞘内注射巴氯芬在大样本 DOC 患者中的作用，并且这些行为作用的潜在机制仍需进一步研究。

除了药物治疗，还有各种非药物治疗，如物理治疗（特别是拉伸）[30]、作业治疗[31]、矫形器[32]、经皮神经电刺激[33]、通过丘脑刺激激活皮质[34] 及外科手术[10]。所有这些治疗都倾向于减少痉挛发生的症状，而不是控制痉挛本身，这主要是对痉挛的确切病理生理学缺乏了解所致。

一、意识障碍患者的痉挛状态

（一）病理生理学

痉挛的潜在过程尚未完全了解，其病理生理学是多因素的。在生理学上，肌肉过度活动和对皮肤刺激或肌肉拉伸等外周输入的病理反射反应，可能是脑损伤后中枢神经系统无序重组的结果[35, 36]。

众所周知，中枢运动损伤与失去脊髓上行控制有关，导致脊髓反射模式受损[1]。此外，肌肉内的变化，如胶原组织改变、肌纤维类型改变或肌节缺失，会导致肌肉痉挛的模式[37, 38]。根据实验动物模型，痉挛是由抑制性外侧网状脊髓束与兴奋性内侧网状脊髓束，以及前庭脊髓束的不平衡引起[39]。

当然病变的位置起决定性作用[40]。大脑皮质、小脑和基底神经节的损伤可能导致 DOC 患者异常的肌张力和运动模式[41]。痉挛的临床症状是 UMN 的损伤所致（作为 UMN 综合征的一部分），其中包括控制脊髓反射活动的脊髓上抑制和兴奋纤维。这些神经元是从运动皮质区（Brodmann 4 区和 6 区）或脑干开始的运动神经元。痉挛不仅表现为锥体束损害的一个连续序列，还表现为锥体旁纤维（如背侧 / 腹侧网状脊髓束）损伤[35]。

由于这些中枢病变，患者可能会出现瘫痪，原因为自主运动单位募集减少[42]。除了病变本身，痉挛还可能受其他非神经因素的影响。DOC 患者大多被限制在床上，他们中的一些人失去了自主运动能力。我们一方面观察制动程度，另一方面观察废用程度。虽然制动是关节周围缺乏被动或主动运动的一种外围情况，但废用主要是缺乏对该关节主动指挥的一种情况，这两种不同的现象往往会同时发生，并导致运动能力下降。

因此，患者的肌肉被固定在缩短的位置，这导致纵向张力的降低。因此肌肉将失去重量和肌节，同时积累的结缔组织和脂肪[43, 44]，导致肌肉挛缩加剧。此外，重力效应（承重和抗阻力活动）的丧失是导致这些现象的主要原因[45]，并通过刺激肌肉骨骼系统的分解代谢反应来减少骨化[46]。保持在较短位置的肌肉适应这种静止长度，肌节的数量减少并重新组织，以便在这种新减少的长度上产生最大的张力[47]。不仅涉及肌肉，由于局部血管密度降低和退行性改变，肌腱连接处的抗张强度也降低了[48, 49]，这也可能发生在没有神经损伤的制动患者中。在中枢神经系统病变的患者中，肌肉过度活动的出现成为加重挛缩的额外机制（定义为关节活动范围的丧失，达到妨碍日常生活活动的程度[50]）。如果不治疗，这种被动肌肉伸展性的降低可导致获得性关节活动度（range of motion，ROM）的丧失，直至永久的关节固定[7, 51]。

之后，进行性的脊髓上和脊髓重新排列将导致肌肉过度活动（定义为"不自主运动单位募集增加"[36]）。当上层神经下达的指令被中断时，这种情况逐渐出现，这是病情加重的另一个因素。根据 Gracies[36] 的定义：痉挛性活动过度包括痉挛、痉挛性肌张力障碍和痉挛性共牵引，它们通过其主要触发因素（即阶段性肌肉拉伸、强直性肌肉拉伸和主观命令）。这些过度反应的确切病理生理学仍不完全清楚[5]。从逻辑上讲，所有这些现象（麻痹、挛缩和肌肉过度活动）从未在激动肌和拮抗肌中呈现对称分布，导致关节周围扭矩不平衡和畸形。由于 DOC 患者表现出因缺乏有效控制而导致废用加重的瘫痪，打破瘫痪的恶性循环是治疗面临的挑战[42]（图 7-1）。

（二）临床表现

在患有痉挛的患者中，牵张反射被保留下来，并可能得到加强[38]。事实上，与健康受试者相比，对于给定的速度，拉伸反应增加会出现在较低的阈值部分[39]。在某些极端情况下，肌肉挛缩可能是永久性的，导致关节完全固定。对于 DOC 患者，他们很少适合一个特定的临床环境。

第一个问题是区分痉挛和强直。强直是一种由基底神经节重塑引起的增生性肌张力亢进[52]。它不依赖于肌肉伸展的速度，也不像痉挛那样与其他积极的 UMN 体征（如反射亢进或痉挛）相关[35]。因此，可能很难区分这两种临床表现，因为 DOC 患者通常表现出涉及导致各种形式张力增高扩展区域的病变。此外，痉挛通常可能与肌张力障碍有关，肌张力障碍是受试者休息时持续的异常姿势，也是基底神经节损伤引起[53, 54]。因此，痉挛不一定是 DOC 患者唯一功能障碍的运动模式。因此，很难对其进行选择性评估，因为它可能被强直和（或）肌张力障碍所掩盖。

由于这些患者很少表现出自主运动，这种固定的结果是适应性肌肉缩短。这种适应不良导致被动肌肉伸展性下降，因此被动运动将表现出阻力。如果不治疗肌肉缩短，可能会发生永久性关节活动度丧失，并进一步导致关节变形。因此，患者启动运动时可能会困难，从而影响意识迹象的显现[42]。

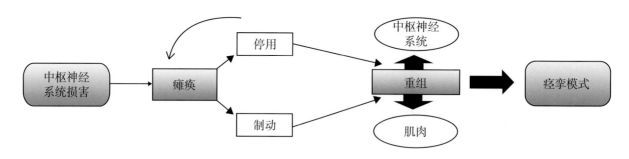

▲ 图 7-1 痉挛模式的病理生理学（痉挛、痉挛性肌张力障碍、痉挛性共收缩）

这种损失将反过来导致关节挛缩，这也是在所涉及关节结构中同时发生其他现象（如纤维脂肪结缔组织黏附于软骨表面、软骨萎缩或局部骨质疏松）所致[55, 56]。脑损伤幸存者最常受影响的关节包括肘部、手腕、臀部、膝盖和脚踝[57]（图7–2）。经常观察到由于不同损伤位置引起的不同运动模式。第一种是去皮质痉挛性模式，由皮质下损伤导致（包括上肢屈曲和下肢伸展）。第二种是去大脑痉挛性模式，由脑干损伤导致（包括上肢和下肢的过伸）。然而，在 DOC 患者中观察到的痉挛模式有显著不同。一些人身体一侧痉挛，一些人则双侧下肢受影响。在 DOC 的患者中没有观察到像脑卒中后偏瘫患者那样的"典型"模式（如上肢内旋、肩部内收、手腕和手指屈曲[58]）。

肌肉挛缩很可能会出现，尤其是痉挛影响了缩短位置的关节[59]。虽然一些著者声称痉挛会导致挛缩[60, 61]，但在一些患者中，挛缩实际上可能会通过放大拉伸反射而加剧痉挛[62]。这个假设是基于这样一个事实，即肌肉缩短（由于挛缩）会改变拉伸效果[7]。虽然这两种运动障碍的基本关系很清楚，但它们的确切相互作用仍有待确定。

考虑到 DOC 患者表达潜在疼痛的困难和在床上几乎永久不动的位置，这可能增加不良反应，预防和治疗痉挛需要成为他们日常管理的关键部分[63]，以此减少肌肉紧张，改善 ROM 和关节定位，并避免关节畸形和疼痛，从而促进康复[26]。

（三）意识障碍患者与脑卒中或中度颅脑损伤患者的比较

在某些临床情况下，痉挛不但不是问题，还可以帮助偏瘫患者保持行走能力。事实上，有时它可以帮助患者补充其他虚弱的肌肉，并允许站立、抓东西或行走[1, 6]。由于持续制动[42]和缺乏自主运动和交流，DOC 患者的痉挛是一个严重的问题，需要在发现时加以控制。事实上，在 VS/UWS 或 MCS 患者中经常观察到不同程度的关节活动度减小[64]。如上所述，与痉挛相关的后果（如挛缩、疼痛和活动受限）可能对患者康复和生活质量产生负面影响。此外，痉挛状态的出现及运动功能的改变，可能会使患者无法表现出意识的细微迹象，从而影响诊断[65, 66]。

DOC 患者和脑卒中患者的一个主要区别是病变的位置和范围。虽然脑卒中患者有典型的局灶性病变，但 DOC 患者通常具有更广泛的病变，其中包括皮质、更深的大脑区域及皮质下区域[67]。考虑到病变的复杂性，以及某些皮质病变可能被更深区域的损伤所掩盖的事实，用某些特定区域的损伤来解释痉挛的出现，不是那么容易。从解剖学的角度来看，锥体束的病变被认为与痉挛的发展有关[68]。这种神经通路常包括脑干、初级、次级和辅助运动区的皮质及脊髓。然而，锥体束并不是 UMN 综合征中唯一令人感兴趣的区域，它可能与痉挛的发展有关。锥体旁纤

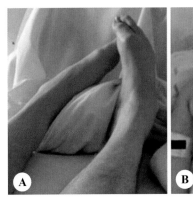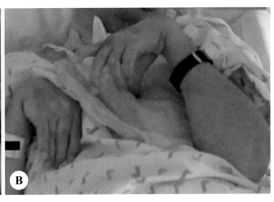

◀ 图 7–2　马蹄内翻足（A）和分离性痉挛模式（B）

经许可转载，引自 Thibaut 等[10]

维也有重要作用，因为它们与上部运动神经元联系非常密切，其中包括脊髓反射的抑制和兴奋传入神经通路[35]。

患有慢性脑卒中的患者表现出痉挛性肌张力亢进和肌电图测量的肌肉活动过度的叠加状态[69]。这可以通过对电刺激（霍夫曼征或 H 反射）或机械刺激（腱反射或 T 反射）的反应来测量。H 反射允许评估 α 运动神经元的兴奋性，在出现痉挛的患者中通常更高[10]。由于肌电图（electromyography，EMG）反应（如 H 反射）反映了局灶性病变（如脑卒中）的损害，而在 DOC 患者中，局灶性病变可能被更弥漫性的病变（如皮质和皮质下病变）所掩盖，因此 DOC 患者不一定表现出肌肉活动过度和张力亢进的关联。在磁共振成像（magnetic resonance imaging，MRI）的帮助下，需进一步研究 DOC 痉挛的病理生理学，以评估经常观察到的特定结构损伤。

对于有脊髓损伤的患者，与脑卒中或其他脊髓以上损伤的患者相比，他们通常会表现出最严重的痉挛症状[16]。在脊髓损伤的情况下，抑制和兴奋通路都被阻断。脊髓以上损害只是取消了抑制通路的皮质定向，导致抑制驱动力轻度降低和不太严重的临床症状[35]。总的来说，在 DOC 患者或脑卒中患者中观察到的皮质损伤会导致一定程度的痉挛、反射亢进和阵挛，但与脊髓损伤后观察到的症状相比，这些症状不太严重，脊髓损伤后，运动神经元解剖破坏的沃勒变性会导致主要的异常运动模式[16, 70]。

二、意识障碍患者痉挛如何治疗

众所周知，DOC 患者的护理和康复需要时间，并且可能很昂贵，但仍然缺乏科学证据来指导他们的护理和康复[15, 71]。很多治疗是物理治疗包括被动活动度和被动肌肉拉伸。Schmit 等[72]研究了肘关节屈伸反复被动运动对痉挛的影响。他们发现拉伸反射扭矩和肌电图在 20～30 次连续屈伸运动（等速，屈伸保持 10s）后，反应显著降低，显示了与拉伸相关的活动对肌肉痉挛的潜在积极影响。被动肌肉拉伸包括几种形式（如通过治疗师、夹板或矫形器、石膏模和站立架等），以便将肌肉保持在伸长的位置。三项研究表明，被动肌肉拉伸 10～35min 似乎对患有脑血管意外（cerebrovascular accident，CVA）和 TBI 的成年人及脑瘫儿童有效[73-75]。患有痉挛的脑瘫儿童进行短时间被动拉伸运动（20～60s）似乎也能有效减少膝关节屈曲挛缩[76]。最近 Cochrane 的综述显示，拉伸治疗在 VS/UWS 或 MCS 患者中的有效性尚未得到很好的证实[77]。

其他研究通过增加关节活动度和减少痉挛，证明了连续塑形（连续应用和移除矫正支具的过程[57]）的有效性，随后每天 24h 放置矫正支具 4～6 周[78]。Mortenson 和 Eng 的研究[79]发现，使用石膏是改善被动 ROM 的最佳技术。然而，应该注意的是，并非所有的研究人员都同意这个结论[80, 81]，部分原因是缺乏对中枢神经系统疾病患者的随机临床试验。此外，建议正确定位关节，约比关节活动度的最大限度小 5°，以避免触发肌肉高张力的反射性增加[57]。DOC 患者通常表现出严重的关节活动度减小。与其他患有神经系统疾病的患者群体相比，通常他们患皮肤问题的风险最高，如刺激或压疮[82]，因此矫形支具似乎不太可能适用于这一特定患者群。

一些综述和研究强调了主动性肌肉拉伸临床效果的不足[78, 83]，但没有真正提出新的康复方法。尽管医护人员在日常生活中使用这些干预措施，但这些干预措施的有效性证据仍然很少，因为需要患者的配合所以实施相对困难。

刚性夹板广泛用于脑卒中后痉挛患者[84, 85]和脑瘫儿童[86]，即使他们长期耐受性不是最佳[32]。VS/UWS 或 MCS 患者通常表现出严重的痉挛迹象，伴有明显的挛缩，因此需要一种更合适的方式来伸展和放松其痉挛的肌肉，且还不能有受伤的风险。最近的一项研究[87]提出了一种替代方法，即在 DOC 慢性痉挛患者的上肢应用手卷式软夹板（图 7-3），目的是减少痉挛，改善手张开度，并比较手动拉伸对抗软夹板对上肢痉挛的效果。手动拉伸和软夹板对患者的痉挛状态都有积极的影响，而只有软夹板能够增加手的张开度，这对患者的卫生也非常重要，可避免浸渍甚至损伤。

与以前的研究[73, 78]一样，持续 30min 左右的效应似乎是短暂的，60min 后就消失了。与刚性夹板相比，软夹板的主要优点是易于应用，并且由于其自身的柔性，允许肌肉收缩和抓握反射，因此引起疼痛或损伤的风险低。因此，它们可能是患有上肢痉挛 DOC 患者一个有价值的选择。

更具侵入性的方法是注射肉毒杆菌毒素。美国国家临床指南确定了肉毒杆菌毒素对患脑卒中后痉挛成年患者拉伸和物理治疗（包括夹板疗法）的益处[88]。关于其在 DOC 患者中的应用，比利时研究人员研究了肉毒杆菌毒素 A 对获得性脑损伤儿童痉挛的治疗效果[89]。3 组中有 1 组是患有严重痉挛性四肢瘫痪和意识障碍的儿童。在该组中，对髋关节内收肌、膝关节和足底屈肌进行的双侧肌内注射肉毒杆菌毒素 A（约 4.19U/kg）显示出痉挛和关节活动度的改善（MAS 测量

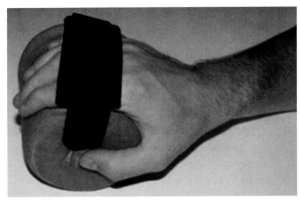

▲ 图 7-3　软夹板示例
经许可转载，引自 Thibaut 等[87]

值平均下降 1.75 点和测量角度 +7°），在治疗后 3 个月效果更好。著者得出结论，肌内注射肉毒杆菌毒素 A 结合矫形器被认为是治疗慢性严重获得性脑损伤患者严重痉挛的有效治疗方法。这些结果与 Yablon 等[90]的结果一致，研究表明肉毒杆菌毒素 A 显著改善中度或重度 TBI 的急性患者（损伤后＜1 年）和慢性患者（损伤后＞1 年）上肢远端的痉挛和活动受限。然而，肉毒杆菌毒素因其毒性需小心使用[91]，进行大面积肌内注射并不可行，只有少数靶点可以选择，这限制了该方法的效果。

研究药物和非药物治疗的进一步随机临床试验，需要在慢性 DOC 患者这一特定人群中进行。面临的临床环境与痉挛患者的数量一样多，因此 DOC 患者的最佳临床实践应该是个体化、多学科和以患者为中心[92]。但提供基于随机临床试验的循证指南是一项困难的任务，因为该类患者有高度异质性，这使群体的比较非常困难。交叉设计和单一受试者设计似乎是 DOC 患者更合适的选择[78]。

三、临床建议

由于肌肉挛缩引发肌萎缩的过程是急性的（发生在制动的前 6h）[42, 93]，早期活动（被动活动）对于避免过早出现并发症至关重要。虽然重症监护室的主要目标是保持足够的肺功能，但运动问题不应被忽视。事实上，任何类型的治疗，无论是药物治疗还是非药物治疗，一旦肌肉出现广泛的过度活动并导致残疾，就应尽早开始，以防止永久性关节畸形或肌肉挛缩。因此，即使在急性环境中通常不知道患者是否会完全康复，也应该在专门的康复中心尽早进行急性期后护理，并对患者进行适当的评估，还可以制订合适的护理计划。在慢性阶段，除现有的治疗方法外，还应建议使用柔软舒适的夹板来减少痉挛状态[87]，因为 DOC 患者无法表达他们的疼痛感受。

　　尽管物理治疗强度对运动结果的影响我们知之甚少，但物理治疗师仍可发挥关键作用[15]。他们积极参与患者的护理和康复，几乎每天都进行呼吸理疗、拉伸、定位、多感觉刺激计划等，以提高舒适度并刺激患者的觉醒。特别是关于痉挛，理疗师需每天数小时正确地定位和拉伸它们，以控制肌张力，避免可能的挛缩并保持皮肤完整性[94-96]。为了有效地改善 DOC 患者的功能和舒适度，理疗师的干预需频繁且持续时间长，但这会使社会保障的成本提高。未来的研究需阐明急性和慢性情况下最小但足够的物理治疗量，并建立痉挛管理的循证指南。

　　当然，也需要一种结合物理、药物和外科治疗干预的多学科方法来恰当地处理这种痉挛状态[82]。不仅治疗师，家庭也要发挥重要作用[97]，除了物理治疗或口腔治疗之外，应该鼓励患者家属每天通过轻拉伸、按摩和刺激患者来参与护理。在长期慢性阶段，更强调维持生活质量，而不是奢求完全康复的期望，因为康复如常不太可能[94]。

　　DOC 患者通常需要重点且具体的管理（如医疗、护理、康复和语言治疗）。由于他们（几乎）完全依赖他人，因此可能每天需要长达 7h 以上的护理[98]。如上所述，痉挛关系到大多数患者，其不仅引起疼痛，还可能导致严重的肢体畸形，增加护理难度。除诱发疼痛、强直和肌肉无力外，痉挛的存在及运动功能的改变不仅会干扰康复，还可能使患者无法表现出意识迹象，从而导致误诊[99]。因此，为了改善患者的日常生活，需要适当的治疗和仔细的随访。随着时间的推移，痉挛管理可能会变为更舒适的护理和更少的治疗，但需保持它在医疗保健中的优先地位。

参 考 文 献

[1] Dietz V, Sinkjaer T. Spastic movement disorder: impaired reflex function and altered muscle mechanics. Lancet Neurol. 2007;6:725–33. doi:10.1016/S1474–4422(07)70193–X.

[2] Lance JW. Spasticity: disorders motor control. In: Feldman RG, Young RP, Koella WP, editors. Symposium synopsis. Miami, FL: Year Book Medical Publishers; 1980.

[3] Pandyan AD, Gregoric M, Barnes MP. Spasticity: clinical perceptions, neurological realities and meaningful measurement. Disabil Rehabil. 2005;27:2–6.

[4] Tardieu G, Shentoub S, Delarue R. A la recherche d'une technique de mesure de la spasticité. Rev Neurol. 1954;91:143–4.

[5] Young RR. Spasticity: a review. Neurology. 1994;44:S12–20.

[6] Burke D, Wissel J, Donnan GA. Pathophysiology of spasticity in stroke. Neurology. 2013;80:S20–6. doi:10.1212/WNL.0b013e31827624a7.

[7] O'Dwyer NJ, Ada L, Neilson PD. Spasticity and muscle contracture following stroke. Brain. 1996;119(Pt 5):1737–49.

[8] Zorowitz RD, Gillard PJ, Brainin M. Poststroke spasticity: sequelae and burden on stroke survivors and caregivers. Neurology. 2013;80:S45–52. doi:10.1212/WNL.0b013e3182764c86.

[9] Blicher JU, Nielsen JF. Does long-term outcome after intensive inpatient rehabilitation of acquired brain injury depend on etiology? NeuroRehabilitation. 2008;23:175–83.

[10] Thibaut A, Chatelle C, Ziegler E, et al. Spasticity after stroke: physiology, assessment and treatment. Brain Inj. 2013;27:1093–105. doi:10.3109/02699052.2013.804202.

[11] Plum F, Posner JB. The diagnosis of stupor and coma. Contemp Neurol Ser. 1972;10:1–286.

[12] Laureys S, Boly M. Unresponsive wakefulness syndrome. Arch Ital Biol. 2012;150:31–5. doi:10.4449/aib.v150i2.1407.

[13] Georgiopoulos M, Katsakiori P, Kefalopoulou Z, et al. Vegetative state and minimally conscious state: a review of the therapeutic interventions. Stereotact Funct Neurosurg. 2010;88:199–207. doi:10.1159/000314354.

[14] Giacino JT, Ashwal S, Childs N, et al. The minimally conscious state: definition and diagnostic criteria. Neurology. 2002;58:349–53.

[15] Leong B. The vegetative and minimally conscious states in children: spasticity, muscle contracture and issues for physiotherapy treatment. Brain Inj. 2002;16:217–30. doi:10.1080/02699050110103283.

[16] Ward AB. A literature review of the pathophysiology and onset of post-stroke spasticity. Eur J Neurol. 2012;19:21–7. doi:10.1111/j.1468–1331.2011.03448.x.

[17] Mayer NH, Esquenazi A. Muscle overactivity and movement dysfunction in the upper motoneuron syndrome. Phys Med Rehabil Clin N Am. 2003;14:855–83.

[18] Sunnerhagen KS, Olver J, Francisco GE. Assessing and treating functional impairment in poststroke spasticity. Neurology. 2013;80:S35–44. doi:10.1212/WNL.0b013e3182764aa2.

[19] Brashear A, Zafonte R, Corcoran M, et al. Inter- and intrarater reliability of the Ashworth Scale and the Disability Assessment Scale in patients with upper-limb poststroke spasticity. Arch Phys Med Rehabil. 2002;83:1349–54.

[20] Ghotbi N, Nakhostin Ansari N, Naghdi S, Hasson S. Measurement of lower-limb muscle spasticity: intrarater reliability of Modified Ashworth Scale. J Rehabil Res Dev. 2011;48:83–8.

[21] Yelnik AP, Simon O, Parratte B, Gracies JM. How to clinically assess and treat muscle overactivity in spastic paresis. J Rehabil Med. 2010;42:801–7. doi:10.2340/16501977–0613.

[22] Voerman GE, Gregoric M, Hermens HJ. Neurophysiological methods for the assessment of spasticity: the Hoffmann reflex, the tendon reflex, and the stretch reflex. Disabil Rehabil. 2005;27:33–68.

[23] Kakebeeke T, Lechner H, Baumberger M, et al. The importance of posture on the isokinetic assessment of spasticity. Spinal Cord. 2002;40:236–43.

[24] Lamontagne A, Malouin F, Richards CL, Dumas F. Evaluation of reflex- and nonreflex-induced muscle resistance to stretch in adults with spinal cord injury using hand-held and isokinetic dynamometry. Phys Ther. 1998;78:964–75. discussion 976–8

[25] Biering-Sørensen F, Nielsen JB, Klinge K. Spasticity-assessment: a review. Spinal Cord. 2006;44:708–22. doi:10.1038/sj.sc.3101928.

[26] Abbruzzese G. The medical management of spasticity. Eur J Neurol. 2002;9:30–4. doi:10.1046/j.1468–1331.2002.0090s1030.x.

[27] Richard I, Menei P. Intrathecal baclofen in the treatment of adult spasticity. Neurosurg Focus. 2007;21:e5. doi:10.3171/foc.2006.21.2.6.

[28] Pistoia F, Sacco S, Sarà M, et al. Intrathecal Baclofen: effects on spasticity, pain, and consciousness in disorders of consciousness and locked-in syndrome. Curr Pain Headache Rep. 2015; doi:10.1007/s11916–014–0466–8.

[29] Margetis K, Korfias SI, Gatzonis S, et al. Intrathecal baclofen associated with improvement of consciousness disorders in spasticity patients. Neuromodulation. 2014;17:699–704. doi:10.1111/ner.12147.

[30] Bovend'Eerdt TJ, Newman M, Barker K, et al. The effects of stretching in spasticity: a systematic review. Arch Phys Med Rehabil. 2008;89:1395–406. doi:10.1016/j.apmr.2008.02.015.

[31] Goldstein EM. Spasticity management: an overview. J Child Neurol. 2001;16:16–23.

[32] Feldman PA. Upper extremity casting and splinting. In: Glenn MB, Whyte J, editors. The Practical Management of Spasticity in Children and Adults. Philadelphia, PA: Lea and Febiger; 1990.

[33] Sahin N, Ugurlu H, Albayrak I. The efficacy of electrical stimulation in reducing the post-stroke spasticity: a randomized controlled study. Disabil Rehabil. 2012;34:151–6. doi: 10.3109/09638288.2011.593679.

[34] Magrassi L, Maggioni G, Pistarini C, et al. Results of the prospective study (CATS) on the effects of thalamic stimulation in minimally conscious and vegetative state patients. J Neurosurg. 2016;125(4):972–81.

[35] Sheean G. The pathophysiology of spasticity. Eur J Neurol. 2002;9(Suppl 1):3–61.

[36] Gracies JM. Pathophysiology of spastic paresis II: emergence of muscle overactivity. Muscle Nerve. 2005;31:552–71.

[37] Lieber RL, Steinman S, Barash IA, Chambers H. Structural and functional changes in spastic skeletal muscle. Muscle Nerve. 2004;29:615–27. doi:10.1002/mus.20059.

[38] Castle ME, Reyman TA, Schneider M. Pathology of spastic muscle in cerebral palsy. Clin Orthop Relat Res. 1979;142:223–33.

[39] Brown P. Pathophysiology of spasticity. J Neurol Neurosurg Psychiatry. 1994;57:773–7.

[40] Ivanhoe CB, Reistetter TA. Spasticity: the misunderstood part of the upper motor neuron syndrome. Am J Phys Med Rehabil. 2004;83:S3–9.

[41] Kinney H, Samuels M. Neuropathology of the persistent vegetative state. A review. J Neuropathol Exp Neurol. 1994;53(6):548–58.

[42] Gracies JM. Pathophysiology of spastic paresis. I: paresis and soft tissue changes. Muscle Nerve. 2005;31:535–51. doi:10.1002/mus.20284.

[43] Tardieu C, Tardieu G, Colbeau-Justin P, et al. Trophic muscle regulation in children with congenital cerebral lesions. J Neurol Sci. 1979;42:357–64.

[44] Williams PE, Goldspink G. Connective tissue changes in immobilised muscle. J Anat. 1984;138(Pt 2):343–50.

[45] Berg HE, Larsson L, Tesch PA. Lower limb skeletal muscle function after 6 wk of bed rest. J Appl Physiol. 1997;82:182–8.

[46] Alzghoul MB, Gerrard D, Watkins BA, Hannon K. Ectopic expression of IGF-I and Shh by skeletal muscle inhibits disuse-mediated skeletal muscle atrophy and bone osteopenia in vivo. FASEB J. 2004;18:221–3. doi:10.1096/fj.03–0293fje.

[47] Williams PE, Goldspink G. Changes in sarcomere length and physiological properties in immobilized muscle. J Anat.

1978;127:459–68.

[48] Kvist M, Hurme T, Kannus P, et al. Vascular density at the myotendinous junction of the rat gastrocnemius muscle after immobilization and remobilization. Am J Sports Med. 1995;23:359–64. doi:10.1177/036354659502300320.

[49] Kannus P, Jozsa L, Kvist M, et al. The effect of immobilization on myotendinous junction: an ultrastructural, histochemical and immunohistochemical study. Acta Physiol Scand. 1992;144:387–94. doi:10.1111/j.1748–1716.1992.tb09309.x.

[50] Yarkony GM, Sahgal V (1987) Contractures. A major complication of craniocerebral trauma. Clin Orthop Relat Res (219):93–96.

[51] Sinkjaer T, Toft E, Larsen K, et al. Non-reflex and reflex mediated ankle joint stiffness in multiple sclerosis patients with spasticity. Muscle Nerve. 1993;16:69–76. doi:10.1002/mus.880160112.

[52] Delwaide P, Pepin J. Projections from basal ganglia to tegmentum: a subcortical route for explaining the pathophysiology of Parkinson's disease signs? J Neurol. 2000;247(Suppl 2):II75–81.

[53] Ben Smaïl D, Kieffer C, Bussel B. Evaluation clinique de la spasticité. Neurochirurgie. 2003;49:190–8.

[54] Trompetto C, Marinelli L, Mori L. Pathophysiology of spasticity: implications for neurorehabilitation. Biomed Res Int. 2014;2014:354906.

[55] Liebesman JL, Cafarelli E. Physiology of range of motion in human joints: a critical review. Crit Rev Phys Rehabil Med. 1994;6:131.

[56] Bell KR, Vandenborne K. Contracture and limb deformities. In: Lazar RB, editor. Principles of neurologic rehabilitation. New York: McGraw-Hill; 1998. p. 309–28.

[57] Evans CD. Rehabilitation after severe head injury. New York: Churchill Livingstone; 1981.

[58] Hefter H, Jost WH, Reissig A, et al. Classification of posture in poststroke upper limb spasticity: a potential decision tool for botulinum toxin A treatment? Int J Rehabil Res. 2012;35:227–33. doi:10.1097/MRR.0b013e328353e3d4.

[59] Malhotra S, Pandyan AD, Day CR, et al. Spasticity, an impairment that is poorly defined and poorly measured. Clin Rehabil. 2009;23:651–8. doi:10.1177/0269215508101747.

[60] Harburn K, Potter P. Spasticity and contractures. Phys Med Rehabil. 1993;7:113–22.

[61] Botte MJ, Nickel VL, Akeson WH (1988) Spasticity and contracture. Physiologic aspects of formation. Clin Orthop Relat Res (233):7–18.

[62] Brainin M. Poststroke spasticity: treating to the disability. Neurology. 2013;80:S1–4.

[63] Pistoia F, Sacco S, Sarà M, Carolei A. The perception of pain and its management in disorders of consciousness. Curr Pain Headache Rep. 2013;17:374. doi:10.1007/s11916–013–0374–3.

[64] Pilon M, Sullivan SJ. Motor profile of patients in minimally responsive and persistent vegetative states. Brain Inj. 1996;10:421–37.

[65] Formisano R, Pistoia F, Sarà M. Disorders of consciousness: a taxonomy to be changed? Brain Inj. 2011;25:638–9. doi:10.3109/02699052.2011.572948.

[66] Pistoia F, Sarà M. Is there a Cartesian renaissance of the mind or is it time for a new taxonomy for low responsive states? J Neurotrauma. 2012;29:2328–31. doi:10.1089/neu.2009.1257.

[67] Di Perri C, Stender J, Laureys S, Gosseries O. Functional neuroanatomy of disorders of consciousness. Epilepsy Behav. 2014;30:28–32. doi:10.1016/j.yebeh.2013.09.014.

[68] Sommerfeld DK, Eek EU, Svensson AK, et al. Spasticity after stroke: its occurrence and association with motor impairments and activity limitations. Stroke. 2004;35:134–9. doi:10.1161/01. STR.0000105386.05173.5E.

[69] Dietz V, Trippel M, Berger W. Reflex activity and muscle tone during elbow movements in patients with spastic paresis. Ann Neurol. 1991;30:767–79. doi:10.1002/ana.410300605.

[70] Ditunno JF, Little JW, Tessler A, Burns AS. Spinal shock revisited: a four-phase model. Spinal Cord. 2004;42:383–95. doi:10.1038/sj.sc.3101603.

[71] Elliott L, Walker L. Rehabilitation interventions for vegetative and minimally conscious patients. Neuropsychol Rehabil. 2007;15:480–93. doi:10.1080/09602010443000506.

[72] Schmit BD, Dewald JPA, Rymer WZ. Stretch reflex adaptation in elbow flexors during repeated passive movements in unilateral brain-injured patients. Arch Phys Med Rehabil. 2000;81:269–78. doi:10.1053/apmr.2000.0810269.

[73] Tremblay F, Malouin F, Richards CL, Dumas F. Effects of prolonged muscle stretch on reflex and voluntary muscle activations in children with spastic cerebral palsy. Scand J Rehabil Med. 1990;22:171–80.

[74] Hale LA, Fritz VU, Goodman M. Prolonged static muscle stretch reduces spasticity. South African J Physiother. 1995;51:3–6.

[75] Al-Zamil ZM, Hassan N, Hassan W. Reduction of elbow flexor and extensor spasticity following muscle stretch. Neurorehabil Neural Repair. 1995;9:161–5.

[76] McPherson JJ, Arends TG, Michaels MJ, Trettin K. The range of motion of long term knee contractures of four spastic cerebral palsied children. Phys Occup Ther Pediatr. 1984;4:17–34. doi:10.1080/J006v04n01_04.

[77] Katalinic OM, Harvey LA, Herbert RD, et al (2010) Stretch for the treatment and prevention of contractures. Cochrane Database Syst Rev CD007455. doi:10.1002/14651858. CD007455. pub2

[78] Leong B. Critical review of passive muscle stretch: implications for the treatment of children in vegetative and minimally conscious states. Brain Inj. 2002;16:169–83. doi:10.1080/02699050110103292.

[79] Mortenson PA, Eng JJ. The use of casts in the management of joint mobility and hypertonia following brain injury in adults: a systematic review. Phys Ther. 2003;83:648–58.

[80] Lannin NA, Novak I, Cusick A. A systematic review of upper extremity casting for children and adults with central nervous system motor disorders. Clin Rehabil. 2007;21:963–76. doi:10.1177/0269215507079141.

[81] Singer BJ, Dunne JW, Singer KP, et al. Non-surgical management of ankle contracture following acquired brain injury. Disabil Rehabil. 2004;26:335–45. doi:10.1080/0963 828032000174.070

[82] Lehmkuhl LD, Thoi LL, Baize C, et al. Multimodality treatment of joint contractures in patients with severe brain injury: cost, effectiveness, and integration of therapies in the application of serial/inhibitive casts. J Head Trauma Rehabil. 1990;5:23–42.

[83] NHS QIS Scotland Evidence Note. Manual passive stretching for adults with chronic neurological conditions who are unable to move their own joints. NHS Scotland. 2005.

[84] Basaran A, Emre U, Karadavut KI, et al. Hand splinting for poststroke spasticity: a randomized controlled trial. Top Stroke Rehabil. 2012;19:329–37. doi:10.1310/tsr1904–329.

[85] Shah S (2007) Wrist splint for upper motor neuron paralysis. Stroke 38:e74; author reply e75. doi:10.1161/ STROKEAHA.107.488031

[86] Gans BM, Erickson G, Simons D. Below-knee orthosis: a wrap-around design for ankle-foot control. Arch Phys Med Rehabil. 1979;60:78–80.

[87] Thibaut A, Deltombe T, Wannez S, et al. Impact of soft splints on upper limb spasticity in chronic patients with disorders of consciousness: a randomized, single-blind, controlled trial. Brain Inj. 2015;29:830–6. doi:10.3109/026 99052.2015.1005132.

[88] Turner-Stokes L, Ashford S, Bhakta B, et al. Spasticity in adults: management using botulinum toxin: national guidelines. Physicians: London R. Coll; 2009.

[89] van Rhijn J, Molenaers G, Ceulemans B. Botulinum toxin type A in the treatment of children and adolescents with an acquired brain injury. Brain Inj. 2005;19:331–5. doi:10.1080/02699050400013675.

[90] Yablon SA, Agana BT, Ivanhoe CB, Boake C. Botulinum toxin in severe upper extremity spasticity among patients with traumatic brain injury: an open-labeled trial. Neurology. 1996;47:939–44.

[91] Tsui JKC. Botulinum toxin as a therapeutic agent. Pharmacol Ther. 1996;72:13–24. doi:10.1016/S0163–7258(96)00091–5.

[92] National Health and Medical Research Council. Ethical guidelines for the care of people in post-coma unresponsiveness (vegetative state) or a minimally responsive state. Canberra: National Health and Medical Research Council; 2008.

[93] Booth FW. Effect of limb immobilization on skeletal muscle. J Appl Physiol. 1982;52:1113–8.

[94] Royal College of Physicians. Prolonged disorders of consciousness: National clinical guidelines. London: Royal College of Physicians; 2013.

[95] Tardieu C, Lespargot A, Tabary C, Bret MD. For how long must the soleus muscle be stretched each day to prevent contracture? Dev Med Child Neurol. 1988;30:3–10.

[96] Hellweg S, Johannes S. Physiotherapy after traumatic brain injury: a systematic review of the literature. Brain Inj. 2008;22:365–73. doi:10.1080/02699050801998250.

[97] Latchem J, Kitzinger J, Kitzinger C. Physiotherapy for vegetative and minimally conscious state patients: family perceptions and experiences. Disabil Rehabil. 2015;8288:1–8. doi:10.31 09/09638288.2015.1005759.

[98] Saoût V, Ombredane MP, Mouillie JM, et al. Patients in a permanent vegetative state or minimally conscious state in the Maine-et-Loire county of France: a cross-sectional, descriptive study. Ann Phys Rehabil Med. 2010;53:96–104. doi:10.1016/j.rehab.2010.01.002.

[99] Shiel A, Gelling L, Wilson B, et al. Difficulties in diagnosing the vegetative state. Br J Neurosurg. 2004;18:5–7. doi:10.1080/02688690410001660625.

第8章 意识障碍患者经口进食的可行性

Feasibility of Oral Feeding in Patients with Disorders of Consciousness

Audrey Maudoux　　Ingrid Breuskin　　Olivia Gosseries　　Evelyne Mélotte

Caroline Schnakers　　Audrey Vanhaudenhuyse　著

谢秋幼　陈　炎　单　峤　译

摘　要

　　吃喝是生活的基本乐趣。正常人完成这些动作如此容易，以至于掩盖了其内在神经控制的复杂性。一些研究显示，吞咽困难在严重脑损伤患者中较常见。面对难以管理的意识状态发生改变的患者，目前很少考虑将味觉刺激和吞咽康复作为一种补充的措施。本章旨在总结目前关于吞咽神经控制的知识，评估意识对吞咽控制的作用，以最终确定意识障碍患者经口进食的可行性。

　　对于大多数人来说，吃喝是生活的基本乐趣。然而，正常人完成这些动作如此容易，以至于掩盖了其内在神经控制的复杂性。中枢神经系统多个区域（从脑干到皮质），都涉及这一复杂感觉运动程序的实现，其中包括面、舌、咽、喉和食管等部位的肌肉参与吞咽动作的完成，共牵涉 26 对肌肉，以及舌上纵肌和 5 对脑神经。神经控制的复杂性，连同诸多参与其中的肌肉神经，使在动物和人身上进行吞咽的研究十分困难。尽管吞咽障碍的评估方法和康复技术研究较深入，但在如何理解吞咽的神经生理学基础方面仍无突破。

　　过去数年中，对研究吞咽感兴趣的人日益增多。最初，人们研究了几组不同神经疾病（如脑卒中）患者的吞咽障碍。为了探索脑损害的位置及与吞咽障碍类型的关系，采用 CT 或 MRI 对脑损害进行了精确的解剖学研究，并与吞咽功能的临床评定进行了相关分析。一些研究结果显示，严重脑损害患者吞咽障碍的发生率为 25%~61%[1-3]。这些吞咽困难主要是由于生理功能不足（影响到吞咽力学）或认知功能受到损害造成的。意识障碍患者的治疗十分困难，使用味觉刺激，连同吞咽康复可能会构成补充的治疗措施，而当前这一点往往被研究人员所忽视[4]。令人感兴趣的是，临床吞咽评估是否可以作为神经学诊断的工具或意识恢复的预后因素。本章主要总结了现有关于吞咽的神经控制（无论自发启动与否）知识，来评价意识在吞咽控制中的地位，最终确定意识障碍患者经口进食的可行性。

一、吞咽的神经生理学

1825 年，由 Magendie 发现吞咽的过程被分为三个部分，即口腔期、咽期和食道期。口腔期经常被描述成一个自发的过程（主要由自主神经系统控制），咽期和食道期则经常被描述成反射性过程（图 8-1）。

（一）口腔期

口腔期是吞咽的唯一自发阶段，其中包括食物摄取、咀嚼，以及与唾液混合（混涎）等几个阶段。食物经过上述处理后形成食团，被输送到咽部。在口腔期，口腔需保持密闭才能容纳食物。在前面，口轮匝肌收缩作为前括约肌。在后面，软腭下降作为后括约肌，防止食物过早进入咽腔。咀嚼时，食物在舌和脸颊之间移动，牙齿进行挤压、切割、撕碎。在咀嚼过程中食物与唾液混合，这一步骤既有助于消化（因为有淀粉酶的作用），又提供机械作用来润滑和黏合形成食团。在推进过程中，食团移动到口腔后部。当食物到达 Wassilieff 区（覆盖软腭、舌根、会厌谷、咽后壁的一块黏膜区域）时，吞咽的咽期开始了。因此，Wassilieff 区划定了从口腔期到第二个阶段（咽期）的界限。口腔期时间的长短取决于食物的味道、黏稠度、环境、饥饿、动机，以及患者的意识水平。它有赖于舌良好的灵活性和众多肌肉完好的功能，这些肌肉包括舌骨上肌群、闭颌肌群（颞肌和咬肌）、翼状肌、舌骨下肌群（保证舌骨的稳定性）、口轮匝肌和舌腭肌群。

（二）咽期

当食物到达咽腔时，吞咽反射启动。紧随着出现一系列事件使食团送到食道，并且气道得到保护，咽期包括三个阶段。

1. 鼻咽与喉的保护

腭咽括约肌的关闭目的在于隔离口咽和鼻咽。软腭的抬高并向外侧咽壁靠近避免了食物和液体向鼻腔反流。喉部括约肌（喉上抬，声带和室壁的关闭，杓肌前倾，会厌在声门上反转）的关闭提供了下气道的保护。喉的上升是吞咽的一个关键步骤。它通过将喉的位置置于舌根下方、同时关闭喉室来保护气道。喉的上升也促进了食道上括约肌（upper esophageal sphincter，UES）的开放。

2. 促进食团通过咽部

食团的推进主要来自于舌根后部的运动。为完成下咽的排空，咽缩肌循序收缩形成蠕动波，从上往下推动食团。

3. 食道上括约肌开放

在吞咽时，环咽肌松弛，舌骨上肌收缩使 UES 被牵拉而开放。最终，咽期结束，UES 关闭直至下一次吞咽。

不同肌肉的精细且同步的运动由脑干通过中央模式发生器（central pattern generator，CPG）控制。

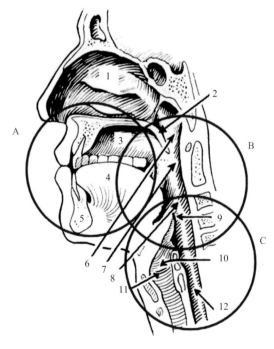

▲ 图 8-1　吞咽的三阶段

A. 口腔期；B. 咽期；C. 食道期。1. 鼻腔；2. 软腭；3. 口腔；4. 舌；5. 下颌骨；6. 鼻咽；7. 口咽；8. 喉咽；9. 会厌；10. 喉；11. 声带；12. 食道。经许可转载，改编自参考文献 [5]

（三）食道期

食道期确保食团通过蠕动波从 UES 到胃的转运。通过食道的两个肌层（外纵层和内环层）的同步收缩，可形成蠕动波。

二、吞咽的神经控制

吞咽需要上述所有肌群完美的协调配合，它的实现需要中枢神经系统良好的控制。咽部作为呼吸和消化的共同通道，吞咽过程中轻微的失误都会导致误吸（部分食物进入气道）。吞咽控制的主要神经结构是 CPG，它位于脑干。CPG 既接受来自于外周（口腔、咽和喉）的感觉传入，也接受皮质的输入。它整合上述信息，形成运动程序并发送给运动神经元。CPG 组织吞咽过程中所有运动神经元的序贯激活（图 8-2）。

感觉输入主要来自于舌咽神经（Ⅸ）和迷走神经（Ⅹ）的分支喉上神经，两者都对气道保护至关重要。对人类舌咽神经支配区的刺激可促进吞咽[8]。对大多数哺乳动物喉上神经的刺激也有利于启动吞咽[9]。来自于舌咽神经和喉上神经的信息通过孤束核传递到吞咽中枢，这些信息还需接受来自于三叉神经（Ⅴ）的感觉传入，尤其是它的分支下颌神经（V_3）。位于口腔内和颞下

颌关节的机械感受器能提供食团的黏稠度和体积信息，并通过改变幅度和周期来调节吞咽的运动反应。

在脑干，延髓内包含一个负责启动吞咽的运动程序的中间神经元网络[6]。该网络分成 2 组，即位于孤束核背侧、网状结构的背侧组和位于疑核周围的腹侧组。前者接受来自外周和皮质传入的感觉输入，它启动运动程序并通过腹侧组传递到负责吞咽的运动神经核。三叉神经运动核位于脑桥中部，支配腭帆张肌、二腹肌前腹、下颌舌骨肌、咬肌、颞肌、翼内肌和翼外肌。面神经运动核位于脑桥底部，控制面部表情肌、二腹肌后腹、茎突舌骨肌。占据延髓整个高度的疑核，通过其头部控制食道和腭咽（Ⅸ、Ⅹ脑神经的运动纤维）的神经支配，而尾部支配喉部（Ⅺ副神经）。舌下神经（Ⅻ）核与 C_1 神经根支配舌肌。C_2、C_3 颈神经根与舌下神经一起控制舌骨下肌。

总之，感觉信息来自于 3 对脑神经，即三叉神经（Ⅴ）、舌咽神经（Ⅸ）、迷走神经（Ⅹ）。来自于喉上神经（Ⅹ的一个分支）的传入是启动吞咽最强的因素。涉及吞咽不同肌群的神经支配，依次由 5 对脑神经提供，即三叉神经（Ⅴ）、面神经（Ⅶ）、舌咽神经（Ⅸ）、迷走神经（Ⅹ）、

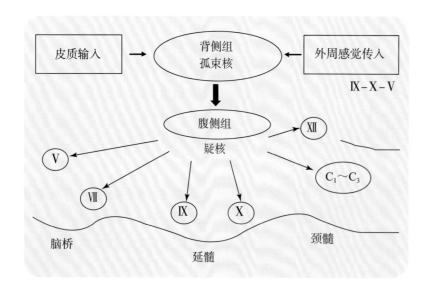

◀ 图 8-2　图示中枢模式发生器（CPG）来自外周（口腔、咽和喉）的感觉传入和中枢皮质的输入围绕孤束核（吞咽背侧组）投射。背侧组整合上述信息，形成吞咽的运动程序并发送给位于疑核附近的吞咽腹侧组的前运动神经元。经许可转载，改编自参考文献 [6, 7]

舌下神经（Ⅻ）核（表 8-1）。

表 8-1　涉及吞咽过程的脑神经

脑神经	作　用
三叉神经（Ⅴ） ● 眼神经（V_1） ● 上颌神经（V_2） ● 下颌神经（V_3）	感觉：面、颊、嘴、下巴、嘴唇、上颚、牙齿、鼻腔、下颌、舌前 2/3
	运动：咀嚼肌、软腭张肌、下颌舌骨肌、二腹肌前腹
面神经（Ⅶ）	味觉：舌前 1/3
	分泌：泪腺、颌下腺、舌下腺、鼻与颚的黏膜
	运动：表情肌、鼻肌、二腹肌后腹、茎突舌骨肌镫骨肌
舌咽神经（Ⅸ）	味觉：舌后 2/3
	分泌：腮腺
	感觉：会厌、喉黏膜
	运动：与副神经一起支配食道、喉部诸肌（除外茎突咽肌）、软腭诸肌（除外腭帆张肌）
迷走神经（Ⅹ）	味觉：会厌区和舌根
	感觉：会厌，喉黏膜
	运动：食管肌肉，喉肌（喉咽肌除外）在副神经（Ⅺ）的辅助下，软腭肌肉（除腭帆张肌）
舌下神经（Ⅻ）	运动：所有舌肌（除外舌腭肌）、颏舌骨肌、甲状舌骨肌

经许可转载，改编自参考文献 [5, 10, 11]

三、吞咽与意识

（一）动物实验研究

上世纪初，Sherrington 就开始观察去脑鼠的吞咽活动（实验鼠的脑桥以上部分与脑干被切断）[12]，他观察到在喉上神经支配区给予不同刺激（电、机械、液体或化学刺激）可以启动吞咽。这种吞咽，既没有口腔准备，也没有食团推进，被看作是一种反射。吞咽反射还可以在去脑和麻醉的山羊中观察到，通过电刺激喉上神经分布区可启动吞咽[13]。当试图通过电刺激舌咽神经重复该实验时，没有观察到吞咽反射，这一刺激似乎对吞咽运动有一定的促进作用。上述实验表明在去脑的哺乳动物中启动吞咽是可能的，而皮质控制并不是必要的。

（二）人类研究

在人类胎儿身上进行的口腔感觉运动功能和吞咽的超声研究表明，吞咽活动很早就开始了[14]。实际上，吞咽在调节羊水体积和构成方面发挥重要作用。吞咽的咽期是胎儿身上观察到最早的咽部运动反应，出现在妊娠 10～14 周。早在胎儿生长的第 11 周，控制吞咽咽期、位于脑干的中间神经元网络已经发育到了功能水平。妊娠 22～24 周，就能经常观察到吞咽运动。吞咽反射似乎在缺乏皮质的人类胎儿身上也能见到。事实上，一些超声研究表明，在无脑畸形的胎儿身上存在吞咽运动[15]。因此，人类在皮质与皮质下结构发育完整之前就能完成吞咽运动。此外，即使吞咽被认为是反射或自动的[19, 20]，一些电生理、神经影像学和临床观察表明，大脑皮质在吞咽过程中也起着重要的作用[16-18]。当关注因脑卒中而导致吞咽障碍的发生率时，皮质的作用就显而易见。在缺氧性脑损伤患者中，吞咽障碍的发生率从＜30%[21] 上升到＞50%[22]。来自 Penfield 早期的皮质电刺激研究就已证明了皮质在吞咽过程中的作用。通过经颅磁刺激（transcranial magnetic stimulation，TMS），Hamdy 等证实吞咽诸肌在皮质的特定映射区域存在不对称性[23]，这一不对称性与个体优势偏侧化不相关。如果脑卒中损害了与吞咽有关的皮质脊髓束在大脑半球的最大投射区，吞咽障碍风险明显增高[23]。在一侧皮质脊髓束的参与下，吞咽功能的有效恢复尚依赖于对侧大脑半球相同传导束的存在与完善[24-26]。功能影像学技术［正电子发射断层成像成像（positron emission tomography，PET）、功能磁共振成像（functional magnetic resonance imaging，fMRI）］使参与吞咽的皮质机制研究发生了革命性变化。它们证实了大脑皮质在其中的重要作用。根据这些神经影像学研究，主要的结构包括小脑、基底节、感觉运动区、前额叶、前扣带回、岛叶和颞顶区[27-31]。

1. 中央前回

中央前回是有关吞咽功能影像学研究中最常被提及的区域，它包括前运动区［包括辅助运动区（supplementary motor area，SMA）］和初级运动皮质。这一区域控制口腔、咽、喉的肌肉[23]，与吞咽的准备和自主运动有关。中央前回似乎在自发的吞咽活动中也被激活，这一现象在自发吞咽实现中的作用有待阐明[19]。SMA 位于初级运动皮质前方，与复杂运动的计划（尤其是有序运动）有关。它似乎对运动序列有调节作用，并参与吞咽中咽 - 食道期的启动[27]。

2. 前额皮质

前额皮质位于运动前区之前、额叶的前部。它与复杂的认知任务计划有关。同时，它还参与情感状态的产生及其自发改变的调节。前额皮质还与嗅觉信息的分析有关。

3. 前扣带回

前扣带回对于有意识的觉知、情绪有关的刺激处理非常重要。前扣带回的激活涉及吞咽过程中的情感和注意功能。尚有人认为这一区域（参与认知和注意过程）起到吞咽过程中目的和运动序列参与执行的桥梁作用[32]。此外，前扣带回还起调节消化道内脏运动反应的作用。

4. 岛叶

已有一些功能神经影像学研究报道了吞咽活动中岛叶的激活[19, 27, 33]。这一区域的单独损害就会导致吞咽困难[33]。岛叶与其他区域一起对来自躯体平衡状态的信息进行监控和分析。它还参与内脏运动（自发活动）的控制[34]、灵长类口面部的躯体感觉、口面部自主运动及言语的控制。它的激活似乎还能整合消化道的感觉和运动功能。

5. 顶叶和中央后回

感觉皮质参与面部感觉和味觉刺激的处理[35]。吞咽过程中它的激活反映它接受了大量来自口咽部的感觉信息。如上所述，感觉输入对吞咽的调节十分必要[19]。

6. 颞叶

Martin 等的研究表明，来自咀嚼和吞咽产生的听觉刺激激活了颞叶皮质，更为准确地说是初级听觉皮质[19]。事实上，我们通过骨传导接受来自吞咽的声音。还有一项 PET 研究证明颞叶的前内侧部分参与了味觉刺激的识别[36]。

7. 基底节

基底节包括尾状核和豆状核（壳核和苍白球），这些结构接受来自于众多脑区（额叶、前额叶和顶叶）的信息并将之传递到 SMA。基底节发挥着对运动的促进作用。临床研究表明基底节的病变（如帕金森病），会导致吞咽中口腔 - 咽期的协调困难。

8. 小脑

小脑被认为是序列运动的调节器[37-39]，它整合各种感觉传入冲动，并以此为基础，组织运动传出反应[40]。它确保正确的咽、喉协同和按时进行（如喉上举、声门关闭、吞咽反射触发）。

大多数研究均基于对自主吞咽（如遵嘱吞咽食物和唾液）机制的观察。因此，一些不同的皮质区域涉及其中并不奇怪，但在反射性吞咽过程中也能观察到皮质的控制[19, 20]。吞咽障碍［以在自主吞咽（如遵嘱吞咽）中不能形成反射性吞咽为特点］被观察到有左侧额外侧皮质的损害[41]。特定形式与自主吞咽所激活的网络不同 Kern 等的研究表明，相对于自主吞咽，反射性吞咽激活了初级感觉运动皮质。而前者除此之外，还激活了其他皮质区域，如岛叶、前额叶和扣带回、楔叶和楔前叶[20]。这些区域反映了吞咽运动的准备和实现。Martin 等的研究表明，与反射性吞咽相比，自主吞咽前扣带回后部激活更明显[19]。因此，针对成人的研究表明，无论是反射性吞咽还是自主吞咽均需皮质的参与。然而，可以很长时间没有吞咽。当有吞咽时，从脑电图上可以看到觉醒的迹象，无论是在快速眼动睡眠（rapid eye movement，REM）还是非快速眼动睡眠（non-rapid eye movement，NREM）。吞咽发生的频率与睡眠阶段有关。当睡眠加深时，很少观察到吞咽[42, 43]。围术期时常可以观察到吞咽反射的变化。有一些原因可以解释这些变化，如创伤因素（如气管内插管导致的黏膜损伤）、与患者自身使用过的麻醉药物的药效动力学有关的药物因素等[44]。

四、意识障碍患者经口进食

在过去 15 年中，科学界对严重脑损伤患者的吞咽障碍产生了越来越大的兴趣。与颅脑损伤或缺氧性脑损伤相关的吞咽障碍发生率为 25%～61%[1-3]。此外，反复误吸导致很多并发症（如吸入性肺炎），从而在这一脆弱人群中引发灾难性后果。因此，为了避免并发症和缩短住院时间，对于急性期患者的吞咽评估至关重要。然而，很少有研究关注吞咽障碍对康复的预后价值，以及可用于严重脑损伤患者的康复方法。事实上，意识波动、严重认知功能障碍和沟通的差异使标准的吞咽评估在该特定人群极有挑战性。此外，在急性环境中，神经系统的评估和重要功能的维持往往被优先考虑。

目前，虽然大多数患者在创伤性或缺氧性脑损伤后的前几天内从昏迷中恢复，但在完全或部分恢复意识之前，一些患者进展经历了不同的阶段［植物状态（vegetative state，VS）或无反应觉醒综合征（unresponsive wakefulness syndrome，

UWS）、微意识状态（minimally conscious state，MCS）、闭锁综合征］。UWS 患者有觉醒但缺乏意识。他们的脑干保存相对完整，而白质和灰质严重受损。他们能够产生反射性动作，但主要损害与记忆、注意、计划、语言等复杂信息处理有关的皮质。与 UWS 不同，MCS 患者可表现出重复但不稳定的有意识迹象（如视觉追踪、遵嘱反应），但他们不能交流[45]。他们的脑代谢较 UWS 患者高[46]且相关区域受累少。

一些研究关注严重脑损伤患者吞咽功能恢复的安全性。在 MacKay 等进行的一项颅脑损伤患者的前瞻性研究中，61% 的患者存在吞咽障碍，41% 有误吸迹象[1]。吞咽障碍的严重程度与 GCS（Glasgow Coma Scale）评分低、RLA（Ranchos Los Amigos）评分低[57]、气管切开和至少 2 周的机械通气有关。著者得出结论，认知水平不仅影响患者恢复进食的时间，而且影响他们全面经口进食的耐受能力。同样的，Ward 等观察发现 GCS 评分在 3～8 分的患者与 >8 分的患者相比，经口进食消化延迟更明显[58]。他们认为，吞咽功能评估和吞咽康复越早，全面经口进食恢复的越快。一项回顾性研究统计了颅脑损伤患者吞咽障碍发生率[2]。在 201 名患者中，27%（55/201）有吞咽功能障碍，其中 82%（45/55）不能实现安全的经口进食，大多数具有严重的意识障碍（UWS 或 MCS）。著者认为，为了实现经口进食，患者需要有良好的认知控制能力。最近，一项回顾性研究探讨了颅脑损伤患者入院时的诊断与恢复经口进食的相关性[48]。总体来讲，93% 的患者在入院时出现吞咽功能障碍，64% 的患者在康复期结束时可以实现经口进食。经口进食与入院时的意识水平明显相关。24% 的昏迷或 UWS［RLA Ⅰ 或 Ⅱ、77% 的 MCS（RLA Ⅲ）］和 88% 的脱离 MCS（RLA Ⅳ 或 Ⅴ）患者在康复期结束前实现经口进食。Formisano 等进行的回顾性研究发现，颅脑损伤与恢复经口进食的时间越短，意识

水平的恢复就越好[56]。其他研究也表明，意识水平下降与经口进食能力低下有关[49, 50]。

一些研究关注严重意识障碍患者有效的吞咽评定和康复的可行性。Pirozzi 等评估了 12 名颅脑损伤后严重意识障碍、行气管切开术的患者[51]。该研究的目的是评价急性期在感觉刺激疗法下给予液态或固态食物的可行性。在这 12 名患者中，7 名诊断为 UWS（RLA 评分 II 级）。92% 的患者给予了详细的吞咽评估，其中包括电视透视检查（使用四种不同浓度的物质）。电视透视中使用含钡的对比剂，对比剂摄入和在口腔、咽、食道的分布被 X 线系统跟踪显示，从而可以观察和评估吞咽的三个阶段。因而，无论患者的意识处于什么水平，都可以客观地评价他们的吞咽能力。需注意的是研究者已经观察到 25%的患者存在误吸的迹象（$n=3$），比 MacKay 等所报道的误吸比例低[1]。在这 3 名患者中，2 名是 UWS 存在脑干和皮质损害，1 名是 MCS 并仅仅只有皮质损害。3 名患者中观察到的误吸都为阴性（即在没有可见、可闻的，如咳嗽反射迹象下发生）。采用传统床边吞咽评定会遗漏掉这 3 名患者的误吸。这与之前发表的认为传统床边临床吞咽评定仅仅只有 66% 的准确性一致[52, 53]。因此，决定经口进食是否安全不能只靠床边评价。除了床边吞咽评定，著者还对患者进行了多种训练[51]，其经口进食康复技术包括口腔运动范围练习，少量特殊食物的热、味觉刺激，不同黏度的饮料，降低咬合反射，照料者的宣教。给予这些治疗措施后，所有的受试者均没有出现吸入性肺炎。当离开急诊时，所有患者都可以接受一定量的食物或饮料，并且有 5 名患者可以经口进食足以满足每日需要，从而拔除胃造瘘管。在 12 名患者中有 10 名认知行为动能改善（6 名 UWS，4名 MCS）。他们在出院时 RLA 在 III～VII 级。患者的吞咽能力看起来与患者意识水平的变化有关，至少在急性阶段如此。Brady 等[4] 评估了 RLA 在

II～III 级（UWS 和 MCS）的 25 名患者。这些患者分成两组，其中一组 10 名 RLA 评分在 III 级的患者尽早经口进食，另一组 15 名患者经口进食延迟进行。在第二组中，一旦 RLA 评分达到 III级或者更高，就开始经口进食。所有患者均接受电视透视检查或光纤内窥镜等检查来客观地进行吞咽评估。没有患者在评估时出现误吸，也没有RLA 评分在 III 级以下的患者接受经口进食。在结束时，两组患者在接受一日三餐的病例数上没有差异。这项研究再次证明意识障碍的患者能充分地参加客观的吞咽评估。研究结果显示，经口进食与意识有关。相反，早期经口进食和意识改善似乎并无相关。他们认为在特定条件下对 RLA在 III 级（MCS）的患者给予治疗性经口进食（即由言语治疗师给予少量的食物）是安全的。这些条件是没有误吸，或者可通过容量和黏稠度调整消除误吸（在基线器械检查的基础上），以及在经口进食时给予严密监护。近年来，人们对利用面部口腔治疗（facial oral tract therapy，FOTT）作为意识障碍患者的评估和康复工具产生了兴趣。在吞咽、口腔卫生和神经系统疾病的患者中，FOTT 是一种多学科的评估和康复方法[54]。由于 FOTT 不需要患者理解指令或响应命令，它似乎特别适合意识障碍患者。最近发表了一篇意识障碍患者的 FOTT 研究[55]，未来的研究需要进一步评估该方法对意识障碍患者的有效性。

吞咽是一个复杂的感觉运动功能，可以分为三个时期，即口腔期、咽期、食道期。完整吞咽动作的实现涉及面部、舌、咽、喉和食道等部位的共 26 对肌肉，以及独特的上舌肌和 5 对脑神经。中枢神经系统从脑干到皮质，众多区域参与到这一复杂感觉运动序列。由于呼吸道和消化道在咽部分叉，在吞咽过程中稍微地过失就有可能导致并发症，有时甚至危及生命。自 19 世纪

末开始已经对吞咽神经生理学进行了研究，从 Penfield 的大脑直接电刺激，到最近的使用 TMS、PET、fMRI 的研究。起初，研究集中在外周神经、CPG 的组成及脑干的重要性方面。后来，研究集中于在反射性吞咽或自主吞咽活动中皮质及皮质下区域的作用上，以及这些皮质区域与 CPG 的相互作用。

吞咽障碍困扰着 50% 以上的重型脑损伤患者[1]，仅有少数 UWS 和 MCS 患者接受经口进食。众所周知，吞咽由位于脑干的 CPG 控制，它接受外周神经的传入信息以选择最好的运动反应。无论是反射性吞咽还是自主吞咽，皮质和皮质下结构都参与其中，只有少数研究关注意识受损患者的吞咽障碍。几乎所有的研究均表明，急性阶段意识水平决定恢复经口进食的可行性[1, 2, 4, 47-51, 56]。同样地，意识障碍患者经口进食的快速恢复被认为预后更好[56]。这在急性期确实如此，所以评价慢性阶段是否仍然存在意识水平和经口进食的关系十分有意义。相反，治疗性经口进食看起来并没有影响意识的恢复[4]。因而，吞咽功能康复不应该看作是治疗工具而应该看作是患者的管理选择，包括吞咽康复在内的更加全面的感觉刺激计划能够在该特定的人群中实现并改善患者的生活质量。实际上，在 RLS 评分Ⅲ级（MCS）的患者给予治疗性经口进食是安全的[4]。近年来，在这一特定人群中，FOTT 令人关注[55]，因为该研究有限而且包含的病例很少，因而对我们最初的问题给予明确而肯定的回答较困难。下一步在急性阶段和慢性阶段都需要开展大样本的研究，并评价意识的恢复、中枢神经系统损害和吞咽能力的关系。此外，还应该评估吞咽康复在生活质量和功能恢复方面的益处。

总之，吞咽能力的评价很重要，应该作为所有意识障碍患者评定的一部分。其实，无论由哪个神经疾病引起，由于潜在的呼吸和营养方面并发症，吞咽障碍都是不良预后的一个标志。

参考文献

[1] Mackay LE, Morgan AS, Bernstein BA. Factors affecting oral feeding with severe traumatic brain injury. J Head Trauma Rehabil. 1999;14:435–47.

[2] Winstein CJ. Neurogenic dysphagia. Frequency, progression, and outcome in adults following head injury. Phys Ther. 1983;63(12):1992–7.

[3] Mackay LE, Morgan AS, Bernstein BA. Swallowing disorders in severe brain injury: risk factors affecting return to oral intake. Arch Phys Med Rehabil. 1999;80:365–71.

[4] Brady SL, Darragh M, Escobar NG, et al. Persons with disorders of consciousness: are oral feedings safe/effective? Brain Inj. 2006;20:1329–34.

[5] Bleeckx D. Dysphagie: évaluation et rééducation des troubles de la déglutition. 1st ed. Brussels: De Boeck; 2002.

[6] Jean A. Brain stem control of swallowing: neuronal network and cellular mechanisms. Physiol Rev. 2001;81:929–69.

[7] Ertekin C, Aydogdu I. Neurophysiology of swallowing. Clin Neurophysiol. 2003; 114:2226–44.

[8] Sinclair WJ. Initiation of reflex swallowing from the naso- and oropharynx. Am J Physiol. 1970;218:956–60.

[9] Doty R. Neural organisation of deglutition. In: Code CF, editor. Handbook of physiology. Washington: American Physiological Society; 1968. p. 1861–902.

[10] McFarland. L'anatomie en orthophonie : Parole, voix et déglutition. Elsevier Masson; 2006.

[11] Mistry S, Hamdy S. Neural control of feeding and swallowing. Phys Med Rehabil Clin N Am. 2008;19:709–28, vii–viii.

[12] Miller FR, Sherrington CS. Some observations on the buccopharyngeal stage of reflex deglutition in the cat. Q J Exp Physiol. 1916;9:147–86.

[13] Ciampini G, Jean A. Role of glossopharyngeal and trigeminal afferents in the initiation and propagation of swallowing. I–Glossopharyngeal afferents. J Physiol Paris. 1980;76:49–60.

[14] Delaney AL, Arvedson JC. Development of swallowing and feeding: prenatal through first year of life. Dev Disabil Res Rev. 2008;14:105–17.

[15] Peleg D, Goldman JA. Fetal deglutition: a study of the anencephalic fetus. Eur J Obstet Gynecol Reprod Biol. 1978;8:133–6.

[16] Martin RE, Sessle BJ. The role of the cerebral cortex in swallowing. Dysphagia. 1993;8:195–202.

[17] Miller AJ. The neuroscientific principles of swallowing and dysphagia. San Diego: Singular Publication Group; 1999.

[18] Michou E, Hamdy S. Cortical input in control of swallowing. Curr Opin Otolaryngol Head Neck Surg. 2009;17:166–71.

[19] Martin RE, Goodyear BG, Gati JS, Menon RS. Cerebral cortical representation of automatic and volitional swallowing in humans. J Neurophysiol. 2001;85:938–50.

[20] Kern MK, Jaradeh S, Arndorfer RC, Shaker R. Cerebral cortical representation of reflexive and volitional swallowing in humans. Am J Physiol Gastrointest Liver Physiol. 2001;280:G354–60.

[21] Young EC, Durant-Jones L. Developing a dysphagia program in an acute care hospital: a needs assessment. Dysphagia. 1990;5:159–65.

[22] Gordon C, Hewer RL, Wade DT. Dysphagia in acute stroke. Br Med J (Clin Res Ed). 1987;295:411–4.

[23] Hamdy S, Aziz Q, Rothwell JC, et al. The cortical topography of human swallowing musculature in health and disease. Nat Med. 1996;2:1217–24.

[24] Hamdy S, Aziz Q, Rothwell JC, et al. Explaining oropharyngeal dysphagia after unilateral hemispheric stroke. Lancet. 1997;350:686–92.

[25] Hamdy S, Rothwell JC, Aziz Q, et al. Long-term reorganization of human motor cortex driven by short-term sensory stimulation. Nat Neurosci. 1998;1:64–8.

[26] Hamdy S, Aziz Q, Rothwell JC, et al. Recovery of swallowing after dysphagic stroke relates to functional reorganization in the intact motor cortex. Gastroenterology. 1998;115:1104–12.

[27] Hamdy S, Mikulis DJ, Crawley A, et al. Cortical activation during human volitional swallowing: an event-related fMRI study. Am J Physiol. 1999;277:G219–25.

[28] Hamdy S, Rothwell JC, Brooks DJ, et al. Identification of the cerebral loci processing human swallowing with H2(15) O PET activation. J Neurophysiol. 1999;81:1917–26.

[29] Mosier K, Patel R, Liu WC, et al. Cortical representation of swallowing in normal adults: functional implications. Laryngoscope. 1999;109:1417–23.

[30] Zald DH, Pardo JV. The functional neuroanatomy of voluntary swallowing. Ann Neurol. 1999;46:281–6.

[31] Mosier KM, Liu WC, Maldjian JA, Shah R, Modi B. Lateralization of cortical function in swallowing: a functional MR imaging study. AJNR Am J Neuroradiol. 1999;20:1520–6.

[32] Paus T. Primate anterior cingulate cortex: where motor control, drive and cognition interface. Nat Rev Neurosci. 2001;2:417–24.

[33] Daniels SK, Foundas AL. The role of the insular cortex in dysphagia. Dysphagia. 1997;12:146–56.

[34] Penfield W, Rasmussen T. The cerebral cortex of man. New York: Macmillan; 1950.

[35] Burton H, Benjamin RM. Central projections of the gustatory system. In: Beidler LM, editor. Handbook of sensory physiology. Chemical senses Sect 2, taste, vol 4. Berlin: Springer; 1971. p. 148–63.

[36] Small DM, Jones-Gotman M, Zatorre RJ, et al. A role for the right anterior temporal lobe in taste quality recognition. J Neurosci. 1997;17:5136–42.

[37] Miall RC. The cerebellum, predictive control and motor coordination. Novartis Found Symp. 1998;218:272–84; discussion 84–90

[38] Ivry R. Cerebellar timing systems. Int Rev Neurobiol. 1997;41:555–73.

[39] Doya K. Complementary roles of basal ganglia and cerebellum in learning and motor control. Curr Opin Neurobiol. 2000;10:732–9.

[40] Hikosaka O, Nakahara H, Rand MK, et al. Parallel neural networks for learning sequential procedures. Trends Neurosci. 1999;22:464–71.

[41] Robbins J, Levin RL. Swallowing after unilateral stroke of the cerebral cortex: preliminary experience. Dysphagia. 1988;3:11–7.

[42] Lichter I, Muir RC. The pattern of swallowing during sleep. Electroencephalogr Clin Neurophysiol. 1975;38:427–32.

[43] Sato K, Nakashima T. Human adult deglutition during sleep. Ann Otol Rhinol Laryngol. 2006;115:334–9.

[44] de Larminat V, Dureuil B. Changes in the deglutition reflex during the perioperative period. Ann Fr Anesth Reanim. 1994;13:49–56.

[45] Giacino JT, Ashwal S, Childs N, et al. The minimally conscious state: definition and diagnostic criteria. Neurology. 2002;58:349–53.

[46] Laureys S, Owen AM, Schiff ND. Brain function in coma, vegetative state, and related disorders. Lancet Neurol. 2004;3:537–46.

[47] MacKay LaM AS. Early swallowing disorders with severe head injuries: relationships between the RLA and the progression of oral intake. Dysphagia. 1993;8:161.

[48] Hansen TS, Engberg AW, Larsen K. Functional oral intake and time to reach unrestricted dieting for patients with traumatic brain injury. Arch Phys Med Rehabil. 2008;89(8): 1556–62.

[49] Cherney LR, Halper AS. Swallowing problems in adults with traumatic brain injury. Semin Neurol. 1996;16:349–53.

[50] Morgan A, Ward E, Murdoch B, et al. Incidence, characteristics, and predictive factors for Dysphagia after pediatric traumatic brain injury. J Head Trauma Rehabil. 2003;18:239–51.

[51] O'Neil-Pirozzi TM, Momose KJ, Mello J, et al. Feasibility of swallowing interventions for tracheostomized individuals

with severely disordered consciousness following traumatic brain injury. Brain Inj. 2003;17:389–99.

[52] Splaingard ML, Hutchins B, Sulton LD, Chaudhuri G. Aspiration in rehabilitation patients: video fluoroscopy vs bedside clinical assessment. Arch Phys Med Rehabil. 1988;69:637–40.

[53] Linden P, Kuhlemeier KV, Patterson C. The probability of correctly predicting subglottic penetration from clinical observations. Dysphagia. 1993;8:170–9.

[54] Coombes K. FOTT (facial oral tract therapy). iADH Magazine. International Association for Disability and Oral Health; 2008; 11–2, http://iadh.org/wp-content/uploads/2014/01/2008spring. pdf

[55] Bicego A, Lejoly K, Maudoux A, et al. Déglutition et états de conscience altérée (Swallowing in disorders of consciousness). Rev Neurol (Paris). 2014;170(10):630–41.

[56] Formisano R, Voogt RD, Buzzi MG, et al. Time interval of oral feeding recovery as a prognostic factor in severe traumatic brain injury. Brain Inj. 2004;18:103–9.

[57] Hagen C. The Rancho levels of cognitive functioning. The revised levels. 3rd ed. Downey: Rancho Los Amigos Medical Center; 1998.

[58] Ward EC, Green K, Morton AL. Patterns and predictors of swallowing resolution following adult traumatic brain injury. J Head Trauma Rehabil. 2007;22(3):184–91.

第9章 意识障碍患者睡眠脑电图的脑功能改变

What Can We Learn About Brain Functions from Sleep EEG? Insights from Sleep of DOC Patients

Malgorzata Wislowska　Manuel Schabus　著

夏小雨　白　洋　译

摘　要

据报道，意识障碍（disorder of consciousness，DOC）患者通常会在睡眠结构和特定于睡眠的图形元素方面有改变。非快速眼动振荡模式（如睡眠纺锤波）的重新出现与诊断及预后判断有关。

睡眠在 DOC 研究中特别有意义，因为它也许可以识别与特定图形元素相关的病变神经组织。快速眼动睡眠的存在可能反映出脑干核团的残留功能，其中包括脑桥和中脑的邻近部分。一方面，缺乏昼夜节律功能或睡眠觉醒周期与脑干功能障碍有关，可能提示下丘脑和视交叉上核（suprachiasmatic nucleus，SCN）的改变。值得注意的是，在各种 DOC 状态下，关于睡眠和昼夜节律功能的系统性研究工作仍然匮乏。最引人注目的是，尚无公认的标准可以对这些患者的睡眠阶段进行可靠的分类。另一方面，我们对 DOC 的睡眠是否仍处于正常昼夜节律和体内平衡控制之下知之甚少。毫无疑问，研究 DOC 的睡眠是一项具有挑战性的工作，由于一些原因，很难对 DOC 患者进行长时程多导睡眠图（polysomnography，PSG）监测，其中包括数据记录中普遍存在的伪影或伴随着药物治疗的 PSG 改变。

总体来说，睡眠的特征睡眠与唤醒、体内平衡和昼夜节律的关系，对更好地了解各种 DOC 状态至关重要，并且可能提供补充诊断和预后的信息，甚至指导未来治疗的方向。

一、意识下降的状态

意识被认为有两个主要部分，即觉醒和觉知。觉醒是指意识水平（即警惕性），其神经物质基础为投射到丘脑和皮质区域的脑干神经元群体。觉知是指意识的内容（即对自我和环境的觉知），其依赖于大脑皮质及其皮质下连接的功能完整性。这两个主要成分都可以视为连续变量。

在每个健康个体中，意识水平（在觉醒和觉知量表上）在 24h 内以循环的方式变化。当入睡时，意识从觉醒逐渐降低到非快速眼动（non-rapid eye movement，NREM）睡眠阶段 N1（一个短暂过渡睡眠状态），再降低到轻度睡眠阶段 N2、深度睡眠阶段 N3。意识水平的变化不仅在行为上得到反映，在通过脑电图（electroencephalography，EEG）测量变化的大脑活动模式中也可以被观察到，且通常伴随着肌肉和眼球活动的变化，这种包括脑活动、肌肉、眼球，以及心脏、呼吸信号的记录方法通常称为多导睡眠图。

在某些情况下，意识的一个或两个组成部分会发生病理改变。这可以在严重的脑损伤中幸存下来并经历意识障碍患者的不同阶段观察到，这些阶段包括昏迷、无反应觉醒状态（unresponsive wakefulness state，UWS）和微意识状态（minimally conscious state，MCS）。DOC患者后期康复和预后的最大决定因素是导致意识障碍的病因，非创伤性缺氧与预后差相关，颅脑损伤则与预后较好相关。需要指出的是，2002年Giacino最早提出了MCS的概念[1]，多数早期研究可能将UWS和MCS两种临床类别混为一谈。

脑损伤幸存者最初陷入昏迷状态，其特征是无觉醒或觉知迹象，对刺激缺乏反应。如果患者没有永久失去所有的大脑（即脑死亡）或运动功能［即闭锁综合征，（locked-in syndrome，LIS）］，则通常会在前几天或数周内发展为UWS和（或）MCS。一般来说，昏迷被认为是弥漫性脑损伤或脑干病变导致的大脑觉醒系统失调。

在昏迷中观察到最典型的EEG模式是普遍的α振荡或所谓的α昏迷（α coma，AC），以及被称为纺锤状昏迷（spindle coma，SC）的大量纺锤状活动或三相波[2]。在α昏迷中，8～12Hz的α活动主导着频谱，并通常呈现出广泛分布、额叶电极振幅高的特点。没有观察到与睁眼活动相关的后脑部α振荡抑制。缺氧及药物中毒后昏迷的患者通常呈现为α昏迷模式。纺锤状昏迷是一种在慢δ（0.9～4Hz）和θ（4～8Hz）活动背景下存在9～14Hz的EEG活动模式。然而，纺锤状昏迷仅在少数患者中可观察到[3]。三相波包括中度至高度振幅（100～300μV）活动的爆发，通常为1.5～2.5Hz，并经常在额叶区域占主导地位。初始负波最尖锐，而复合波的后续正向波最大，然后为另一个负波。三相波通常是双同步的，但可能显示不对称偏移。持续不对称性往往提示较低幅度一侧的潜在结构性病变。

与昏迷患者不同，UWS患者存在睁闭眼（即恢复觉醒），至少在行为水平上表现出可恢复正常睡眠-觉醒周期的状态。UWS患者对外部刺激无反应，被认为完全无觉知。该类别通常涉及前脑功能的全部丧失，但保留了脑干功能（即呼吸、吞咽或脑神经反射）[4]。

在脑电图中，它们偶尔会表现出脑电不活动（即不存在幅值＞2μV的脑电活动），大多数则显示出脑电图活动明显减慢且缺乏清晰的α峰。

一旦患者表现出不稳定但明显可辨别的意识征兆，就可将其诊断为MCS。由于意识恢复的范围很广，既包括简单的行为（如持续的视觉追踪），也包括复杂的功能［如意向性（但不稳定）交流］，因此有人建议将该临床类别进一步细分为MCS-和MCS+两个子类别[5]。

意识保留但无运动功能的患者（即LIS患者）通常在临床上被误诊为无意识。LIS患者的脑部病变会影响脑桥腹侧面，而不会累及脑桥被盖部。由于基底动脉破裂，因此常伴有小脑病变。严格来说，LIS患者并不属于DOC的范畴，但基于其行为学表现，他们常常被混淆为UWS甚至昏迷。

二、睡眠

人类昼夜节律的变化由位于下丘脑视交叉上核（SCN）内源性生物"授时因子"控制。在行为水平上，可以在觉醒水平上观察到最显著的昼夜节律循环即睡眠-觉醒周期，并伴有血压、心率、激素分泌或体温的变化。

多导睡眠图是唯一有效的睡眠监测方法，可用于对昼夜变化或唤醒及睡眠结构进行临床评估。从生理学的角度来看，正常的睡眠具有良好描述的周期、阶段、觉醒和微观结构（图9-1），但美国睡眠研究学会（American Academy of

Sleep Research，AASM）[6] 最新的评分手册并非针对临床情况而设计，因此在如 DOC 等睡眠严重改变状态下缺乏规范。

脑电图相较血流动力学脑反应（如功能磁共振成像）的优势为高时间分辨率和无创性，以及易于携带和低成本。它的主要局限性是空间分辨率有限和缺乏特异性（如在各种脑病中，不论病因如何，都可以看到背景节律的弥散性减慢）。高密度脑电图可实现更好的空间溯源，但想达到功能磁共振成像的空间分辨率、对深部脑部结构的评估等仍然无法实现。

人们探讨了根据存在的某些睡眠特定相关的多导睡眠图图形要素（即大脑激活微模式，图 9-1）来直接推断保留的功能或大脑区域。有人提出，睡眠纺锤波的数量或强度反映了完整且有效连接的丘脑皮质网络[7、8]，最近的数据也证实了这一点，该数据将高水平的一般认知和记忆能力与夜间的高纺锤波活动相关联[9、10]。此外，快速眼动的存在可能预示着脑桥被盖的功能得以保持[7、8]，并且慢振荡的存在（不要与 DOC 患者中经常观察到的三相波混为一谈）提示了某些丘脑皮质环路和脑干核团的完整功能[11]。这种推理模式在 DOC 领域可能特别有趣。一些人甚至认为，DOC 患者慢振荡的形状或睡眠纺锤波的频率可能反映了丘脑皮质系统的保存和意识状态（图 9-2）[12]。

关于睡眠的功能，已经提出除用于记忆巩固的"离线"神经元可塑性外，主要功能之一是恢复一般的体内平衡并稳定神经元的连接。因此，DOC 患者睡眠的存在提示昼夜节律的恢复，并可能与更高的恢复可能性有关。

三、意识障碍患者的昼夜节律

通过每天简单地对睁闭眼的行为观察，通常可以间接推断出 DOC 患者昼夜睡眠觉醒周期的保持，但要对该人群的昼夜节律进行更精确的研究，将需采取更直接的衡量指标，其中包括视交叉上核活性及受其控制的松果体激素褪黑激素。迄今为止，仅有在重症监护病房（intensive care units，ICU）中进行的少数研究表明，在镇静无反应的患者中褪黑激素的昼夜节律分泌减少[13、14]。将来应进行血清激素水平（如褪黑激素、皮质醇）和温度变化的检测，以及对血压，心率

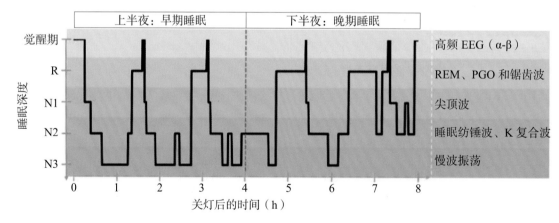

▲ 图 9-1 描述健康人睡眠周期的示意图

该图描绘了夜间睡眠超过 8h 的不同睡眠阶段。由于睡眠受内部时钟（视交叉上核）的昼夜节律控制，因此早期睡眠期主要由慢波（N3）睡眠主导，而后期睡眠的特点是大量的快速眼动（R）睡眠。在右侧，突出显示了每个睡眠阶段的典型脑电图形元素。除了某些脑电图模式外，某些睡眠阶段还具有特征性的肌电和眼球活动模式，如 WAKE 醒觉期的高肌张力、眨眼，N1 期的眼球滚动，REM 期的肌痉挛和罕见的肌肉抽动

R. 快速眼动睡眠；EEG. 脑电图；REM. 快速眼动；PGO. 脑桥 - 膝状体 - 枕区波

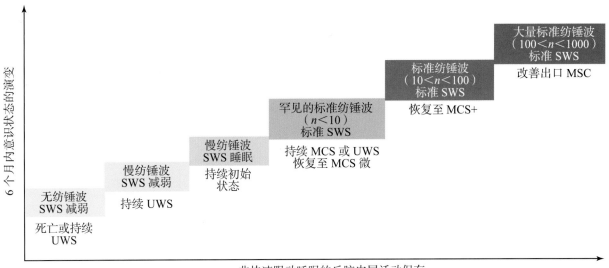

▲ 图 9-2　根据非快速眼动睡眠元素的流行程度预测 DOC 结果的模型

据推测，慢振荡的振幅及睡眠纺锤体的频率反映了丘脑皮质系统的保存，甚至反映了意识状态。经许可转载，见参考文献 [12]

UWS. 无反应觉醒状态；MCS. 微意识状态；SWS. 慢波睡眠

和运动行为的评估，以准确描述 DOC 患者的昼夜节律变化。然而，尽管存在睡眠 – 觉醒周期对于鉴别诊断很重要，但一些有经验证据表明，DOC 患者实际上表现出经典的睡眠现象或表现出类似于健康个体的昼夜节律。

过去的研究报道了多数 UWS 和 MCS 患者的昼夜节律能力差异，在后一组（MCS）中昼夜节律的征兆更明显，与 UWS 组差异显著，在昏迷患者中则没有 [15, 16]。在脑电图研究中，一些 UWS 和 MCS 患者出现了昼夜脑状态差异，但不是所有患者 [12, 17, 18]。此外，研究表明，在外伤性 UWS 患者中，夜间心率和血压并未表现出典型的夜间下降 [19]。一项针对持续性 UWS 患者的研究表明，体温和尿液中激素和钠的排泄量有明显的昼夜变化，但未观察到血压或脉搏率的变化 [20]。Bekinschtein 等的最新研究 [21] 显示，虽然颅脑损伤导致的 UWS 患者表现出良好的昼夜节律，但缺血缺氧性脑损伤患者没有任何周期或节律行为。这些发现表明，昼夜节律的保存不仅可能随患者的意识状态而变化，还会因个体大脑受损的程度而异。

四、意识障碍睡眠改变

一个问题自然产生了，即严重颅脑损伤患者的睡眠方式是否发生了改变，以及发生了什么改变？众所周知，重症患者通常会出现睡眠异常，但对它们的机制仍知之甚少，并且仍缺乏对其细节特征的描述 [22]。

从行为学的观点来看，普通的睡眠流程是寻找安全的地方，渐进但可逆性降低对外部刺激的反应，运动输出降低。在 DOC 中，评估这些行为的标准具有挑战性，且很少有明确结论。

从电生理学的角度，我们对 UWS，MCS 或 LIS 睡眠知之甚少。由于传统的睡眠评分规则几乎不适用于 DOC 患者，因此在 DOC 患者中睡眠的分期和睡眠特定相关的多导睡眠图图形要素是否存在，仍然是科学争论的议题。睡眠的存在及其在 DOC 中的表征似乎是最具挑战性的问题，因为这些患者未表现出正常睡眠行为、生理和调节的征象。一些研究者使用传统的睡眠标准来分析 DOC 中的多导睡眠图数据[18, 23-25]。然而，不同形式的脑损伤可能导致相似的无意识状态的临床表现，在改变大脑活动和伴随的睡眠模式方面可能有很大的不同。因此，我们认为，如果将这些评分标准用于 DOC 状态下的鉴别诊断甚至预后判断，则非常需要修订和更新这些评分标准。

在脑损伤的患者中，约有 50% 的总睡眠时间发生在白天，昼夜节律通常显著降低甚至消失。与健康志愿者相比，这些患者通常表现出更频繁的唤醒和觉醒，以及较少的快速眼动（REM）和经典的深 N3 非快速眼动（NREM）睡眠[26]。然而，即使这样的陈述也很难做出，因为 DOC 背景中异常的眼球运动和显著的 δ 或 θ 振荡使可靠的睡眠分期变得不可能。与健康个体相比，DOC 患者似乎没有表现出正常的觉醒或周期性交替模式（cyclic alternating pattern，CAP），并且如果观察到变化，则它们可能会显著减慢，持续数秒甚至数分钟。通常睡眠 – 觉醒交替比正常情况下更极端，甚至可能危及生命，特别是在植物状态（如涉及脑脊液压力升高）[27]。

（一）无反应觉醒状态

UWS 患者经常表现出严重的睡眠碎片化，还表现为睡眠纺锤波的严重减少甚至缺失，这很可能是由负责维持睡眠的大脑区域的结构变化导致的[28, 29]。但是，接近缓解或恢复的患者通常会再次出现 NREM 和 REM 征象，总睡眠时间和睡眠纺锤波活动也增加了[30]。在快速眼动方面，这些患者表现出的阶段性 REM 事件（如实际的快速眼动和下巴或腿部肌肉抽动）明显较少[24]。

然而，文献中报道的 PSG 图形元素的范围差异很大。文献报道在 UWS 患者中 NREM 睡眠纺锤波监测结果为 5 名中发现 0 名[31]、8 名中发现 1 名[32]、11 名中发现 3 名[33]、8 名中发现 4

名[34]、10 名中发现 7 名（主要频率<10Hz[12]），27 名中发现 15 名[18]，甚至 32 名中发现 24 名[35]。在 UWS 患者中监测慢振荡（在各个研究中有时会混入 4Hz 的 δ 波）的结果为 5 名中发现 0 名[31]、11 名中发现 4 名[33] 或 10 名中发现 9 名（尽管振幅<75μV）[12]。在最近的一项研究中，慢波睡眠（slow-wave sleep，SWS）的存在被定义为在任何 30s 片段内 δ 波（>50μV，<4Hz）的出现率超过 20%，结果 8 名 UWS 受试者中 2 名显示存在慢波睡眠[34]。此外，在 UWS 患者中 REM 睡眠监测结果为 5 名中发现 0 名[31]、8 名中发现 2 名[32]、10 名中发现 3 名[12]、8 名中发现 2 名[34]、27 名中发现 4 名[18]。需要提及的是，根据我们的经验，在这些严重脑损伤的患者中无法可靠地标记 REM 睡眠阶段，因为通常快速眼动期两只眼睛是异步的，并且很少显示出与健康个体相当的 REM 模式。考虑到这些患者中频繁的痉挛活动、伪影和（或）与抗痉挛药物的相互作用、缺少肌电图（EMG）监测肌张力，甚至更难用于 REM 标准。最近对 UWS 患者中监测 K 复合波的研究结果为 8 名中发现 1 名[32]，27 名发现 15 名[18]。总的来说，这些数据反映了高度的异质性，这很可能与睡眠分期固有的主观性，以及试图单独调整睡眠分期标准（如纺锤<10Hz 或慢波<75μV），以实现首先可以对 DOC 患者进行睡眠模式分类有关。

（二）微意识状态

如前所述，"MCS" 的概念 2002 年才提出，因此目前大多数关于 DOC 患者睡眠的文献中都缺少 MCS 类别。在少数可及的研究中，以 MCS 患者为研究对象，在 20 名中的 15 名[33]、23 名中的 18 名[34]、所有 6 名[31, 32]、所有 10 名（有时<10Hz）[12]、所有 5 名[18] 可监测到睡眠纺锤波。同样，据报道 MCS 患者中 20 名中有 15 名[33]、所有 6 名[31] 或所有 10 名中有出现慢振

荡（有时＜75μV）[12]，而 23 名 MCS 受试者中有 13 名可监测到慢波睡眠[34]。此外，在 23 名中的 9 名[34]、6 名中的 5 名[31, 32]、10 名中的 9 名[12] 及所有 5 名[18] MCS 患者中均观察到了快速眼动睡眠。在所有 5 名[18] 和所有 6 名[32] 接受研究的 MCS 患者中均监测到了 K 复合波。值得注意的是，这些睡眠特定相关的脑电图模式存在于大多数但并非所有脱离微意识状态（emergence from MCS，EMCS）的患者。更具体地说，在 13 名 MCS 受试者中，有 12 名发现有睡眠纺锤波、6 名有快速眼动睡眠、9 名有慢波睡眠[34]。

（三）闭锁综合征

关于 LIS 患者睡眠的报道特别少见。观察到 LIS 睡眠变化范围从几乎正常的睡眠模式[36] 到失眠[37]、非快速眼动睡眠紊乱[38-42] 或完全没有快速眼动期[38, 39, 42, 43]。这种广谱很可能的原因是致病性病变的确切位置和程度的差异。最近的一项研究发现，在 1 名 LIS 受试者中发现了保留的纺锤波和 δ 波[33]。

尽管有严重的神经功能缺损，但在极少数情况下，LIS 患者不会出现严重的睡眠异常。具体而言，似乎脑桥病变越扩展，睡眠障碍越明显，尤其是涉及快速眼动 REM。如果病变累及双侧或向背侧伸展，或者脑桥被盖受累时，特别是当脑干（网状结构的中间部分）释放 5- 羟色胺的中缝核受到影响时，病变严重程度会增加。

五、意识障碍睡眠研究面临的挑战

除脑损伤外，医院环境本身也会引起大量睡眠中断，其中包括频繁的唤醒、觉醒或睡眠片段化的增加[22, 44]。机械通气，暴露在光线下，噪音和护理活动都是可以影响 ICU 睡眠的因素[7]。DOC 中睡眠研究的一个固有问题还在于白天的睡眠通常不受控制，或者昼夜的光照水平相似，这

可能会导致夜间记录和评估期间的睡眠量减少。所有这些因素都可能导致睡眠质量下降，甚至严重的睡眠剥夺，而大脑恢复和大脑可塑性变化需要最佳睡眠，在当前报道中，这种功能专门归因于夜间睡眠[45]。

值得注意的是，在这种情况下睡眠不足本身对免疫和内分泌功能有负面影响。它还会引起交感神经激活和血压升高，进而增加发病率。而且，我们已知睡眠剥夺对情绪、日间疲劳和残余认知功能具有重大的破坏性影响。再考虑到 MCS 或 LIS 患者部分了解甚至能完全了解其所处环境，这一点特别重要。

此外，由于大量出汗、体温调节紊乱、皮肤和颅骨病变导致伪影或医疗设备引起的电活动产生伪影，在 DOC 中记录到高质量的多导睡眠图信号非常具有挑战性。还需要注意的是，在 DOC 中，EEG 信号经常受到不受控制的眼球运动和肌肉活动的严重干扰。为了获得干净的 EEG 数据进行深入分析和科学数据解释，可能需要精密的校正方法，如各种独立的成分分析算法。

六、治疗与康复

睡眠已被反复证明对认知有益[46]，尤其是在记忆巩固方面[45, 47]。实验发现，类似于深度睡眠的低频大脑活动可通过减轻弥漫性轴突损伤来改善脑损伤后认知功能的恢复[48]。

即使在恢复意识（脱离微意识或意识恢复状态）之后，患者仍然遭受各种睡眠障碍。据报道，对失眠（睡不着）的抱怨与对嗜睡（睡眠过多）的抱怨一样多，并且在生理上可能与大脑觉醒系统的结构变化有关[49-53]。然而，如同普通失眠患者一样，通过对比主观（睡眠日记）与客观（体动记录仪和多导睡眠图）的睡眠数据，康复的 DOC 患者通常会过重估计他们的睡眠障碍程度[26]。除此之外，睡眠模式和睡眠起始潜伏期的

改变也很常见，只有深度非快速眼动睡眠得到广泛保存[54-57]。

对 DOC 患者睡眠障碍治疗的尝试似乎很少。尽管催眠药对于睡眠障碍的短期治疗可能是一种有效的方法，但由于对神经元组织的长期影响尚不明确，因此不建议长期使用这类药物。非药物治疗，如特定脑震荡的仪器调节（神经反馈）[58, 59]可能提供了另一种选择，但仍具有挑战性，因为它们需要长时间（＞ 20 个疗程）来学习获得能力。

从临床角度出发，更实际的做法是，可以提高临床工作人员对睡眠重要性的认识，这将进一步促进对睡眠态度的转变，并最终更好地调整患者的环境以实现适当的睡眠[60]。

七、睡眠的诊断和预后价值

DOC 的早期研究表明，由于观察到睡眠改变的程度与损伤的严重程度有关，某些 EEG 模式的存在可能是有利转归的可靠标志[23, 61]。有研究报道，在康复过程中，睡眠模式会继续正常化并变得更加"复杂"（即非快速眼动－快速眼动交替改变、睡眠纺锤波的出现等），有时甚至与患者的认知恢复直接相关[62]。除了这些早期研究[23, 61]，其他发现也支持这样的观点，即已识别睡眠模式的复杂性[25, 35, 63-66]可以提供预后信息。尤其是经常与非快速眼动元素定期交替的快速眼动元素（快速眼动、肌肉抽搐和锯齿波），以及某些非快速眼动元素（如 K 复合波和睡眠纺锤波）与良好的预后（完全康复或仅轻度残疾）相关[25, 35, 64]。Kang 等甚至发现，UWS 患者中睡眠纺锤波在预测 1 年内意识恢复的敏感性最高（5 个显著变量对比）[35]。丘脑皮质功能的保存维持可能是纺锤波形成的基础[67]，可以解释这种好的预后。相反，仅表现出单相脑电图（即持续的低压 θ-δ 活动）或提示不稳定觉醒的非快

速眼动期间的周期性交替模式，而没有传统的多导睡眠图图形元素，则与不良预后（死亡或严重残疾）有关[25]。同时，最近的一项研究显示，Arnaldi 等发现睡眠结构的复杂度是随访评估的重要预测指标，而性别、病因或病变部位则不是[64]。

因此，未来的研究应针对长期记录在案 DOC 患者的多导睡眠图和昼夜节律，这些工具可能有助于进一步区分各种 DOC 状态，尤其是有助于鉴别难以区分的 UWS 和 MCS 患者[7]。

总之，DOC 患者通常有睡眠结构及其他相关图形元素的改变。根据定义，在昏迷状态下患者不睁眼，也没有睡眠觉醒周期。不过，某些特殊形态的非快速动眼（NREM）和快速动眼（REM）图形元素也可能会出现。UWS 患者表现出短暂时间段的睁眼和睡眠觉醒周期。很少有研究提供残余睡眠结构的经验证据。大多数报道讨论的是从昏迷中恢复的情形，涉及如睡眠纺锤波等多种非快速动眼（NREM）图形元素的重新出现。

睡眠研究也对 DOC 患者特别感兴趣，因为它可以识别与特定多导睡眠图图形元素相关的潜在神经元病变。因此，周期性交替模式（CAP）的变化可能表明觉醒控制机制已受到损害或严重改变。纺锤状昏迷的病理生理机制与脑桥中缝核和丘脑皮质回路，以及通常维持觉醒的中脑上行网状激活系统的损伤有关[68-70]。昏迷的纺锤波缺失可能是由于网状－丘脑皮质通路或丘脑皮质环的中断所致。此外，存在的快速眼动可能反映脑干核的残余功能，其中包括脑桥和中脑的相邻部分。需要强调的是，昏迷患者中常见的典型睡眠－觉醒周期缺失与脑干功能障碍有关，可能提示下丘脑和视交叉上核功能缺失，但需指出的是，迄今为止这些观点或认识的经验证据很少，

甚至没有。

　　同样，没有公认的多导睡眠图模式可以可靠地定义每个已检查的 DOC 状态。几乎没有证据表明 DOC 的睡眠是否仍处于正常的昼夜节律和体内平衡控制之下。从方法论的角度来看，应注意到在 DOC 中研究睡眠是一项具有挑战性的工作。由于存在环境因素、护理活动、临床状态不稳定或强制性药物治疗等引起的各种干扰，很难在临床或康复中心对 DOC 患者进行长时程的多导睡眠图记录。

　　总之，睡眠的特征、睡眠与唤醒、体内平衡和昼夜节律的关系对更好地了解各种 DOC 状态必不可少，并且它们本身可以提供补充的诊断和预后信息，甚至指导未来治疗的方向。

参考文献

[1] Giacino JT, Ashwal S, Childs N, Cranford R, Jennett B, Katz DI, et al. The minimally conscious state: definition and diagnostic criteria. Neurology. 2002;58(3):349–53.

[2] Brenner RP. The interpretation of the EEG in stupor and coma. Neurologist. 2005;11(5):271–84.

[3] Hansotia P, Gottschalk P, Green P, Zais D. Spindle coma: incidence, clinicopathologic correlates, and prognostic value. Neurology. 1981;31(1):83–7.

[4] Monti MM, Laureys S, Owen AM. The vegetative state. BMJ. 2010;341:c3765.

[5] Bruno M-A, Gosseries O, Ledoux D, Hustinx R, Laureys S. Assessment of consciousness with electrophysiological and neurological imaging techniques. Curr Opin Crit Care. 2011;17(2):146–51.

[6] Berry R, Brooks R, Gamaldo C. The AASM Manual for the scoring of sleep and associated events: rules, terminology and technical specifications. Version 2.0. Darien: American Academy of Sleep Medicine; 2012.

[7] Cologan V, Schabus M, Ledoux D, Moonen G, Maquet P, Laureys S. Sleep in disorders of consciousness. Sleep Med Rev. 2010;14(2):97–105.

[8] Bekinschtein T, Cologan V, Dahmen B, Golombek D. You are only coming through in waves: wakefulness variability and assessment in patients with impaired consciousness. Prog Brain Res. 2009;177:171–89.

[9] Schabus M, Hödlmoser K, Gruber G, Sauter C, Anderer P, Klösch G, et al. Sleep spindle-related activity in the human EEG and its relation to general cognitive and learning abilities. Eur J Neurosci. 2006;23(7):1738–46.

[10] Bodizs R, Kis T, Lazar AS, Havran L, Rigo P, Clemens Z, et al. Prediction of general mental ability based on neural oscillation measures of sleep. J Sleep Res. 2005;14(3):285–92.

[11] Dang-Vu TT, Schabus M, Desseilles M, Albouy G, Boly M, Darsaud A, et al. Spontaneous neural activity during human slow wave sleep. Proc Natl Acad Sci U S A. 2008;105(39):15160–5.

[12] Cologan V, Drouot X, Parapatics S, Delorme A, Gruber G, Moonen G, et al. Sleep in the unresponsive wakefulness syndrome and minimally conscious state. J Neurotrauma. 2013;30(5): 339–46.

[13] Mundigler G, Delle-Karth G, Koreny M, Zehetgruber M, Steindl-Munda P, Marktl W, et al. Impaired circadian rhythm of melatonin secretion in sedated critically ill patients with severe sepsis. Crit Care Med. 2002;30(3):536–40.

[14] Guaraldi P, Sancisi E, La Morgia C, Calandra-Buonaura G, Carelli V, Cameli O, et al. Nocturnal melatonin regulation in post-traumatic vegetative state: a possible role for melatonin supplementation? Chronobiol Int. 2014;31(5):741–5.

[15] De Weer AS, Da Ros M, Berre J, Melot C, Goldman S, Peigneux P. Environmental influences on activity patterns in altered states of consciousness. Eur J Neurol. 2011;18(12):432–4.

[16] Cruse D, Thibaut A, Demertzi A, Nantes JC, Bruno M-A, Gosseries O, et al. Actigraphy assessments of circadian sleep-wake cycles in the Vegetative and Minimally Conscious States. BMC Med. 2013;11(1):18.

[17] Isono M, Wakabayashi Y, Fujiki MM, Kamida T, Kobayashi H. Sleep cycle in patients in a state of permanent unconsciousness. Brain Inj. 2002;16(8):705–12.

[18] de Biase S, Gigli GL, Lorenzut S, Bianconi C, Sfreddo P, Rossato G, et al. The importance of polysomnography in the evaluation of prolonged disorders of consciousness: sleep recordings more adequately correlate than stimulus-related evoked potentials with patients' clinical status. Sleep Med. 2014;15(4):393–400.

[19] Pattoneri P, Tirabassi G, Pela G, Astorri E, Mazzucchi A, Borghetti A. Circadian blood pressure and heart rate

changes in patients in a persistent vegetative state after traumatic brain injury. J Clin Hypertens (Greenwich). 2005;7(12):734–9.

[20] Fukudome Y, Abe I, Saku Y, Matsumura K, Sadoshima S, Utunomiya H, et al. Circadian blood pressure in patients in a persistent vegetative state. Am J Phys. 1996;270(5 Pt 2):R1109–14.

[21] Bekinschtein TA, Golombek DA, Simonetta SH, Coleman MR, Manes FF. Circadian rhythms in the vegetative state. Brain Inj. 2009;23(11):915–9.

[22] Parthasarathy S, Tobin MJ. Sleep in the intensive care unit. Intensive Care Med. 2004;30(2):197–206.

[23] Chatrian GE, White Jr LE, Daly D. Electroencephalographic patterns resembling those of sleep in certain comatose states after injuries to the head. Electroencephalogr Clin Neurophysiol. 1963;15:272–80.

[24] Oksenberg A, Gordon C, Arons E, Sazbon L. Phasic activities of rapid eye movement sleep in vegetative state patients. Sleep. 2001;24(6):703–6.

[25] Valente M, Placidi F, Oliveira AJ, Bigagli A, Morghen I, Proietti R, et al. Sleep organization pattern as a prognostic marker at the subacute stage of post-traumatic coma. Clin Neurophysiol. 2002;113(11):1798–805.

[26] Ouellet MC, Savard J, Morin CM. Insomnia following traumatic brain injury: a review. Neurorehabil Neural Repair. 2004;18(4):187–98.

[27] Evans BM. What does brain damage tell us about the mechanisms of sleep? J R Soc Med. 2002;95(12):591–7.

[28] Giubilei F, Formisano R, Fiorini M, Vitale A, Faroni J, Toni D, et al. Sleep abnormalities in traumatic apallic syndrome. J Neurol Neurosurg Psychiatry. 1995;58(4):484–6.

[29] D'Aleo G, Bramanti P, Silvestri R, Saltuari L, Gerstenbrand F, Di Perri R. Sleep spindles in the initial stages of the vegetative state. Ital J Neurol Sci. 1994;15(7):347–51.

[30] D'Aleo G, Saltuari L, Gerstenbrand F, Bramanti P. Sleep in the last remission stages of vegetative state of traumatic nature. Funct Neurol. 1994;9(4):189–92.

[31] Landsness E, Bruno MA, Noirhomme Q, Riedner B, Gosseries O, Schnakers C, et al. Electrophysiological correlates of behavioural changes in vigilance in vegetative state and minimally conscious state. Brain. 2011;134(Pt 8):2222–32.

[32] Aricò I, Naro A, Pisani LR, Leo A, Muscarà N, De Salvo S, et al. Could combined sleep and pain evaluation be useful in the diagnosis of disorders of consciousness (DOC)? Preliminary findings. Brain Inj. 2016;30(2):159–63.

[33] Malinowska U, Chatelle C, Bruno M-A, Noirhomme Q, Laureys S, Durka PJ. Electroencephalographic profiles for differentiation of disorders of consciousness. Biomed Eng Online. 2013;12(1):109.

[34] Forgacs PB, Conte MM, Fridman EA, Voss HU, Victor JD, Schiff ND. Preservation of electroencephalographic organization in patients with impaired consciousness and imaging-based evidence of command-following. Ann Neurol. 2014;76(6):869–79.

[35] Kang X, Li L, Wei D, Xu X, Zhao R, Jing Y, et al. Development of a simple score to predict outcome for unresponsive wakefulness syndrome. Crit Care. 2014;18:R37.

[36] Oksenberg A, Soroker N, Solzi P, Reider-Groswasser I. Polysomnography in locked-in syndrome. Electroencephalogr Clin Neurophysiol. 1991;78(4):314–7.

[37] Guilleminault C, Cathala JP, Castaigne P. Effects of 5–hydroxytryptophan on sleep of a patient with a brain-stem lesion. Electroencephalogr Clin Neurophysiol. 1973;34(2):177–84.

[38] Markand ON, Dyken ML. Sleep abnormalities in patients with brain stem lesions. Neurology. 1976;26(8):769–76.

[39] Cummings JL, Greenberg R. Sleep patterns in the "locked-in" syndrome. Electroencephalogr Clin Neurophysiol. 1977;43(2):270–1.

[40] Freemon FR, Salinas-Garcia RF, Ward JW. Sleep patterns in a patient with a brain stem infarction involving the raphe nucleus. Electroencephalogr Clin Neurophysiol. 1974;36(6):657–60.

[41] Autret A, Laffont F, de Toffol B, Cathala HP. A syndrome of REM and non-REM sleep reduction and lateral gaze paresis after medial tegmental pontine stroke. Computed tomographic scans and anatomical correlations in four patients. Arch Neurol. 1988;45(11):1236–42.

[42] Tamura K, Karacan I, Williams RL, Meyer JS. Disturbances of the sleep-waking cycle in patients with vascular brain stem lesions. Clin Electroencephalogr. 1983;14(1):35–46.

[43] Lavie P, Pratt H, Scharf B, Peled R, Brown J. Localized pontine lesion: nearly total absence of REM sleep. Neurology. 1984;34(1):118–20.

[44] Cabello B, Thille A-W, Mancebo J. Sommeil en réanimation. Réanimation. 2007;16(1):61–6.

[45] Diekelmann S, Born J. The memory function of sleep. Nat Rev Neurosci. 2010;11(2): 114–26.

[46] Hobson JA. Sleep is of the brain, by the brain and for the brain. Nature. 2005;437(7063): 1254–6.

[47] Sejnowski TJ, Destexhe A. Why do we sleep? Brain Res. 2000;886(1–2):208–23.

[48] Morawska MM, Büchele F, Moreira CG, Imbach LL, Noain D, Baumann CR. Sleep modulation alleviates axonal damage and cognitive decline after rodent traumatic brain injury. J Neurosci. 2016;36(12):3422–9.

[49] George B, Landau-Ferey J. Twelve months' follow-up by night sleep EEG after recovery from severe head trauma. Neurochirurgia (Stuttg). 1986;29(2):45–7.

[50] Keshavan MS, Channabasavanna SM, Reddy GN. Post-traumatic psychiatric disturbances: patterns and predictors of outcome. Br J Psychiatry. 1981;138:157–60.

[51] Cohen M, Oksenberg A, Snir D, Stern MJ, Groswasser Z. Temporally related changes of sleep complaints in traumatic

brain injured patients. J Neurol Neurosurg Psychiatry. 1992;55(4): 313–5.

[52] Clinchot DM, Bogner J, Mysiw WJ, Fugate L, Corrigan J. Defining sleep disturbance after brain injury. Am J Phys Med Rehabil. 1998;77(4):291–5.

[53] Fichtenberg NL, Zafonte RD, Putnam S, Mann NR, Millard AE. Insomnia in a post-acute brain injury sample. Brain Inj. 2002;16(3):197–206.

[54] Guilleminault C, Yuen KM, Gulevich MG, Karadeniz D, Leger D, Philip P. Hypersomnia after head-neck trauma: a medicolegal dilemma. Neurology. 2000;54(3):653–9.

[55] Masel BE, Scheibel RS, Kimbark T, Kuna ST. Excessive daytime sleepiness in adults with brain injuries. Arch Phys Med Rehabil. 2001;82(11):1526–32.

[56] Ouellet MC, Morin CM. Subjective and objective measures of insomnia in the context of traumatic brain injury: a preliminary study. Sleep Med. 2006;7(6):486–97.

[57] Ouellet MC, Beaulieu-Bonneau S, Morin CM. Insomnia in patients with traumatic brain injury: frequency, characteristics, and risk factors. J Head Trauma Rehabil. 2006;21(3): 199–212.

[58] Hoedlmoser K, Dang-Vu TT, Desseilles M, Schabus M. Non-pharmacological alternatives for the treatment of insomnia—instrumental EEG conditioning, a new alternative? In: Soriento YE, editor. Melatonin, sleep and insomnia. New York: Nova Science; 2011.

[59] Schabus M, Heib DP, Lechinger J, Griessenberger H, Klimesch W, Pawlizki A, et al. Enhancing sleep quality and memory in insomnia using instrumental sensorimotor rhythm conditioning. Biol Psychol. 2014;95:126–34.

[60] Massengale JP. The role of nursing practice in promoting sleep during brain injury rehabilitation hospitalization. Minneapolis: Walden University; 2015.

[61] Bergamasco B, Bergamini L, Doriguzzi T, Sacerdote I. The sleep cycle in coma: prognostic value. Electroencephalogr Clin Neurophysiol. 1968;25(1):87.

[62] Ron S, Algom D, Hary D, Cohen M. Time-related changes in the distribution of sleep stages in brain injured patients. Electroencephalogr Clin Neurophysiol. 1980;48(4):432–41.

[63] Evans BM, Bartlett JR. Prediction of outcome in severe head injury based on recognition of sleep related activity in the polygraphic electroencephalogram. J Neurol Neurosurg Psychiatry. 1995;59(1):17–25.

[64] Arnaldi D, Terzaghi M, Cremascoli R, De Carli F, Maggioni G, Pistarini C, et al. The prognostic value of sleep patterns in disorders of consciousness in the sub-acute phase. Clin Neurophysiol. 2016;127(2):1445–51.

[65] Sebastiano DR, Panzica F, Visani E, Rotondi F, Scaioli V, Leonardi M, et al. Significance of multiple neurophysiological measures in patients with chronic disorders of consciousness. Clin Neurophysiol. 2015; 126(3):558–64.

[66] Avantaggiato P, Molteni E, Formica F, Gigli GL, Valente M, Lorenzut S, et al. Polysomnographic sleep patterns in children and adolescents in unresponsive wakefulness syndrome. J Head Trauma Rehabil. 2015;30(5):334–46.

[67] Schabus M, Dang-Vu TT, Albouy G, Balteau E, Boly M, Carrier J, et al. Hemodynamic cerebral correlates of sleep spindles during human non-rapid eye movement sleep. Proc Natl Acad Sci U S A. 2007;104(32):13164–9.

[68] Britt Jr CW, Raso E, Gerson LP. Spindle coma, secondary to primary traumatic midbrain hemorrhage. Electroencephalogr Clin Neurophysiol. 1980;49(3–4): 406–8.

[69] Britt Jr CW. Nontraumatic "spindle coma": clinical, EEG, and prognostic features. Neurology. 1981;31(4):393–7.

[70] Seet RC, Lim EC, Wilder-Smith EP. Spindle coma from acute midbrain infarction. Neurology. 2005;64(12): 2159–60.

第 10 章　感官刺激治疗
Sensory Stimulation Program

Haibo Di　Caroline Schnakers　著

王　静　刘婉清　译

摘　要

照顾从昏迷中恢复的患者是一项挑战，因为目前的治疗方法既没有得到很好的开发，也没有得到很好的验证。感官刺激是为严重脑损伤患者开发的一种由来已久的治疗方法。一些研究已经证实了感官刺激疗法在意识障碍患者中的应用情况。然而，这种疗法的疗效目前仍存在争议。本章将介绍该治疗方案的理论原理及评估其临床价值的研究，同时还讨论了该治疗的局限性及展望了未来临床研究的方向。

重症监护技术的发展使更多严重脑损伤患者得以存活。虽然大多数患者在昏迷后数天内就会恢复，但其中一些患者仍处于意识障碍的状态。目前，除了药物治疗（即金刚烷胺）外，还没有一种有明确疗效的治疗严重脑损伤方法[1]。因此，意识恢复是临床医生面临的最大挑战[2]。多年来，在患者的神经康复期间[3]，感官刺激治疗一直是最常用的治疗方法。这些治疗方法基于丰富的环境有利于大脑的可塑性，并促进损伤脑组织的恢复。大脑可塑性理论表明，成人受伤的大脑具有自我重组的能力，可以补偿受损区域，这些年来已被广泛接受[4]。最著名的例子是 Terry Wallis 的案例[5]。该患者在颅脑损伤后 19 年都处于微意识状态，但仍恢复了功能性语言交流和功能性运动活动。对这一案例的研究揭示了一种神经变化，主要涉及已知与意识有关的楔前叶，表明这种恢复可能解释了大脑的可塑性原理[5]。这些研究结果都说明了为脑损伤患者提供治疗手段来优化脑的可塑性，进而使之完全恢复意识非常重要。

对患者提供感官刺激（如听觉、语言、视觉、嗅觉、触觉和味觉）可能会潜在地刺激受影响的神经网络，加速大脑可塑性，并避免因感觉剥夺而减缓患者的意识恢复。然而，这种治疗的效果目前仍有争议。本章将介绍感官刺激疗法的理论基础及相关临床研究，同时讨论该治疗手段的局限性及未来临床研究的发展方向。

一、理论基础

从出生到老年，通过与环境相互作用的感官刺激在完善正常大脑功能所需的神经回路方面起着关键作用。40 年前，Rosenzweig 等在动物研究领域引入了"环境丰富化"，以研究环境对大脑和行为的影响，并表明可以通过改变环境刺激的质量和强度来改变大脑的形态和生理[6, 7]。丰富的环境与标准环境相比，具有新颖性和复杂性刺激的环境（如玩具、隧道、筑巢和楼梯，其材料、形状、大小、气味和颜色可能不同），为动物提供增强探索、认知活动和运动的最佳条件[7]。一些研究表明，丰富的环境会引起大脑的变化，如皮质厚度和重量[8, 9]、细胞胞体和细胞核的大小、树突的分支、树突棘的长度[10-12]、突触的大小和数量等的增加[13-15]。在动物模型中，暴露在这样的环境中对神经系疾病包括不同类型的脑损伤都是有益的[16-18]。有证据表明，实验性脑损伤后通过这种技术增强对认知功能（如学习和记忆）和运动功能的恢复有效[19-21]。脑损伤后丰富的环境对大脑也有有益的影响，如减小病变损伤范围或增强树突分支[22-24]。

上述结论鼓励运用丰富的环境，以避免感觉剥夺，从而促进大脑的可塑性。感官刺激可以改变神经系统的结构和功能，也可以改变个体与周围环境相互作用的行为。

二、感觉刺激疗法

基于这些考虑，人类潜能促进研究所（Institutes for the Achievement of Human Potential，IAHP）在神经康复领域引入了感觉刺激疗法。尽管在人类受试者身上缺乏科学证据，但 IAHP 支持感官刺激疗法能够增强突触再生，进而促使严重脑损伤患者从昏迷中恢复的观点[25]。

刺激方案从单一感官的单一刺激（单模式刺激）到使用各种刺激（多模式刺激）的所有感官刺激[26]。然而，Wood 针对意识障碍患者强化多感官刺激方案的治疗理念提出了两个担忧，即患者过度刺激和耐受性[27, 28]。由于信息处理能力有限，刺激治疗对严重脑损伤患者可能要求过高。此外，刺激的变化要确保刺激可以被患者区分、

正确选择和处理。Wood 提出，支持选择性注意至关重要，因为它介导了信息处理[28]。因此，他引入了感官调节更为演绎的方法。这种方法建议谨慎地调节刺激的强度和频率。例如，减少医院病房的背景声音、限制使用收音机和电视的时间，以及定期休息。这样的计划还将允许患者遵循高度结构化的刺激，优化他的反应能力和对环境的反应。

一些研究探索了感官刺激疗法对于严重意识障碍患者的作用，大部分都显示了其对意识恢复的积极作用[18, 25, 29-39]。然而，这些结果经常受到方法偏差的影响，故需谨慎考虑。实际上，Lombardi 等通过对 1966—2002 年报道的随机和非随机对照试验进行系统回顾研究[26]，分析了感官刺激疗法对昏迷或植物状态患者的治疗效果。Meta 分析显示，纳入的报道中只有 3 个符合著者的标准，其他大部分是非对照试验或描述性个案报道。

两个随机对照试验检验了多模式刺激疗法在严重脑损伤人群中的效果[33, 39]，这两项试验都检查了视觉、听觉、嗅觉和触觉刺激。此外还有味觉、动觉和前庭刺激[33]或运动觉和言语刺激[39]。感官刺激治疗每天 1~2 次，每次治疗45~60min。以昏迷恢复为研究结果，其中包括昏迷持续时间和 GCS 评分（表 10-1）。这两项研究表明，实验组的恢复率高于对照组，表明感官刺激治疗对严重脑损伤患者的康复有积极影响。在整个重症监护期间，第三个试验检查了每天 5 种感官刺激的时间为 20min 的治疗[38]。在 GCS 评分、脑干反射（如眼前庭反射）或生理测定（如皮肤电传导、呼吸和心率）方面没有显著变化。

因此，这一少数研究的结果不确定，也不能证实多模式刺激对昏迷恢复患者的疗效[27]。事实上，除了对感官刺激方案的描述不充分外，其结果也互相矛盾，方法也各不相同（如通道和疗程、评估和结果测定等的不同），这就不允许不同研

表 10-1 以往关于感官刺激治疗的研究综述

参考文献	样本量	受伤原因	受伤后时间	意识水平	研究设计	治疗后 / 治疗中的主要发现
Kater 等[39]	30	外伤性	2 周	混合性（GCS 3～14）	非随机对照	伤后 3 个月预后较好
Mitchell 等[33]	24	外伤性	4～12 天	混合性（GCS 4～6）	非随机对照	昏迷时间缩短，GCS 升高
Johnson 等[38]	14	外伤性	＜24 h	混合性（GCS ≤8）	随机对照	GCS、脑干反射或生理测量无明显变化
Oh and Seo[43]	5	外伤性 / 非外伤性	＜3 个月	混合性（GCS 3～7）	时间序列	GCS 升高
Lotze 等[45]	8	外伤性 / 非外伤性	16～126 个月	混合性（VS/MCS）	时间序列	行为反应的改善（如对命令的反应）
Di Stefano 等[44]	12	外伤性 / 非外伤性	＞1 个月	混合性（VS/MCS）	时间序列	基于 Wessex 颅脑损伤矩阵的更大范围的行为反应
Pape 等[46]	15	外伤性	平均 70 天	混合性（VS/MCS）	随机对照	基于昏迷、近昏迷量表的行为反应和基于 fMRI 记录的大脑活动的改善。影响大小，$d=1.88$

GCS. 格拉斯哥昏迷量表；VS. 植物状态；MCS. 微意识状态；fMRI. 功能磁共振成像

究进行对比。因此，作者的结论是，没有可靠证据支持给予昏迷或植物状态患者感官刺激有效。被著者们忽略的另一个研究缺陷是患者的自发恢复。事实上这些研究的患者都处于急性或亚急性期，而在这一阶段自发恢复可能性极大。由于样本量较小，这些研究都不能辨明患者的恢复是来自治疗，而不是因为自我恢复。

2002 年以来，已经发表了一些研究显示，同样存在上述的方法学缺陷[40-46]。值得注意的是，三项研究调查了感官刺激疗观察到的改善是否超过自我恢复[43-45]。自治疗应用以来，采用了时间序列法（即 ABA、ABCBA 和 ABABAB 范式），并与基线进行了比较（图 10-1）。结果显示，有实验处理或无实验处理引起的行为反应有显著性差异，有实验处理时能观察到更复杂的行为反应。这些研究表明，感官刺激治疗可能比自然恢复对昏迷患者意识改善的影响更好。但是，这项研究纳入的受试者量太少（$n<15$）。Pape 等使用熟悉的听觉刺激检查了单模式刺激疗法的效果[46]。他们发现治疗组的神经行为表现优于对照组。治疗前后的功能磁共振成像记录显示，与对照组相比，治疗组语言网络的激活程度更高，这表明感官刺激计划对患者的大脑恢复有影响（图 10-1）。类似研究表明，用神经成像作为辅助行为测量，可能会扩大我们对感官刺激在如此复杂患者群体中影响的理解。

三、局限和展望

丰富的环境对大脑可塑性和认知功能的有益

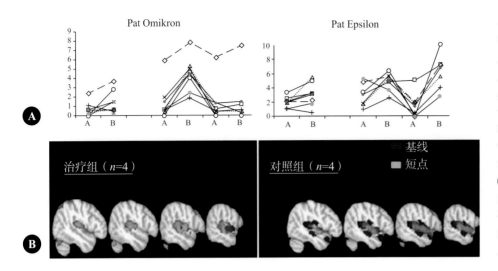

◀ 图 10-1　对感官刺激疗法的行为和功能磁共振成像反应
A. 说明 2 名患者在多模式感官刺激治疗中盲法独立评分者的平均行为得分。x 轴描述时间（ABABAB 设计中，其中 A= 基线，B= 治疗），y 轴表示评分分数（0= 无运动，10= 自愿运动）[45]。B. 说明在基线和研究结束时，大脑对单模式感觉（听觉）刺激的反应[46]

影响已在动物研究证实。然而，要展示它对人类受试者的影响要困难得多。第一个区别是对环境的控制。在医院环境中考虑对患者康复有潜在影响的所有变数，要比考虑笼子里的老鼠更难。药物治疗、治疗的改变、医疗状况或自然恢复都是最难控制的变量。虽然这些并非不能解释，但大多数检查感官刺激的研究都是在这些变量不断变化的紧急情况下进行的。纳入更慢性的人群将是管理这种数据偏倚的一种方式，因为这些患者更稳定。我们并不是说治疗或自然恢复的改变在慢性阶段不存在，而是它们发生的频率较低，更容易记录和纳入统计模型。

感官刺激研究还有一个弱点是样本量。现有的大多数研究都是个案报道或描述性病例分析，其中的偏倚没有被最小化。它们样本量太小，无法支撑结果。虽然纵向研究可能更适合回答相关问题，但这些研究需要大量的时间投入，一个单中心很难同时追踪 30 多个病例，并在合理的时间框架内完成研究。这个问题的解决方案将是制订一项涉及多中心的国际倡议。这并非不可能，因为以前已经做过这样的实验，以证明金刚烷胺（一种针对多巴胺能神经传递的药理学药物）对严重脑损伤患者康复的影响[1]。最近的研究在 11 个临床中心的参与下进行，招募了 184 名患者，随访时间为 6 周。该研究采用随机双盲安慰剂对照设计。该样本量和设计代表了一项 II 期临床试验，并允许确定治疗的有效性（详细信息见 ClinicalTrials.gov）。

当样本量较低时，对照组的使用很难实现，并且结果可能会因对照组的治疗方式而产生偏差。缺乏对影响患者结局的一些变量的考虑，可能会导致研究人员认为他看到了治疗的效果，而实际上，治疗组一开始就有更好的预后。在这种情况下，使用受试者自身的时间序列法（如 ABAB 范式）是一个有趣的选择。即使这种方法有其自身的缺陷（如时间效应），但它肯定会有助于考虑到自发恢复的影响。最近的一些研究成功地在一些患者中使用了这种方法，并显示了感官刺激的有益影响，鼓励了进一步的研究[43-45]。然而，在考虑大样本时，使用受控设计更有效，因为它需要较短的随访时间。在分配治疗时，使用随机（而不是匹配）的对照组可以最大限度地减少偏倚分配，平衡已知和未知的预后因素，这是处理异质人群的最佳选择。盲法仍然是任何严格试验的另一个重要组成部分，以避免评审员的偏倚。提到这一点似乎很明显，但事实上只有少数关于感官刺激的研究采用盲法（或双盲的）[26]。由于找到一种安慰剂来刺激感觉并不容易，可行的方法是让一名研究人员实施治疗，而另一名研究人员独立评估患者的康复情况。在该过程中，参与评估患者康复情况的研究人员对患者是否属于治疗组一无所知。最后，在一些探索性研究中发现了有用的方面 [46, 47] 并且应该在未来考虑是否使用神经成像技术［如功能磁共振成像（fMRI）或电生理学］。事实上，通过客观的方法观察到与治疗相关的改变，对于证明感官刺激方案改善意识障碍患者大脑可塑性有效是至关重要的。

四、音乐疗法

最近，音乐疗法被认为是刺激患者的另一种方式。众所周知，音乐对患有进行性脑部疾病（如阿尔茨海默病或帕金森病）或神经发育障碍（如自闭症）的患者有治疗作用，在治疗严重脑损伤患者时可能是一种很有前景的治疗方法 [48-51]。音乐治疗干预使用现场音乐，可以根据患者"当时"的反应进行修改。音乐参数（如节奏、韵律等）是根据患者注意力或觉醒的变化来控制的。既往对 DOC 人群的研究表明，与噪声或不喜欢的音乐相比，或者与对照的非音乐听觉刺激相比，音乐增强了唤醒和注意力，这表明音乐疗法对意识恢复有潜在影响 [47, 52-54]。然而，由于缺乏对这一人群复杂需求敏感的行为措施，这对 DOC 音乐疗法的研究受到限制 [55, 56]。出于这个原因，针对行为和神经生理学结果的单一受试者设计和病例报道的文献较多。

启动多中心项目具有挑战性，但由于治疗选择有限，因此确定使用感觉刺激的疗法是否对意识障碍患者有用的干预措施至关重要。动物研究的结果，以及在人类受试者中获得的感官刺激计划和音乐疗法的初步结果应该鼓励进一步的研究。这些举措将加入最近对意识障碍治疗方法的开发，这种治疗近年才出现，涉及神经调控治疗，如深部脑刺激（deep brain stimulation，DBS）[57] 或经颅直流电刺激（transcranial direct current stimulation，tDCS）[58]。所有科学发现的结合肯定会帮助临床医生有效地治疗严重脑损伤的患者，也许有一天意识障碍问题将成为过去。

参考文献

[1] Giacino JT, Whyte J, Bagiella E, et al. Placebo-controlled trial of amantadine for severe traumatic brain injury. N Engl J Med. 2012;366(9):819–26.

[2] Whyte J. Disorders of consciousness: the changing landscape of treatment. Neurology. 2014;82(13):1106–7.

[3] Tolle P, Reimer M. Do we need stimulation programs as a part of nursing care for patients in "persistent vegetative state"? A conceptual analysis. Axone. 2003;25(2):20–6.

[4] Hummel FC, Cohen LG. Drivers of brain plasticity. Curr Opin Neurol. 2005;18(6):667–74.

[5] Voss HU, Uluğ AM, Dyke JP, et al. Possible axonal regrowth in late recovery from the minimally conscious state. J Clin Invest. 2006;116(7):2005–11.

[6] Rosenzweig MR. Environmental complexity, cerebral change, and behavior. Am Psychol. 1966;21(4):321–32.

[7] Rosenzweig MR, Bennett EL, Hebert M, et al. Social grouping cannot account for cerebral effects of enriched environments. Brain Res. 1978;153(3):563–76.

[8] Rosenzweig MR, Bennett EL, Krech D. Cerebral effects of environmental complexity and training among adult rats. J Comp Physiol Psychol. 1964;57:438–9.

[9] Beaulieu C, Colonnier M. Effect of the richness of the environment on the cat visual cortex. J Comp Neurol. 1987;266(4):478–94.

[10] Holloway RL. Dendritic branching: some preliminary results of training and complexity in rat visual cortex. Brain Res. 1966;2(4):393–6.

[11] Greenough WT, Volkmar FR, Juraska JM. Effects of rearing complexity on dendritic branching infrontolateral and temporal cortex of the rat. Exp Neurol. 1973;41(2):371–8.

[12] Kozorovitskiy Y, Gross CG, Kopil C, et al. Experience induces structural and biochemical changes in the adult primate brain. Proc Natl Acad Sci U S A. 2005; 102(48):17478–82.

[13] Diamond MC, Krech D, Rosenzweig MR. The effects of an enriched environment on the histology of the rat cerebral

cortex. J Comp Neurol. 1964;123:111–20.

[14] Mollgaard K, Diamond MC, Bennett EL, et al. Quantitative synaptic changes with differential experience in rat brain. Int J Neurosci. 1971;2(3):113–27.

[15] Turner AM, Greenough WT. Differential rearing effects on rat visual cortex synapses. Synaptic and neuronal density and synapses per neuron. Brain Res. 1985;329(1–2): 195–203.

[16] Johansson BB. Functional outcome in rats transferred to an enriched environment 15 days after focal brain ischemia. Stroke. 1996;27(2):324–6.

[17] Koopmans GC, Brans M, Gómez-Pinilla F, et al. Circulating insulin-like growth factor and functional recovery from spinal cord injury under enriched housing conditions. Eur J Neurosci. 2006;23(4):1035–46.

[18] Sale A, Berardi N, Maffei L. Enrich the environment to empower the brain. Trends Neurosci. 2009;32(4):233–9.

[19] Farrell R, Evans S, Corbett D. Environmental enrichment enhances recovery of function but exacerbates ischemic cell death. Neuroscience. 2001;107:585–92.

[20] Hicks RR, Zhang L, Atkinson A, et al. Environmental enrichment attenuates cognitive deficits, but does not alter neurotrophin gene expression in the hippocampus following lateral fluid percussion brain injury. Neuroscience. 2002; 112:631–7.

[21] Ronnback A, Dahlqvist P, Svensson PA, et al. Gene expression profiling of the rat hippocampus one month after focal cerebral ischemia followed by enriched environment. Neurosci Lett. 2005;385:173–8.

[22] Kolb B, Gibb R. Environmental enrichment and cortical injury: behavioral and anatomical consequences of frontal cortex lesions. Cereb Cortex. 1991;1:189–98.

[23] Passineau MJ, Green EJ, Dietrich WD. Therapeutic effects of environmental enrichment on cognitive function and tissue integrity following severe traumatic brain injury in rats. Exp Neurol. 2001;168:373–84.

[24] Nithianantharajah J, Hannan AJ. Enriched environments, experienced dependent plasticity and disorders of the nervous system. Nat Rev Neurosci. 2006;7(9):697–709.

[25] LeWinn EB, Dimancescu MD. Environmental deprivation and enrichment in coma. Lancet. 1978;2:156–7.

[26] Lombardi F, Taricco M, De Tanti A, et al. Sensory stimulation of brain-injured individuals in coma or vegetative state: results of a Cochrane systematic review. Clin Rehabil. 2002;16:464–72.

[27] Doman G, Wilkinson R, Dimancescu M, et al. The effects of intense multi-sensory stimulation on coma arousal and recovery. Neuropsychol Rehabil. 1993;3(2):203–12.

[28] Wood RL. Critical analysis of the concept of sensory stimulation for patients in vegetative states. Brain Inj. 1991;5:401–9.

[29] Jones R, Hux K, Morton-Anderson K, et al. Auditory stimulation effect on a comatose survivor of traumatic brain injury. Arch Phys Med Rehabil. 1994;75(2):164–71.

[30] Blackerly WF. Intensity of rehabilitation and length of stay. Brain Inj. 1990;4(2):167–73.

[31] Hall M, MacDonald S, Young G. The effectiveness of directed multisensory stimulation versus non directed stimulation in comatose closed head injured patients: pilot study of a single subject design. Brain Inj. 1992;6(5): 435–45.

[32] Lippert-Grüner M, Terhaag D. Multimodal early onset stimulation (MEOS) in rehabilitation after brain injury. Brain Inj. 2000;14(6):585–94.

[33] Mitchell S, Bradley V, Welch J, et al. Coma arousal procedure: a therapeutic intervention in the treatment of head injury. Brain Inj. 1990;4(3):273–9.

[34] Sisson R. Effects of auditory stimuli on comatose patients with head injury. Heart Lung. 1990;19(4):373–8.

[35] Tablot L, Whitaker H. Brain-injured persons in an altered state of consciousness: measures and intervention strategies. Brain Inj. 1994;8(8):689–99.

[36] Wilson S, Powell G, Elliott K, et al. Sensory stimulation in prolonged coma: four single case studies. Brain Inj. 1991;5(4):393–400.

[37] Wilson S, Powell G, Brock D, et al. Behavioural differences between patients who emerged from vegetative state and those who did not. Brain Inj. 1996;10(7):509–16.

[38] Johnson D, Roethig-Johnston K, Richards D. Biochemical and physiological parameters of recovery in acute severe head injury: responses to multisensory stimulation. Brain Inj. 1993;7(6):491–9.

[39] Kater K. Response of head-injured patients to sensory stimulation. Western J Nurs Res. 1989;11:20–33.

[40] Teasdale G, Jennett B. Assessment of coma and impaired consciousness. A practical scale. Lancet. 1974;2(7872): 81–4.

[41] Davis A, Gimenez A. Cognitive-behavioral recovery in comatose patients following auditory sensory stimulation. J Neurosci Nurs. 2003;35(4):202–9.

[42] Urbenjaphol P, Jitpanya C, Khaoropthu S. Effects of the sensory stimulation program on recovery in unconscious patients with traumatic brain injury. J Neurosci Nurs. 2009;41:10–6.

[43] Oh H, Seo W. Sensory stimulation programme to improve recovery in comatose patients. Clin Nurs. 2003;12:394–404.

[44] Di Stefano C, Cortesi A, Masotti S, et al. Increased behavioural responsiveness with complex stimulation in VS and MCS: preliminary results. Brain Inj. 2012;26(10): 1250–6.

[45] Lotze M, Schertel K, Birbaumer N, et al. A long-term intensive behavioral treatment study in patients with persistent vegetative state or minimally conscious state. J Rehabil Med. 2011;43(3):230–6.

[46] Pape TL, Rosenow JM, Steiner M, et al. Placebo-controlled trial of familiar auditory sensory training for acute severe

traumatic brain injury: a preliminary report. Neurorehabil Neural Repair. 2015;29(6):537–47.

[47] Castro M, Tillmann B, Luauté J, et al. Boosting cognition with music in patients with disorders of consciousness. Neurorehabil Neural Repair. 2015;29(8):734–42. doi:10.1177/1545968314565464.

[48] Peck KJ, Girard TA, Russo FA, et al. Music and memory in Alzheimer's disease and the potential underlying mechanisms. J Alzheimers Dis. 2016;51(4):949–59.

[49] Bloem BR, de Vries NM, Ebersbach G. Nonpharmacological treatments for patients with Parkinson's disease. Mov Disord. 2015;30(11):1504–20.

[50] Geretsegger M, Elefant C, Mössler KA, et al. Music therapy for people with autism spectrum disorder. Cochrane Database Syst Rev. 2014;(6):CD004381.

[51] François C, Grau-Sánchez J, Duarte E, et al. Musical training as an alternative and effective method for neuro-education and neuro-rehabilitation. Front Psychol. 2015;6:475.

[52] O'Kelly J, James L, Palaniappan R, et al. Neurophysiological and behavioural responses to music therapy in vegetative and minimally conscious states. Front Hum Neurosci. 2013;7:884.

[53] Lichtensztejn M, Macchi P, Lischinsky A. Music therapy and disorders of consciousness: providing clinical data for differential diagnosis between vegetative state and minimally conscious state from music-centered music therapy and neuroscience perspectives. Music Ther Perspect. 2014;32(1):47–55.

[54] Perrin F, Castor M, Tillmann B, et al. Prooting the use of personally relevant stimuli for investigating patients with disorders of consciousness. Front Psychol. 2015;6:1102.

[55] Bradt J, Magee WL, Dileo C, et al. Music therapy for acquired brain injury. Cochrane Database Syst Rev. 2010;7:CD006787.

[56] Magee WL, O'Kelly J. Music therapy with disorders of consciousness: current evidence and emergent evidence-based practice. Ann N Y Acad Sci. 2015;1337:256–62.

[57] Schiff ND, Giacino JT, Kalmar K, et al. Behavioural improvements with thalamic stimulation after severe traumatic brain injury. Nature. 2007;448(7153):600–3.

[58] Thibaut A, Bruno MA, Ledoux D, et al. tDCS in patients with disorders of consciousness: sham-controlled randomized double-blind study. Neurology. 2014;82(13):1112–8.

第 11 章　药物治疗
Pharmacological Treatments

Olivia Gosseries　John Whyte　著

党圆圆　赵德枭　译

摘　要

本章回顾了对严重脑损伤患者意识恢复可能有效的药物研究现状，讨论了相关探索性和回顾性研究及零星病例报道（涉及金刚烷胺、左旋多巴、溴隐亭、阿扑吗啡、哌甲酯、唑吡坦、巴氯芬和拉莫三嗪等药物），并研究了药物对该类难治性患者觉醒和意识恢复的潜在作用机制。最后，讨论了通过单一受试者方法评估特定药物超说明书用药的流程。

严重脑损伤后意识障碍（disorders of consciousness，DOC）包括昏迷[1]、无反应觉醒综合征（unresponsive wakefulness syndrome，UWS；植物状态）[2,3]及微意识状态（minimally conscious state，MCS）[4]。目前只有较少基于证据的 DOC 治疗指南。研究发现，一些严重脑损伤患者受益于药物治疗、脑部刺激技术、康复治疗和（或）感觉刺激疗法。总体上，对治疗的反应仍不尽如人意[5-8]。一些药物经过不同的途径作用于中枢神经系统，可以对部分患者的意识恢复起效。感知觉由复杂神经网络控制，该网络包括网状丘脑胆碱能投射及丘脑皮质和网状谷氨酰胺能投射，这些网络白质连接中的病变可能影响意识和认知[9]，包括多巴胺能药物在内的一些药物，可以用于该网络并帮助意识恢复。

由于多种原因，使用精神药物来提高认知和行为表现具有挑战性。精神类药物的作用机制表现在其激活的受体类型或它们所调节的神经递质或离子转运过程。与之相对的，药物治疗的目标是改变特定的认知过程，如觉醒、记忆、攻击行为等现象或开始功能性活动。不幸的是，这两种分析路线没有简单的对应关系，但可以确定的是，一旦药物影响到临床目标相关的系统，也会影响到与治疗目标无关的系统。因此，在决定使用一种精神活性药物前需要做一个或多个阴性或显性假设，即"该类药物与某类受体结合，某类受体的激活被认为可以增强促醒作用，假设这种唤醒作用于这类患者将会提高其遵嘱活动的准确性"。这才是尝试某种药物的动机，但是也有可能由于某类受体激活，带来其他负面效应，并超过了促醒的价值。此外，如果患者不能遵从指令，主要是失用症而非觉醒程度不够造成的，则即使成功促醒也不能提高患者遵嘱运动的水平。

此外，还有一个挑战是用来描述心理和行为概念的词语与对大脑复杂性和交互性日益了解的差距。我们用一个词来表示"觉醒"，但是我们知道觉醒至少受4种不同神经递质的影响，并且有些递质对"准备察觉"具有更大的影响，而另一些递质则对"准备行动"有更大的影响[10,11]。因此，增强患者觉醒程度的这种说法，也很肤浅。

最后，精神活性药物最终会作用于某些特定的生物学靶点，并且患者的这种靶点必须存在，才能从中受益。除非有足够产生该神经递质的内源性基础，否则刺激神经递质释放或延长其在突触中存在的药物无效。除非有足够的下游神经元能对其做出反应，否则突触后受体的直接激动药也无效。因此，我们假设存在特定的神经网络损伤和保留模式，这些模式可以预测患者是否会对药物产生反应，尽管目前我们还无法定义这些模式并将其用于治疗选择。

本章总结了可能有用药物（如金刚烷胺、左旋多巴、溴隐亭、阿扑吗啡、哌甲酯、唑吡坦、巴氯芬和拉莫三嗪）的最新研究进展，这些药物可促进DOC患者的意识恢复。在此将讨论有关药物治疗效果的最新神经影像学研究，探讨一些潜在机制来解释这些药物对意识恢复的影响，还将点评对单一受试者使用尚未被充分研究药物的超说明书用药的流程。

一、可能有效的药物

（一）金刚烷胺

金刚烷胺是一种经典的多巴胺能药物，最初用于治疗帕金森病。由于具有抗病毒作用，它还曾被用于对抗流感。但是，由于病毒的频繁突变和新药的出现，现已不再推荐将其用于抗病毒治疗。金刚烷胺可同时在突触前及突触后水平增强纹状体多巴胺活性，促进多巴胺释放，延迟再摄取，其结果是增加突触内多巴胺浓度[9]。在突触后水平，金刚烷胺可提高多巴胺能受体数量[12]。它同时还是 N- 甲基 -D- 天冬氨酸受体剂量依赖

性的拮抗药。

金刚烷胺的使用与重度颅脑损伤患者更好的预后相关[13-15]。一项回顾性研究表明，74名确诊为 UWS 的急性颅脑损伤患者在重症监护病房出院时，使用金刚烷胺治疗组在格拉斯哥昏迷量表（Glasgow Coma Scale，GCS）[16] 的得分高于未接受药物治疗组[13]。治疗组的死亡率也低于非治疗组。一项研究对35名严重颅脑损伤急性期患者给予超过6周的金刚烷胺治疗，通过简易精神状态检查（Mini-Mental State Examination，MMSE）[17]、格拉斯哥结局量表（Glasgow Outcome Scale，GOS）[18] 和残疾评定量表（Disability Rating Scale，DRS）[19] 评定，获得更高的功能改善[20]。同样，Whyte 等的研究表明，接受金刚烷胺治疗的颅脑损伤患者在受伤后4个月的 DRS 评分高于未接受治疗的患者[14]。请注意，这些研究是患者仍处于急性或亚急性阶段进行的，因此它们没有提供有关恢复较慢的患者或慢性 DOC 患者的信息，并且可能因早期自发恢复而产生偏差。

Zafonte 等报道了1名 MCS 患者在颅脑损伤5个月后对金刚烷胺的剂量依赖性反应。治疗过程中，患者沟通能力恢复，昏迷/接近昏迷（Coma/Near-Coma，CNC）评分[21] 增加。当治疗停止时，这种效果是可逆的；在重新引入治疗的过程中，患者可以再次与人交流[22]。最近，1名非创伤性 MCS 患者的研究还显示了金刚烷胺剂量依赖性反应，不过当剂量增加到每天 200mg 时，患者出现不明原因的心动过速[23]。

最近，Giacino 和 Whyte 等进行了一项精心设计的多中心对照研究，这是迄今为止最高水平的研究证据，表明金刚烷胺可用于促进 DOC 患者的意识恢复[24]。这项为期6周的双盲、随机、安慰剂对照试验评估了184名颅脑损伤后1~4个月处于 UWS 或 MCS 的患者。患者被随机分配接受金刚烷胺或安慰剂治疗1个月，并在治疗停

止后随访 2 周。根据住院康复期间改善率的证据（即由于自发恢复或治疗计划），两组在 1 个月内均有所改善。尽管如此，金刚烷胺组的功能恢复（如恢复遵嘱运动、言语可辨、可靠的"是 / 否"交流、会使用物件）比安慰剂组更快，这是通过改善的 DRS 评分来衡量的。尽管金刚烷胺组在洗脱期后通常保持改善，但停止治疗后功能恢复率减弱，在为期 6 周的随访评估中，金刚烷胺组与安慰剂组的 DRS 得分趋于一致（图 11–1）。这些结果表明，在急性和亚急性环境中评估时，金刚烷胺可加快 DOC 患者积极治疗期间功能恢复的步伐。要注意的是，金刚烷胺并不会增加不良事件（如癫痫发作）的风险。

上述大多数研究仅涉及颅脑损伤患者。最近一项关于非创伤性病因的回顾性研究探讨了金刚烷胺和哌甲酯对心脏停搏后复苏患者的影响[25]。在 588 名急性患者中，有 16 名患者接受了金刚烷胺、哌甲酯或两者的联合治疗。与对照组相比，接受神经兴奋药物的患者目标指向行为（如遵循命令）有增加的趋势，而脑功能分类量表（Cerebral Performance Category scale，CPC）和改良 Rankin 量表（modified Rankin scale，mRS）得分也有所改善，这些患者出院后也显示出较高

的存活率。即使这项研究为急性发作的心脏停搏患者提供了潜在的治疗选择，但也不能解释自然恢复偏倚。为了完全确定金刚烷胺在除颅脑损伤外其他疾病的作用，尚需进行一项前瞻性对照试验。

最后，迄今为止，只有 3 项研究使用电生理或神经影像技术收集了有关 DOC 患者金刚烷胺疗效的客观信息。第一项研究使用脑电图（electroencephalogram，EEG）来显示 1 名在临床上对金刚烷胺有反应的 UWS 患者 α 活性增加和 θ 活性降低[26]。第二项研究是 1 名非创伤性 MCS 患者的病例报道显示，在金刚烷胺治疗期间，当患者能够交流和使用物体（即脱离 MCS）时，EEG 背景数据也显示出主要的 α 活性增加（10～11Hz），而在基线期和洗脱期时，脑电图显示中等程度的脑电图背景异常（7～8Hz）[27]。注意，该病例也表现出剂量依赖性，但是在治疗过程中观察到癫痫性面部肌阵挛，导致金刚烷胺停用。Schnakers 等进行的第三项研究使用了氟脱氧葡萄糖正电子发射断层成像，对缺氧后慢性 MCS 状态且金刚烷胺有反应的患者做了 ABAB 范式的研究[28]。行为上，患者在金刚烷胺治疗后运动水平有所改善，并对口头命令做出反应。修订版昏迷恢复量表（Coma

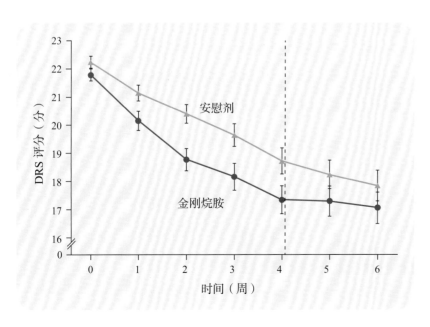

◀ 图 11–1 在 6 周的评估期内，金刚烷胺治疗与安慰剂相比的行为结果

DRS 评分为 0～29 分，分数越高表示功能障碍越严重。在 4 周的治疗期内，金刚烷胺组 DRS 评分改善速度高于安慰剂组。在洗脱期（最后 2 周）中，金刚烷胺组的恢复速度较慢，并且在 6 周时两组的平均 DRS 评分相似。条形线段表示标准误差。经许可转载，引自参考文献 [24]

Recovery Scale-Revised，CRS-R ）[29] 的得分也大幅提高。代谢上，在额 – 颞顶叶网络和感觉运动区测量到与金刚烷胺相关的脑活动增加。与健康受试者的扫描结果相比，这些大脑区域以前代谢不足，在治疗 5 周后它们的代谢增加，在停用金刚烷胺后，它们的代谢减少，并在金刚烷胺重新应用后再次恢复到接近正常值（图 11–2）。

总之，金刚烷胺似乎是促进创伤性 DOC 患者意识恢复，以及与唤醒和记忆有关认知功能恢复的合适药物[30]，但其在非创伤性 DOC 中的作用尚不清楚。治疗可以在损伤后数天开始，也可以数月内开始，都会产生收益。金刚烷胺起效迅速，可在给药后前 4 周内观察到功能结果。成人的给药剂量每天 100～400mg（平均每天 200mg）。迄今为止，病例报道研究中已经提到了一些不良反应，程度轻重不一。尚需要进一步神经生理学和神经影像学研究，以更好地了解金刚烷胺对 DOC 患者产生积极作用的潜在机制。

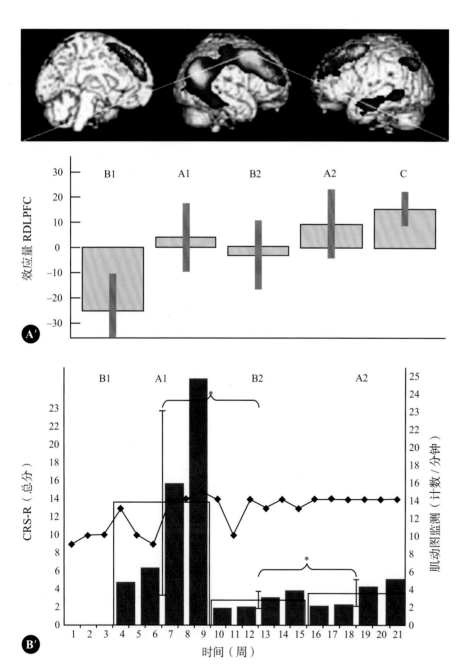

◀ 图 11–2　金刚烷胺在 1 名缺氧性脑损伤的 MCS 患者中的行为学和代谢作用

A′. ABAB 的设计显示了与健康对照组（C）相比在广泛的双侧额 – 颞 – 顶联合和右侧感觉运动区域中与治疗相关的代谢变化；B′. 在 21 周内通过 CRS-R（总分）评估的行为变化（黑色菱形）。肌动图监测显示每周（红色条）或每月（白色条）计数的平均运动。*. 表示不同条件的运动活动的显著差异（B1＞A2＜B2）。RDLPFC. 右侧前额叶背外侧区。经许可转载，引自参考文献 [28]

（二）左旋多巴

同金刚烷胺一样，左旋多巴也是一种多巴胺能药物，最初用于治疗帕金森病。在 20 世纪 90 年代，1 名 24 岁有 6 个月病史的创伤性 UWS 男性，在服用左旋多巴后数天内病情明显改善，能够说话[31]。请注意，这名患者未使用经过标准化验证的诊断行为评估，它发表于 2002 年引入 MCS 标准之前，因此 UWS 的初始诊断可能不准确。此外，5 名外伤性 DOC 患者使用左旋多巴后反应敏感性提高，而药物本来是用于治疗其锥体外系体征的[32, 33]。在一项非对照非盲研究中，8 名 UWS 患者在服用渐进量的左旋多巴后恢复了意识。所有患者在治疗前两周内均对指令产生了反应，其中 7 名患者（包括 2 名患者受伤超过 9 个月进行的评估）能够以功能性方式进行互动[34]。最后，在最近一个前瞻性病例系列研究中，在 11 名创伤和非创伤性 UWS 患者中，有 9 名对左旋多巴 / 卡比多巴表现出了明显的反应。这种作用是在治疗的 10 天内（275mg/d）观察到的，包括遵嘱运动和交流的恢复。著者认为，行为改善是由于治疗本身而不是自然恢复，因为纳入的患者距损伤发生时间为 30～180 天，均处于 UWS≥1 个月且没有改善[35]。然而，这些研究都没有进行自然恢复的对照组研究。

（三）溴隐亭

溴隐亭是一种主要用于治疗帕金森病的多巴胺激动药。该药物主要是突触后多巴胺 D_2 受体的激动药，研究较少。在一项回顾性研究[36] 中，它与创伤后 UWS 患者的较高恢复率有关。然而，在一项为期 6 周的双盲、安慰剂对照、交叉研究中，溴隐亭（5mg，每日 2 次）并没有改善 12 名中重度颅脑损伤[37] 患者的注意力水平。此外，它还可能引起一些患者的不良反应（如头晕）。

（四）阿扑吗啡

阿扑吗啡是一种非选择性的多巴胺激动药，可激活 D_1 和 D_2 受体，但优先激活后者[38]。最初，该疗法可治疗帕金森病和勃起功能障碍，但对一些严重的脑损伤患者也显示出积极的作用。曾有颅脑损伤后 104 天用阿扑吗啡的 MCS 患者在治疗 1 天后突然恢复了意识。他能够根据要求移动双腿，并回答"是 / 否"的问题，而在之前是不可能的[39]。停止治疗后，患者仍保持完全清醒，功能恢复良好。弥散张量成像显示丘脑皮质和皮质丘脑投射减少，这与预期的一致[40]。一项对 8 名创伤性 UWS 和 MCS 患者的非对照病例研究显示，除 1 名患者外，所有患者意识恢复，CNC 和 DRS 评分有所改善[41]。即使停止治疗，这些改善持续超过 1 年。如上所述，这两项研究中使用的设计并没有区分由阿扑吗啡引起的改善和自发发生的改善。

需要使用双盲安慰剂对照设计对 DOC 患者进行更多研究，以确认阿扑吗啡（及左旋多巴和溴隐亭）的潜在益处，并在可能的情况下，通过神经影像技术对研究进行补充。

（五）哌甲酯

这种神经兴奋剂最初用于患有注意力缺陷多动症的儿童，也被用于发作性睡病患者。这种药物增加多巴胺和去甲肾上腺素的释放，同时阻断它们的再摄取并抑制单胺氧化酶，它增加了纹状体和其他大脑区域（如尾状核和内侧额叶皮质）的去甲肾上腺素能活性[9]。

只有少数研究使用哌甲酯来改善 DOC 患者的意识水平。一项研究表明，在重症监护室早期使用哌甲酯与严重创伤后住院时间缩短有关[42]。在一项回顾性研究中，昏迷后心脏停搏患者接受神经兴奋剂治疗后，遵嘱运动的比率及出院生存率有改善趋势，一些行为量表的评分也有提

高 [25]。一项对 14 名获得性脑损伤后意识障碍患者的研究报道称，哌甲酯给药后 GCS 评分有所改善。这种行为改善主要与后内侧顶叶皮质中脑葡萄糖代谢增加有关，表明这一大脑区域作为意识神经网络的一部分，可能是 DOC 患者对哌甲酯产生药理反应的相关结构 [43]。与之相对的，一项对 22 名慢性 DOC 患者（17 名为创伤性）的命令 - 遵循和交流活动进行的 Meta 分析未显示哌甲酯给药后遵嘱反应的比例产生临床改善 [44]。

哌甲酯的研究主要集中在对中度至重度脑损伤患者急性和亚急性恢复期注意力和记忆的积极作用 [45-49]。最近，哌甲酯被发现与任务执行过程中脑血流量的整体减少，以及左后顶上皮质和顶枕接合处的活动减少有关。这一发现提示了一种补偿性机制，该药物可改善颅脑损伤患者的注意力障碍 [49]。

最后，在一项非对照、非盲的前瞻性研究中，对 10 名儿童和青少年 UWS 和 MCS 患者进行了多巴胺能药物（金刚烷胺、哌甲酯、溴隐亭、左旋多巴和普拉克索）的治疗，并改善了他们对结构化刺激的反应 [50]。

（六）唑吡坦

唑吡坦是一种咪唑并吡啶，并对 γ- 氨基丁酸（gamma-aminobutyric acid，GABA）抑制受体的亚型 1 起激动作用的药物。最初推荐该药物用于治疗失眠症，并具有镇静、抗惊厥、抗焦虑和肌肉松弛的作用。

目前已有一些研究报道使用唑吡坦作为 UWS 和 MCS 患者的"唤醒"剂，这种药物偶尔会对严重脑损伤患者的意识水平产生明显的暂时促进作用。2000 年，唑吡坦的作用首次在 1 名据称是 UWS 的患者中偶然发现，该患者病程 3 年，患病前遭受了颅脑损伤，并在给药后 20min 开始与人交流 [51]。随后，Clauss 等报道了这种药物在其他 4 名病程 3～5 年、之前遭受过外伤或缺

氧性脑损伤的 UWS 患者中的令人印象深刻的效果 [52]。服用单剂量的唑吡坦（10mg）后，患者很快就能回答问题，说话并进食。在 GCS 量表和 Rancho Los Amigos 量表上也观察到了改进 [53]。这些患者的意识水平在给药 4h 后恢复到其初始状态，但是在重新给药时又观察到了改善。在缺氧性脑损伤或脑炎引起的 MCS 患者中也有类似的短暂影响 [54-57]。然而，一些病例研究强调，其他缺氧后脑病或严重脑部创伤的患者并没有得到改善 [58-60]。

最近在 UWS 和 MCS 患者中调查了应答者的百分比。第一项初步研究表明，在 15 名患者中，只有 1 名患者显示出从 UWS 到 MCS 的重要意识行为反应。其余 14 名患者无任何改善 [60]。在随后的安慰剂对照双盲交叉研究中，在 84 名至少持续 4 个月的 DOC 患者中，只有 4 名表现出显著的康复（如运动、社交互动、命令 - 遵循和功能性物体使用增加）[61]。效果通常持续 1h 或 2h，某些患者发生轻度不良事件（如摇动或不安运动）。因此，在这两项研究中，约有 5% 的参与者对唑吡坦有反应，并且无法事先将反应者与未反应者区分开。

一项针对单个脑卒中后慢性 UWS 患者的脑电图研究表明，唑吡坦产生的变化不像之前报道的那样明显 [62]。服用唑吡坦后患者可持续睁眼并开始打哈欠，这与脑电图皮质活动激活有关 [63]。因此，尽管唑吡坦可能在少数患者中产生快速和显著的改善，但其效果在大多数患者中是微小或不存在的。同样，一项针对 60 名慢性 DOC 患者的临床试验表明，只有 1 名 MCS 患者表现出行为改善（即对物品的功能使用）[64]。然而，在此之后，患者在双盲安慰剂对照试验中重新评估，却没有显示任何临床改善。有 4 名患者在服用唑吡坦后 CRS-R（总分）增加，这是以前从未观察到的，这表明该药物可诱导不一致的作用。

根据损伤部位评价唑吡坦治疗 UWS 的疗效，

对 127 名亚急性 UWS 患者进行为期 1 周的治疗。患者分为非脑干损伤（即脑挫伤和脑压迫伤）和脑干损伤（即原发性脑干损伤和继发性脑干损伤）。唑吡坦治疗后，非脑干损伤组的意识水平较治疗前明显改善，而脑干损伤组的意识水平无明显变化。单光子发射计算机断层成像（single photon emission computed tomography，SPECT）检查显示，非脑干损伤组脑损伤区灌注增加，而脑干损伤组灌注未见改变。这些发现表明，唑吡坦仅在脑干没有损伤的情况下对脑功能有积极作用[65]。

有几项关注于唑吡坦作用机制的研究。单光子发射计算机断层成像（SPECT）研究表明，唑吡坦可增加创伤或缺氧损伤后低活性区域的脑代谢[51, 52, 66]。同样，对 1 名 MCS 患者进行正电子发射断层成像（positron emission tomography，PET），发现摄入唑吡坦后，神经心理表现的改善与额叶和中央后区的脑代谢增加相关。在前扣带和眶额皮质也观察到激活，这些区域被认为参与了动机过程[54]。使用静息态功能磁共振成像（resting state fMRI）对脑卒中后慢性 UWS 患者进行研究，他们在唑吡坦治疗后表现出微小的改善[62]，在广泛分布的皮质 - 皮质下网络（即额叶皮质、前扣带回区域、丘脑和尾状核）中检测到 BOLD 信号的增加。相比之下，健康的受试者在服用唑吡坦后表现出额叶、顶叶和颞叶皮质的失活。UWS 患者的这些明显信号变化也与额叶皮质的血管外代谢物浓度有关。这些发现表明，唑吡坦诱导的神经代谢调节与广泛额顶叶网络中的休眠关闭有关[67]。同样，一项 PET 研究显示，3 名慢性缺氧 MCS 患者在摄入唑吡坦后，围绕边缘环路组低活性区域（即眶额皮质）的代谢水平升高[68]（图 11-3A）。所有患者服用唑吡坦后均恢复了功能性交流，它们在出现代谢增加的脑区没有结构性病变。此外，对唑吡坦有反应者服药后在 15～30Hz 频段

脑电图功率提高，在 6～10Hz 频段功率降低[69]（图 11-3B）。最近的一份慢性缺氧性 UWS 病例报道显示，在较高剂量的唑吡坦（30mg 代替 10mg）使用期间，颞叶区域的振幅、电压及 θ-β 节律增加，CRS-R 评分增加，且无相关不良反应[70]。

有学者提出了一种细胞休眠机制来解释唑吡坦的作用，与最初受损区域相邻或相距较远的大脑某些非特定区域（如同侧和对侧大脑半球或小脑）可能会被病变抑制。服用唑吡坦后，大脑这些不活跃区域会恢复其功能，从而恢复意识[51, 54, 66, 71]。根据这一假设，一项利用脑磁图的研究表明，唑吡坦减少了脑卒中患者与休眠脑组织相关的病理性慢波数量[72]。

从分子角度来看，靠近脑损伤部位的谷氨酸和 GABA 神经递质水平可能发生了变化。谷氨酸的释放产生兴奋性毒性和过多抑制性 GABA 神经递质，以及 $GABA_A$ 受体长期过度敏感[51, 52]。抑制性神经递质与离子通道受体结合时，会降低邻近大脑区域新陈代谢和血流量，从而导致细胞处于休眠状态。当与休眠细胞的 $GABA_A$ 受体结合时，唑吡坦会引起神经元异常状态和相关代谢抑制反转。因此，学者提出了"GABA 损伤假说"来解释唑吡坦对意识恢复的影响，这表明唑吡坦可能通过逆转 GABA 损伤并因此通过恢复突触兴奋和抑制的正常比率而对意识恢复起作用[73]。根据中央环路模型，唑吡坦可与大脑边缘环相互作用，调节皮质下连接，特别是苍白球，从而使丘脑皮质活动恢复正常，并促使意识恢复[74]。

总之，唑吡坦反应较罕见的是仅见于约 5% 的创伤和非创伤病因所致的 UWS 和 MCS 患者。不同研究的剂量不同，但标准剂量是 10mg，药效持续数小时。关于唑吡坦矛盾反应的潜在机制已经提出了一些假说，但仍需要进一步研究来更好地理解唑吡坦改善意识的机制，并确定能够预测有临床意义的治疗反应的生物标志物。

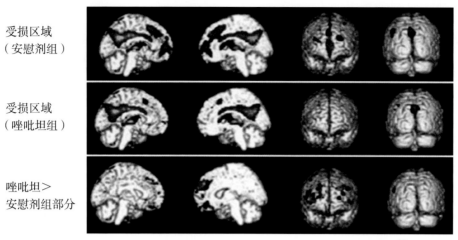

A 唑吡坦反应者的脑代谢

受损区域
（安慰剂组）

受损区域
（唑吡坦组）

唑吡坦＞
安慰剂组部分

Chatelle 等，2014

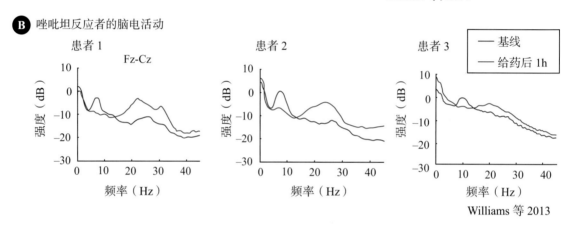

B 唑吡坦反应者的脑电活动

患者 1　　　　　　　患者 2　　　　　　　患者 3　　　基线
　　　　　　　　　　　　　　　　　　　　　　　　　　　给药后 1h

患者 1　Fz-Cz

患者 2

患者 3

强度（dB）　　　　频率（Hz）

Williams 等 2013

▲ 图 11-3　唑吡坦反应者的神经影像学和神经生理学表现

A. 用 PET 扫描评估脑代谢。在 3 名 MCS 患者中，蓝色区域显示服用安慰剂和唑吡坦后脑代谢不足的区域，红色区域显示唑吡坦引起的脑代谢恢复。B. 用脑电图（EEG）评估脑电活动。3 名 MCS 患者脑电图中线通道 Fz-Cz 记录的功率谱。唑吡坦给药前 1h 的平均功率谱以红色显示，蓝色显示唑吡坦给药后 20～60min 的平均功率谱。经许可转载，引自参考文献 [68, 69]

（七）巴氯芬

巴氯芬是一种 GABA_B 受体激动药，作用于脊髓后角，主要用于抑制痉挛。这种症状多见于中枢神经系统病变后，限制了患者的自主活动。口服巴氯芬的抗痉挛作用一般。在脑脊液中直接连续灌注低剂量巴氯芬更有效。鞘内巴氯芬疗法可以有效治疗 DOC 患者的严重痉挛，通过减少与疼痛相关的痉挛和挛缩，提高生活质量[75]。它还有助于控制持续性自主神经功能障碍，如心动过速、呼吸急促、发热和呼吸困难[76]。

在非对照病例研究中，报道了一些令人印象深刻的在亚急性期使用巴氯芬治疗 UWS 患者康复的病例[77-79]。在慢性阶段（脑损伤后≥19 个月）接受痉挛治疗的 5 名 UWS 患者中，也观察到了巴氯芬的积极作用。从治疗开始两周后直至 6 个月随访期结束，除 1 名患者外，所有患者均表现出临床改善[80]。从 CRS-R 评分的变化可以看出，改善程度从警觉性提高到恢复意识。同样，2 名伴有痉挛的创伤性 MCS 患者接受了鞘内巴氯芬治疗后脱离了 MCS，但他们的认知缺陷仍然很严重[81]。在最近的一项前瞻性研究中，8 名患有痉挛的 DOC 患者中有 2 名在接受鞘内巴氯芬治疗后出现了显著持续的改善，脱离了 MCS[82]。有学者在 53 名严重创伤或缺氧患者中进行了鞘内巴氯芬治疗长期预后（10 年随访）的研究。创伤组功能恢复良好，而缺氧组功能恢复不佳，提示缺氧组患者对巴氯芬治疗的反应较创伤组低[83]。创伤组患者中，21% 死亡、30% 为重度残疾或 UWS、意识恢复良好的患者占 49%。恢复良好的患者倾向于较晚接受巴氯芬，且需要的巴氯芬剂量较低，而较差的远期预后与早期出现与高肌张力相关的严重自主神经功能障碍症状有关[84]。

有一些假设可以解释巴氯芬对意识恢复的影响。一些作者认为，脊髓运动冲动的调节可能与皮质的再激活有关[80]。巴氯芬可能通过改善脱髓鞘轴突的神经传导，加速弥漫性轴索损伤的修复[85]。也有假设认为，鞘内巴氯芬疗法可能通过减少过多的失调性感觉刺激传入大脑而起作用[75]。睡眠 – 觉醒周期的调节也被认为是巴氯芬产生疗效的一种机制[80]。然而，如何上文讨论的药物一样，对巴氯芬缺乏具有自然恢复对照的研究。

（八）拉莫三嗪

拉莫三嗪是用于治疗癫痫和双相情感障碍的药物。通过抑制电压依赖性钠通道，它可以稳定神经元细胞膜并抑制谷氨酸的释放。它对钠离子通道的作用有助于抗癫痫，而作为抗谷氨酸能药物在精神药物方面的作用更大，并可能具有神经保护作用[86, 87]。只有一项研究发现重度脑损伤患者在使用拉莫三嗪后功能得到改善，意识和认知能力恢复，并缩短了住院时间[88]。这项非对照非盲研究表明，这种药物对功能恢复可能有影响，特别是对自发脱离 MCS 的患者。它可能会影响认知表现的其他方面，而不是意识本身的水平[89]。

二、药物积极作用的潜在机制

每种药物都会影响一条或多条神经通路。金刚烷胺、左旋多巴、溴隐亭、哌甲酯和阿扑吗啡主要作用于多巴胺能系统，而唑吡坦和巴氯芬则优先作用于 GABA 能系统（尽管在神经系统的不同位置）。这些药物产生积极作用的潜在神经机制目前还不太清楚。金刚烷胺和唑吡坦会增加低活性脑区的代谢[28, 90]。唑吡坦在大脑边缘环的 GABA 能系统中发挥主要作用[90]，而巴氯芬则更多地作用于脊髓，可能支持运动神经元的再生[80]。

更具体地说，多巴胺类药物对 DOC 患者的觉醒和觉知的正向作用可能反映了多巴胺依赖性黑质 – 纹状体、中脑 – 边缘、中脑 – 皮质和（或）丘脑通路中神经传递的增强（图 11-4）[91, 92]。这些通路主要起源于脑干，并向前投射，与中脑和大脑皮质的不同结构相互作用。黑质 – 纹状体通路起始于黑质，止于基底节或纹状体，在行为启动和运动功能中起重要作用。中脑 – 边缘通路从中脑腹侧被盖区投射到腹侧纹状体和伏隔核，与情绪过程、动机、学习和记忆有关。中脑 – 皮质回路（包括从腹侧被盖区到前额叶皮质的兴奋性投射），被认为参与认知和执行功能（通过背外侧前额叶皮质），以及情绪和情感（通过前额叶皮质的腹内侧部分）[91, 92]。除这三条通路外，还包括丘脑在内的一个系统对调节觉醒和意识也很重要，因此可能在严重脑损伤患者的功能恢复中发挥关键作用。在这个丘脑通路中，多巴胺作用于丘脑和基底神经节，然后连接到辅助运动区和初级运动区、背外侧前额叶皮质和边缘结构[93]。

因此，多巴胺类药物被认为可以通过纹状体丘脑投射增加丘脑紧张性放电[94]。中央环路模型被提出以解释其对意识恢复的药理学作用[95]（图 11-5）。中央丘脑核（central thalamic nuclei，

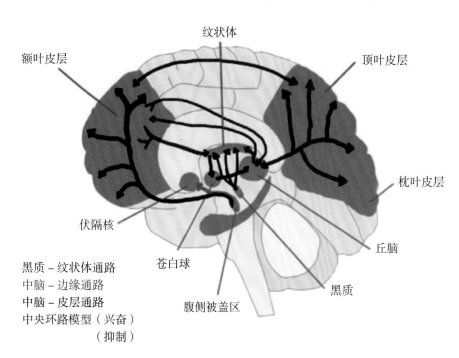

◀ 图 11–4　在意识水平上药理作用的潜在机制示意图

根据中央环路模型[74]，多巴胺对纹状体输出的促进或对额叶皮质的直接调节可以解释额叶皮质、纹状体、苍白球和丘脑的连接环路中前脑活动的恢复。唑吡坦对苍白球的作用更大，直接抑制其作用。经许可转载，引自参考文献 [92]

黑质 – 纹状体通路
中脑 – 边缘通路
中脑 – 皮层通路
中央环路模型（兴奋）
　　　　　　（抑制）

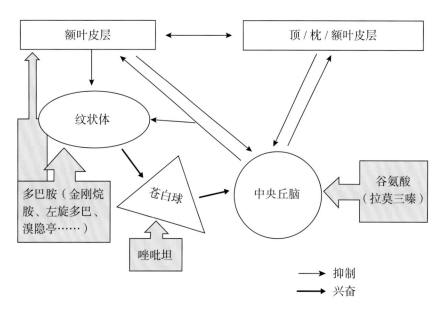

◀ 图 11–5　旨在解释药理学诱导意识恢复机制的中央环路模型

经许可转载，改编自参考文献 [74]

CTN）似乎在意识的出现中特别重要。他们接收来自脑干的上升投射，其中包括在睡眠 – 觉醒周期中控制一些皮质和丘脑神经元活动的觉醒系统。CTN 由脑干唤醒系统的胆碱能、5 – 羟色胺、去甲肾上腺素传入神经有力地支配。CTN 的这些神经元也受来自额顶叶皮质向下投射的神经支配。总体而言，这些上升和下降的通路似乎调节着意识水平[95]。额顶叶皮质（及其通过纹状体、苍白球和丘脑进行的皮质下调节）对意识形成作用广泛。在正常情况下，来自 CTN 的丘脑 – 皮质投射会激活皮质和纹状体的神经元。此水平的病变导致脑代谢的减少。纹状体神经元抑制内侧部苍白球，但需要一个强大的基本突触活动和高水平多巴胺能神经支配，以维持其活动状态。没有纹状体向苍白球的投射（如由于缺乏多巴胺神经支配），苍白球本身将抑制 CTN，继而抑制皮质结构，该异常通路可能因此导致意识障碍。中央环路中的障碍会影响主导的皮质 – 丘脑和额 –

顶叶系统整体动力学[74]。因此，多巴胺类药物可以促进苍白球 – 纹状体的投射，这将调节额顶叶皮质神经元，并恢复皮质 – 皮质下环路。唑吡坦被认为直接作用于苍白球并抑制其功能（这通常是纹状体的作用），恢复 CTN 的活性，而谷氨酸能药物（如拉莫三嗪）则直接作用于 CTN（图11–5）。

三、单一受试者方法评估特定药物的"超说明书"使用

如前所述，很少有药物能被强有力的证据证明具有治疗严重颅脑损伤后的特定认知或行为问题的临床作用。即使是经过最严格研究的药物，关于最佳的应答对象、最佳治疗时间、剂量和药物作用时间等的重要问题仍未解决。对于本章中大多数药物证据都很少，多来自其他人群的轶事证据，或者来自小规模或方法有缺陷的研究证据。然而，一些药物以"超说明书"的方式被普遍使用，并期待其有效[96]。如果在开始治疗前，证据不能让我们自信地预测阳性反应，那么我们当然有责任在治疗后知道药物是否导致了临床改善，是否产生了重要的不良反应。因此，使用非说明书规定的精神活性药物的医生应该有一个计划，以便在回顾时确定药物的效果，并决定在未来何时考虑减少使用这种药物。

单一受试者试验设计，也被称为"N-of-1 研究"，为评估药物在单个患者中的效果提供了有用的选择[97, 98]。在这种方法中，研究工具被用来回答重要的个体临床问题。我们只要知道所治疗的患者疗效，而不必担心该答案的普遍性。在约翰·怀特（著者之一）的努力下，此过程在某些明确的框架内并不定义为临床研究，不需要单独的伦理审查委员会审查，也不需要知情同意即可参与研究（尽管我们总是谨慎地讨论治疗方法超说明书这一事实）。单一受试者设计可能包括随

机化、特定的给药计划、特定的测量工具，有时还包括盲性给药或安慰剂对照给药。

最适用于药物疗效评价的基本设计有三种，即 A-B 设计、A-B-A 设计和重复交叉设计（按递增顺序或严格程度）[99]。对于所有这些设计，首要任务是选择将用于评估药物效果的结果衡量标准。在任何可能的情况下，我们都选择一种测量药物最近结果的方法，这种方法可能有临床意义，也可能没有临床意义，但这将帮助我们确保药物在给定剂量下具有生理活性。在假设的场景中，我们希望通过提高觉醒来实现更可靠的指令遵循，可以选择一种测量睁开眼睛时间的方法来测量觉醒反应，尽管这不是我们最终的临床目标。当然，我们也需要对临床目标进行衡量。在这种情况下，我们可以选择在每个会话中遵循标准命令集的百分比作为指标。最后，当我们知道某些药物不良反应特别可能发生时，可能会有一种测量其不良反应的方法，来提醒我们不良反应的增加。

在设计药物评估时，我们需决定是采用标准化的心理评估方法，还是针对个别患者的问题量身定制的评估方法。我们依赖于标准化的措施来确定患者的情况，但治疗目标往往过于具体，无法与任何现有的措施相匹配，因此需为个人创建一个标准。这通常需要团队合作，并致力于回答以下问题："你如何知道这种药物是否有预期的效果，如果药物剂量增加你会观察到什么，如何衡量这种变化？"

在 A-B 设计中，研究者在药物开始前一段时间（A 阶段）开始收集选定的结果测量数据，进行重复测量。然后在引入药物后继续进行相同的重复测量（B 阶段），在测量中寻找与从 A 到 B 过渡相对应的变化。在某些情况下，目测可以揭示临床表现的明显变化。统计评价更具争议性。在一些情况下，多种表现的数据在统计上不是独立的，违背了一些传统统计检验的假设。一种粗

略的统计方法涉及"加速线"的概念[100]。在这种技术中，通过 A 阶段数据绘制回归线，并继续向前进入 B 阶段。对位于加速线上方和下方的实际 B 阶段数据点进行计数，并进行二项式检验。

如果没有药物作用，则可以预测 B 阶段数据约 50% 可能在该线以上，而 50% 可能在该线以下。与该 50/50 比例的急剧偏离表明存在药物效应。然而，有人指出，除非有大量的 A 阶段数据和（或）A 阶段的变异性很低，否则加速线周围的置信区间可能很宽。这意味着在所有可能的加速线以上或以下，很容易发生远超过 50% 的 B 阶段数据（图 11–6）。

A-B-A 的设计前面部分相同，只是经过一段时间治疗后，该药物再次撤出，观察临床表现下降与从 B 向 A 阶段的转变是否对应（当然，此后可以视情况重新引入该药物）。在重复的交叉设计中，最好以随机间隔，在提供药物和撤出药物之间反复转换，并在整个过程中收集相同内容的结果数据。在这种设计中，重复的交叉减少了一些其他干预事件（如疾病、其他治疗等）真正导致差异的可能性，因为没有其他事件遵循相同的随机反转计划。

A-B 设计最适合在临床环境中实施，因为它与常规临床实践相对应，只是测量在治疗之前就已经开始。遗憾的是，这种设计很少能提供明确的结论。除临床表现的变异性外，如果已经存在一个非零的斜率，则要确定该斜率是否因处理而改变，这是具有挑战性的。正如在正式研究中一样，更多的可变性需要大量的数据才能得出结论，而在有时间限制的临床程序中收集这种数据通常不可行。此外，如果正在研究的药物需要逐渐增加剂量，则更难以将行为变化与药物联系起来。

A-B-A 设计克服了这些问题中的一部分，但不是全部。逐渐引入和撤出药物时临床表现的变异性仍然是一个挑战。然而，持续存在的自然恢复和预期药效的混淆得到了解决，因为从 B 到 A 反转时，自然恢复仍应表现为症状改善，而撤药则应导致恶化（图 11–6）。如果数据清楚地支持该药物与改善和恶化相关，则可以对该结论有合理的信心。但是，如果与药物相关的改善和恶化不明显，则可能是由于过大的变异性，或者由于自然恢复胜过撤药效果，抑或是已经恢复到了不再需要使用药物的程度。尽管这是 A-B-A 设计的科学限制，但在临床上的限制较少。患者接受药物治疗后，主要的临床问题是他们应该停止还是继续使用药物。

多重交叉设计是将任何临床表现变化与药物联系起来的最强设计方案。如果随机进行足够数量的交叉，那么药物因素不太可能与时间（自然恢复），或者其他医疗或社会事件混淆（图 11–6）。这种设计的主要局限性与药物的药代动力学有关。它非常适合于起效快且不需要逐渐引入或撤出的药物，如精神兴奋剂[44]。这类药物可以一到数天的间隔随机使用，几乎不会产生药物后遗的行为影响。对于起效较慢的药物（如选择性 5- 羟色胺再吸收抑制药）或需要渐进药物滴定的药物（如溴隐亭），这样的设计很难行得通。

综合考虑患者、药物和测量因素，可以得出最佳的研究方法[101]。在受伤后的最初数周和数月，应尽量减少非说明书用药的精神药物处方。从原则上讲，这些药物的效果不确定，在可能促进恢复的同时也有可能造成伤害。由于自然恢复阶段的变异性，要确信所选药物的效果很难做到。大的群体研究表明对大多数患者有益的药物可以在早期使用，即使它们的效果在个体上可能无法证明。随着自然恢复变慢和临床表现的变异性减低，增加干预以促进自然恢复变得更加紧迫，测量方法记录治疗反应的能力也变得更强。

在临床实践中，在决定药物干预之前，定义患者个体化目标并用定量的行为学指标来衡量临

A-B 设计

P
E
R
F
O
R
M
A
N
C
E

时间（天）

A-B-A 设计

P
E
R
F
O
R
M
A
N
C
E

时间（天）

A-B-A-B-A-B 设计

P
E
R
F
O
R
M
A
N
C
E

P <.01

时间（天）

床表现仍是有意义的。初始数据也许会表明在有限的时间内无法评估治疗反应，或者自发恢复速度很快而没有干预的必要性，或者患者情况更适

金刚烷胺是唯一一种从随机对照试验中得到强有力证据的对 DOC 患者意识恢复有作用的药物[24]。即使是金刚烷胺，关于其对非颅脑损伤然不详，以及最佳剂量、治疗时机和持续时间仍有疑问。唑吡坦已被清楚地证明可导致一小部分 DOC 患者的意识水平意外地提高，但预测药物反应的因素尚不完全清楚。

目前没有强有力的证据支持或反对使用其他药物来提高 DOC 患者的意识水平。如前所述，一些小样本及非对照的病例或队列研究报道了积极的临床反应。在不同病因的 UWS 或 MCS 患者中观察到了暂时性或持续性的改善。报道的效果形式多种多样，从觉醒度增加，部分意识恢复，运动、语言或交流功能到认知功能完全恢复。

本章中的一些药物（如金刚烷胺、唑吡坦和巴氯芬）似乎对严重 DOC 患者有益，而其他药物（如哌甲酯和拉莫三嗪）似乎对有脑损伤但意识清醒的患者更有益，可以改善他们的注意力缺陷障碍。单剂用药（如唑吡坦）或连续用药（如金刚烷胺、巴氯芬和左旋多巴）均可观察到积极的药物作用。

这些研究主要来自于病例或队列报道，不能

合采取非药物治疗方法。但是，当初始数据提示变异性较小且自然恢复较困难时，人们可以尝试创造性的治疗和评估方法。

从自然恢复中分清哪些是药物的作用。研究也受到 DOC 极端异质性（如神经病理病灶的位置、损伤和治疗的时间间隔，混杂的药物相互作用，以及共存病）的影响。此外，由于这些研究在方法学上缺乏同质性，在治疗时间、给药剂量、患者的人口统计学和临床状况上存在差异，所以很难对这些研究进行比较。不同研究的测量工具和行为量表也有很大不同，临床评估的标准化似乎是必要的。在确定药物在这些有挑战的患者中的作用之前，更多的安慰剂对照、双盲、随机、多中心研究是必要的。

重要的是，考虑到药物机制的异质性，以及神经病理部位和严重程度的差异，几乎没有理由相信任何药物制剂能使所有的 DOC 患者受益。因此，需要研究与意识恢复相关的药理学靶点，并识别生物标志物，从而选择对特定药理学有反应能力的患者亚群。这样就可以在脑部条件具有药物反应性的患者组中实施随机试验。提高 DOC 药物治疗水平的努力应集中于开展大规模的平行小组的研究。临床医生在缺乏证据的情况下应该考虑推迟超说明书药物干预，直到恢复至药物的正面或负面效应能够被识别的阶段。

参考文献

[1] Plum F, Posner JB. The diagnosis of stupor and coma. Philadelphia: F. A. Davis; 1983.

[2] The Multi-Society Task Force on PVS. Medical aspects of the persistent vegetative state (1). N Engl J Med. 1994;330(21):1499–508.

[3] Laureys S, Celesia GG, Cohadon F, Lavrijsen J, Leon-Carrion J, Sannita WG, Sazbon L, Schmutzhard E, von Wild KR, Zeman A, Dolce G. Unresponsive wakefulness

syndrome: a new name for the vegetative state or apallic syndrome. BMC Med. 2010;8:68.

[4] Giacino JT, Ashwal S, Childs N, Cranford R, Jennett B, Katz DI, Kelly JP, Rosenberg JH, Whyte J, Zafonte RD, Zasler ND. The minimally conscious state: definition and diagnostic criteria. Neurology. 2002;58(3):349–53.

[5] Ciurleo R, Bramanti P, Calabro RS. Pharmacotherapy for disorders of consciousness: are 'awakening' drugs really a

possibility? Drugs. 2013;73(17):1849–62.

[6] Abbate C, Trimarchi PD, Basile I, Mazzucchi A, Devalle G. Sensory stimulation for patients with disorders of consciousness: from stimulation to rehabilitation. Front Hum Neurosci. 2014;8:616.

[7] Klingshirn H, Grill E, Bender A, Strobl R, Mittrach R, Braitmayer K, Muller M. Quality of evidence of rehabilitation interventions in long-term care for people with severe disorders of consciousness after brain injury: a systematic review. J Rehabil Med. 2015;47(7):577–85.

[8] Magrassi L, Maggioni G, Pistarini C, Di Perri C, Bastianello S, Zippo AG, Iotti GA, Biella GE, Imberti R. Results of a prospective study (CATS) on the effects of thalamic stimulation in minimally conscious and vegetative state patients. J Neurosurg. 2016;125(4):972–81.

[9] Chew E, Zafonte R. Pharmacological management of neurobehavioral disorders following traumatic brain injury—a state-of-the-art review. J Rehabil Res Dev. 2009;46(6):851–79.

[10] Robbins T. Arousal systems and attentional processes. Biol Psychol. 1997;45(1–3):57–71.

[11] Harris CD. Neurophysiology of sleep and wakefulness. Respir Care Clin N Am. 2005;11(4):567–86.

[12] Zafonte R, Lexell J, Cullen N. Possible applications for dopaminergic agents following traumatic brain injury: part 2. J Head Trauma Rehabil. 2001;16(1):112–6.

[13] Saniova B, Drobny M, Kneslova L, Minarik M. The outcome of patients with severe head injuries treated with amantadine sulphate. J Neural Transm. 2004;111(4):511–4.

[14] Whyte J, Katz D, Long D, DiPasquale MC, Polansky M, Kalmar K, Giacino J, Childs N, Mercer W, Novak P, Maurer P, Eifert B. Predictors of outcome in prolonged posttraumatic disorders of consciousness and assessment of medication effects: a multicenter study. Arch Phys Med Rehabil. 2005;86(3):453–62.

[15] Sawyer E, Mauro L, Ohlinger M. Amantadine enhancement of arousal and cognition after traumatic brain injury. Ann Pharmacother. 2008;42(2):247–52.

[16] Born JD. The Glasgow-Liège Scale. Prognostic value and evaluation of motor response and brain stem reflexes after severe head injury. Acta Neurochir. 1988;95:49–52.

[17] Folstein M, Robins L, Helzer J. The mini-mental state examination. Arch Gen Psychiatry. 1983;40(7):812.

[18] Jennett B, Bond M. Assessment of outcome after severe brain damage. Lancet. 1975; 1(7905):480–4.

[19] Rappaport M, Hall KM, Hopkins K, Belleza T, Cope DN. Disability rating scale for severe head trauma: coma to community. Arch Phys Med Rehabil. 1982;63(3):118–23.

[20] Meythaler JM, Brunner RC, Johnson A, Novack TA. Amantadine to improve neurorecovery in traumatic brain injury-associated diffuse axonal injury: a pilot double-blind randomized trial. J Head Trauma Rehabil. 2002;17(4):300–13.

[21] Rappaport M. The Coma/Near Coma Scale. 2000. http://www.tbims.org/combi/cnc

[22] Zafonte R, Watanabe T, Mann N. Amantadine: a potential treatment for the minimally conscious state. Brain Inj. 1998;12(7):617–21.

[23] Avecillas-Chasin JM, Barcia JA. Effect of amantadine in minimally conscious state of non-traumatic etiology. Acta Neurochir. 2014;156(7):1375–7.

[24] Giacino JT, Whyte J, Bagiella E, Kalmar K, Childs N, Khademi A, Eifert B, Long D, Katz DI, Cho S, Yablon SA, Luther M, Hammond FM, Nordenbo A, Novak P, Mercer W, Maurer-Karattup P, Sherer M. Placebo-controlled trial of amantadine for severe traumatic brain injury. N Engl J Med. 2012;366(9):819–26.

[25] Reynolds JC, Rittenberger JC, Callaway CW. Methylphenidate and amantadine to stimulate reawakening in comatose patients resuscitated from cardiac arrest. Resuscitation. 2013;84(6): 818–24.

[26] Horiguchi J, Inami Y, Shoda T. Effects of long-term amantadine treatment on clinical symptoms and EEG of a patient in a vegetative state. Clin Neuropharmacol. 1990;13(1):84–8.

[27] Estraneo A, Pascarella A, Moretta P, Loreto V, Trojano L. Clinical and electroencephalographic on-off effect of amantadine in chronic non-traumatic minimally conscious state. J Neurol. 2015;262(6):1584–6.

[28] Schnakers C, Hustinx R, Vandewalle G, Majerus S, Moonen G, Boly M, Vanhaudenhuyse A, Laureys S. Measuring the effect of amantadine in chronic anoxic minimally conscious state. J Neurol Neurosurg Psychiatry. 2008;79(2):225–7.

[29] Giacino JT, Kalmar K, Whyte J. The JFK Coma Recovery Scale-Revised: measurement characteristics and diagnostic utility. Arch Phys Med Rehabil. 2004;85(12):2020–9.

[30] Stelmaschuk S, Will MC, Meyers T. Amantadine to treat cognitive dysfunction in moderate to severe traumatic brain injury. J Trauma Nurs. 2015;22(4): 194–203; quiz E191–2.

[31] Haig A, Ruess J. Recovery from vegetative state of six months' duration associated with Sinemet (levodopa/carbidopa). Arch Phys Med Rehabil. 1990;71(13):1081–3.

[32] Matsuda W, Matsumura A, Komatsu Y, Yanaka K, Nose T. Awakenings from persistent vegetative state: report of three cases with parkinsonism and brain stem lesions on MRI. J Neurol Neurosurg Psychiatry. 2003;74(11):1571–3.

[33] Matsuda W, Komatsu Y, Yanaka K, Matsumura A. Levodopa treatment for patients in persistent vegetative or minimally conscious states. Neuropsychol Rehabil. 2005;15(3–4):414–27.

[34] Krimchansky B, Keren O, Sazbon L, Groswasser Z. Differential time and related appearance of signs, indicating improvement in the state of consciousness in vegetative state traumatic brain injury (VS-TBI) patients after initiation of dopamine treatment. Brain Inj. 2004;18(11): 1099–105.

[35] Ugoya SO, Akinyemi RO. The place of L-dopa/carbidopa in persistent vegetative state. Clin Neuropharmacol. 2010;33(6):279–84.

[36] Passler MA, Riggs RV. Positive outcomes in traumatic brain injury-vegetative state: patients treated with bromocriptine. Arch Phys Med Rehabil. 2001;82(3):311–5.

[37] Whyte J, Vaccaro M, Grieb-Neff P, Hart T, Polansky M, Coslett HB. The effects of bromocriptine on attention deficits after traumatic brain injury: a placebo-controlled pilot study. Am J Phys Med Rehabil. 2008;87(2):85–99.

[38] Millan M, Maiofiss L, Cussac D, Audinot V, Boutin J, Newman-Tancredi A. Differential actions of antiparkinson agents at multiple classes of monoaminergic receptor. I. A multivariate analysis of the binding profiles of 14 drugs at 21 native and cloned human receptor subtypes. J Pharmacol Exp Ther. 2002;303(2):791–804.

[39] Fridman E, Calvar J, Bonetto M, Gamzu E, Krimchansky B, Meli F, Leiguarda R, Zafonte R. Fast awakening from minimally conscious state with apomorphine. Brain Inj. 2009;23(2): 172–7.

[40] Laureys S, Faymonville ME, Luxen A, Lamy M, Franck G, Maquet P. Restoration of thalamocortical connectivity after recovery from persistent vegetative state. Lancet. 2000; 355(9217):1790–1.

[41] Fridman E, Krimchansky B, Bonetto M, Galperin T, Gamzu E, Leiguarda R, Zafonte R. Continuous subcutaneous apomorphine for severe disorders of consciousness after traumatic brain injury. Brain Inj. 2010;24(4):636–41.

[42] Moein H, Khalili H, Keramatian K. Effect of methylphenidate on ICU and hospital length of stay in patients with severe and moderate traumatic brain injury. Clin Neurol Neurosurg. 2006;108(6):539–42.

[43] Kim YW, Shin JC, An YS. Effects of methylphenidate on cerebral glucose metabolism in patients with impaired consciousness after acquired brain injury. Clin Neuropharmacol. 2009;32(6):335–9.

[44] Martin R, Whyte J. The effects of methylphenidate on command following and yes/no communication in persons with severe disorders of consciousness: a meta-analysis of n-of-1 studies. Am J Phys Med Rehabil. 2007;86(8): 613–20.

[45] Kaelin D, Cifu D, Mathies B. Methylphenidate effect on attention deficit in the acutely brain-injured adult. Arch Phys Med Rehabil. 1996;77(1):6–9.

[46] Plenger P, Dixon C, Castillo R, Frankowski R, Yablon S, Levin H. Subacute methylphenidate treatment for moderate to moderately severe traumatic brain injury: a preliminary double-blind placebo-controlled study. Arch Phys Med Rehabil. 1996;77(6):536–40.

[47] Whyte J, Hart T, Schuster K, Fleming M, Polansky M, Coslett H. Effects of methylphenidate on attentional function after traumatic brain injury. A randomized, placebo-controlled trial. Am J Phys Med Rehabil. 1997;76(6):440–50.

[48] Whyte J, Hart T, Vaccaro M, Grieb-Neff P, Risser A, Polansky M, Coslett H. Effects of methylphenidate on attention deficits after traumatic brain injury: a multidimensional, randomized, controlled trial. Am J Phys Med Rehabil. 2004;83(6):401–20.

[49] Kim J, Whyte J, Patel S, Europa E, Wang J, Coslett HB, Detre JA. Methylphenidate modulates sustained attention and cortical activation in survivors of traumatic brain injury: a perfusion fMRI study. Psychopharmacology (Berl). 2012;222(1):47–57.

[50] Patrick P, Buck M, Conaway M, Blackman J. The use of dopamine enhancing medications with children in low response states following brain injury. Brain Inj. 2003;17(6):497–506.

[51] Clauss RP, Guldenpfennig WM, Nel HW, Sathekge MM, Venkannagari RR. Extraordinary arousal from semi-comatose state on zolpidem. A case report. S Afr Med J. 2000;90(1): 68–72.

[52] Clauss RP, Nel W. Drug induced arousal from the permanent vegetative state. NeuroRehabilitation. 2006; 21(1):23–8.

[53] Hagen C, Malkmus D, Durham P. Levels of cognitive functioning. Downey: Rancho Los Amigos Hospital Inc.; 1987.

[54] Brefel-Courbon C, Payoux P, Ory F, Sommet A, Slaoui T, Raboyeau G, Lemesle B, Puel M, Montastruc JL, Demonet JF, Cardebat D. Clinical and imaging evidence of zolpidem effect in hypoxic encephalopathy. Ann Neurol. 2007;62(1):102–5.

[55] Cohen SI, Duong TT. Increased arousal in a patient with anoxic brain injury after administration of zolpidem. Am J Phys Med Rehabil. 2008;87(3):229–31.

[56] Shames JL, Ring H. Transient reversal of anoxic brain injury-related minimally conscious state after zolpidem administration: a case report. Arch Phys Med Rehabil. 2008;89(2):386–8.

[57] Appu M, Noetzel M. Clinically significant response to zolpidem in disorders of consciousness secondary to anti-N-methyl-D-aspartate receptor encephalitis in a teenager: a case report. Pediatr Neurol. 2014;50(3):262–4.

[58] Lo Y, Tan E, Ratnagopal P, Chan L, Tan T. Zolpidem and its effects on hypoxic encephalopathy. Ann Neurol. 2008;64(4):477–8.

[59] Singh R, McDonald C, Dawson K, Lewis S, Pringle A, Smith S, Pendland B. Zolpidem in a minimally conscious state. Brain Inj. 2008;22(1):103–6.

[60] Whyte J, Myers R. Incidence of clinically significant responses to zolpidem among patients with disorders of consciousness: a preliminary placebo controlled trial. Am J Phys Med Rehabil. 2009;88(5):410–8.

[61] Whyte J, Rajan R, Rosenbaum A, Katz D, Kalmar K, Seel R, Greenwald B, Zafonte R, Demarest D, Brunner R,

Kaelin D. Zolpidem and restoration of consciousness. Am J Phys Med Rehabil. 2014;93(2):101–13.

[62] Machado C, Estévez M, Pérez-Nellar J, Gutiérrez J, Rodríguez R, Carballo M, Chinchilla M, Machado A, Portela L, García-Roca MC, Beltrán C. Autonomic, EEG, and behavioral arousal signs in a PVS case after zolpidem intake. Can J Neurol Sci. 2011;38(2):341–4.

[63] Machado C, Estevez M, Rodriguez R, Perez-Nellar J, Chinchilla M, DeFina P, Leisman G, Carrick FR, Melillo R, Schiavi A, Gutierrez J, Carballo M, Machado A, Olivares A, Perez-Cruz N. Zolpidem arousing effect in persistent vegetative state patients: autonomic, EEG and behavioral assessment. Curr Pharm Des. 2014;20(26):4185–202.

[64] Thonnard M, Gosseries O, Demertzi A, Lugo Z, Vanhaudenhuyse A, Bruno M, Chatelle C, Thibaut T, Charland-Verville V, Habbal D, Schnakers C, Laureys S. Effect of zolpidem in chronic disorders of consciousness: a prospective open label study. Funct Neurol. 2013; 28(4):259–64.

[65] Du B, Shan A, Zhang Y, Zhong X, Chen D, Cai K. Zolpidem arouses patients in vegetative state after brain injury: quantitative evaluation and indications. Am J Med Sci. 2014;347(3):178–82.

[66] Cohen L, Chaaban B, Habert MO. Transient improvement of aphasia with zolpidem. N Engl J Med. 2004;350(9): 949–50.

[67] Rodriguez-Rojas R, Machado C, Alvarez L, Carballo M, Estevez M, Perez-Nellar J, Pavon N, Chinchilla M, Carrick FR, DeFina P. Zolpidem induces paradoxical metabolic and vascular changes in a patient with PVS. Brain Inj. 2013;27(11):1320–9.

[68] Chatelle C, Thibaut A, Gosseries O, Bruno MA, Demertzi A, Bernard C, Hustinx R, Tshibanda L, Bahri MA, Laureys S. Changes in cerebral metabolism in patients with a minimally conscious state responding to zolpidem. Front Hum Neurosci. 2014;8:917.

[69] Williams ST, Conte MM, Goldfine AM, Noirhomme Q, Gosseries O, Thonnard M, Beattie B, Hersh J, Katz DI, Victor JD, Laureys S, Schiff ND. Common resting brain dynamics indicate a possible mechanism underlying zolpidem response in severe brain injury. Elife. 2013;2:e01157.

[70] Calabro RS, Arico I, De Salvo S, Conti-Nibali V, Bramanti P. Transient awakening from vegetative state: is high-dose zolpidem more effective? Psychiatry Clin Neurosci. 2015;69(2):122–3.

[71] Clauss RP, Nel WH. Effect of zolpidem on brain injury and diaschisis as detected by ^{99m}Tc HMPAO brain SPECT in humans. Arzneimittelforschung. 2004;54(10):641–6.

[72] Hall S, Yamawaki N, Fisher A, Clauss R, Woodhall G, Stanford I. GABA(A) alpha-1 subunit mediated desynchronization of elevated low frequency oscillations alleviates specific dysfunction in stroke—a case report. Clin Neurophysiol. 2010;121(4):549–55.

[73] Pistoia F, Sara M, Sacco S, Franceschini M, Carolei A. Silencing the brain may be better than stimulating it. The GABA effect. Curr Pharm Des. 2014;20(26):4154–66.

[74] Schiff ND. Recovery of consciousness after brain injury: a mesocircuit hypothesis. Trends Neurosci. 2010;33(1):1–9.

[75] Pistoia F, Sacco S, Sara M, Franceschini M, Carolei A. Intrathecal baclofen: effects on spasticity, pain, and consciousness in disorders of consciousness and locked-in syndrome. Curr Pain Headache Rep. 2015;19(1):466.

[76] Turner M. Early use of intrathecal baclofen in brain injury in pediatric patients. Acta Neurochir. 2003;87:81–3.

[77] Kawecki Z, Kwiatkowski S, Grzegorzewski P, Szlachta Jezioro I. Sudden improvement of all neurological functions after general anesthesia and two-day intrathecal infusion of baclofen in a child with primary brain-stem injury. Przegl Lek. 2007;64(2):13–4.

[78] Sarà M, Sacco S, Cipolla F, Onorati P, Scoppetta C, Albertini G, Carolei A. An unexpected recovery from permanent vegetative state. Brain Inj. 2007;21(1):101–3.

[79] Taira T, Hori T. Intrathecal baclofen in the treatment of post-stroke central pain, dystonia, and persistent vegetative state. Acta Neurochir Suppl. 2007;97(Pt 1):227–9.

[80] Sarà M, Pistoia F, Mura E, Onorati P, Govoni S. Intrathecal baclofen in patients with persistent vegetative state: 2 hypotheses. Arch Phys Med Rehabil. 2009;90(7):1245–9.

[81] Al-Khodairy AT, Wicky G, Nicolo D, Vuadens P. Influence of intrathecal baclofen on the level of consciousness and mental functions after extremely severe traumatic brain injury: brief report. Brain Inj. 2015;29(4):527–32.

[82] Margetis K, Korfias SI, Gatzonis S, Boutos N, Stranjalis G, Boviatsis E, Sakas DE. Intrathecal baclofen associated with improvement of consciousness disorders in spasticity patients. Neuromodulation. 2014;17(7):699–704.

[83] Hoarau X, Richer E, Dehail P, Cuny E. Comparison of long-term outcomes of patients with severe traumatic or hypoxic brain injuries treated with intrathecal baclofen therapy for dysautonomia. Brain Inj. 2012;26(12):1451–63.

[84] Hoarau X, Richer E, Dehail P, Cuny E. A 10–year follow-up study of patients with severe traumatic brain injury and dysautonomia treated with intrathecal baclofen therapy. Brain Inj. 2012;26(7–8):927–40.

[85] Taira T. Intrathecal administration of GABA agonists in the vegetative state. Prog Brain Res. 2009;177:317–28.

[86] Coulter D. Antiepileptic drug cellular mechanisms of action: where does lamotrigine fit in? J Child Neurol. 1997;12(1):2–9.

[87] Calabresi P, Centonze D, Cupini L, Costa C, Pisani F, Bernardi G. Ionotropic glutamate receptors: still a target for neuroprotection in brain ischemia? Insights from in vitro studies. Neurobiol Dis. 2003;12:82–8.

[88] Showalter P, Kimmel D. Stimulating consciousness and cognition following severe brain injury: a new potential

clinical use for lamotrigine. Brain Inj. 2000;14:997–1001.

[89] Pistoia F, Mura E, Govoni S, Fini M, Sarà M. Awakenings and awareness recovery in disorders of consciousness: is there a role for drugs? CNS Drugs. 2010;24(8):625–38.

[90] Clauss RP. Neurotransmitters in coma, vegetative and minimally conscious states, pharmacological interventions. Med Hypotheses. 2010;75(3):287–90.

[91] Stahl S. Essential psychopharmacology: neuroscientific basis and practical applications. New York: Press CU; 2000.

[92] Gosseries O, Charland-Verville V, Thonnard M, Bodart O, Laureys S, Demertzi A. Amantadine, apomorphine and zolpidem in the treatment of disorders of consciousness. Curr Pharm Des. 2014;20(26):4167–84.

[93] Oliveira L, Fregni F. Pharmacological and electrical stimulation in chronic disorders of consciousness: new insights and future directions. Brain Inj. 2011;25(4): 315–27.

[94] Schiff ND. Central thalamic deep-brain stimulation in the severely injured brain: rationale and proposed mechanisms of action. Ann N Y Acad Sci. 2009;1157:101–16.

[95] Schiff ND. Recovery of consciousness after severe brain injury: the role of arousal regulation mechanisms and some speculation on the heart-brain interface. Cleve Clin J Med. 2010;77(Suppl 3):S27–33.

[96] Hammond FM, Barrett RS, Shea T, Seel RT, McAlister TW, Kaelin D, Ryser DK, Corrigan JD, Cullen N, Horn SD. Psychotropic medication use during inpatient rehabilitation for traumatic brain injury. Arch Phys Med Rehabil. 2015;96(8 Suppl):S256–3. e214

[97] Larson EB. N-of-1 trials: a new future? J Gen Intern Med. 2010;25(9):891–2.

[98] Lillie EO, Patay B, Diamant J, Issell B, Topol EJ, Schork NJ. The n-of-1 clinical trial: the ultimate strategy for individualizing medicine? Pers Med. 2011;8(2):161–73.

[99] Backman CL, Harris SR, Chisholm JA, Monette AD. Single-subject research in rehabilitation: a review of studies using AB, withdrawal, multiple baseline, and alternating treatments designs. Arch Phys Med Rehabil. 1997;78(10):1145–53.

[100] Ottenbacher KJ. Evaluating clinical change. Baltimore: Williams and Wilkins; 1986.

[101] Whyte J. Design of brain injury rehabilitation treatment research. Handb Clin Neurol. 2015;128:779–94.

第 12 章　神经调控是慢性意识障碍治疗的新方向

New Therapeutic Options for the Treatment of Patients with Disorders of Consciousness: The Field of Neuromodulation

Aurore Thibaut　Nicholas D. Schiff　著

郭永坤　罗本燕　译

摘　要

神经调控技术可纠正大脑结构损伤或功能障碍导致的神经生理紊乱，多年来，被广泛应用于调节大脑活动及一些神经疾病的治疗。在意识障碍的慢性阶段，可供选择的治疗措施极少，非侵入性及侵入性的脑刺激为严重脑损伤后的意识障碍患者提供了广泛且有价值的选择。本章描述了侵入性脑刺激技术 – 深部脑刺激（deep brain stimulation，DBS）和非侵入性脑刺激技术 – 经颅直流电刺激（transcranial direct current stimulation，tDCS）在慢性意识障碍领域中的应用。DBS 通过在髓板内核植入电刺激器，有效地改善了部分患者行为上的障碍，然而需开展更大规模的队列研究以确认其临床的治疗效益。在 tDCS 的研究中，以左侧前额叶皮质为刺激靶点，显著改善了急、慢性意识障碍患者的行为障碍。除行为学上的改善之外，DBS 和 tDCS 的作用机制尚未被深入探究。目前，以额叶 – 纹状体 – 丘脑环路为节点的额顶中央环路模型在患者的恢复中显示出的有益改变，可一定程度解释这些神经调控技术的作用机制。

虽然在神经相关领域意识障碍（disorders of consciousness，DOC）的研究已经取得了重大进展，但目前针对意识障碍患者的治疗手段仍然非常有限。即使一些治疗方法有效，其潜在的机制仍然不为人知。最新的研究证明大脑存在内在的可塑性，这提示意识障碍患者的治疗具有可能性。在过去的 10 年里，也有研究报道了部分微意识状态（MCS）患者在数年后意识可自行改善[1-3]。一些致力于改善 DOC 患者认知能力的研究也表明，髓板内核的深部脑刺激[4]和一些药物（如金刚烷胺[5, 6]、阿扑吗啡[7]、唑吡坦[9, 10]及巴氯芬鞘内注射[8]），可以改善部分 DOC 患者与意识相关的行为迹象。然而目前只有金刚烷胺在以安慰剂为对照的大队列研究中被证明能较为显著地改善急性及亚急性意识障碍患者的意识水平[6]，但其疗效的作用机制也未被具体阐述。因此，我们需要进一步明确这些治疗的作用机制，继续完善诊疗方案以帮助那些表现出有恢复迹象的少数

DOC 患者[11]。

本章描述了侵入性和非侵入性脑刺激（如DBS 和 tDCS）对于提高 DOC 患者意识水平的具体作用，以及当前用于解释这两种神经调控技术的神经生理学机制。

一、脑网络刺激靶点的选择

（一）额顶网络

研究者比较了植物状态 / 无反应觉醒状态（VS/UWS），MCS 和健康受试者不同脑区的葡萄糖代谢，试图确定与意识丧失相关的特定脑区。此研究强调了意识水平的下降与额顶网络的广泛损伤密切相关，这一神经网络包括大脑中线结构（主要包含前扣带回 / 内侧额叶及后扣带回 / 楔前叶，被认为参与内在意识及自我相关意识的加工处理）及外部意识网络相关皮质（主要包含前额叶及后顶叶皮质，可能参与处理与外部环境相关的意识内容）[12-18]。中线额顶叶皮质内的连通性，也被称为默认模式网络（default mode network，DMN），已经被证明可以反映 DOC 患者的意识水平[19]，即在 VS/UWS 的患者中呈现相对低连通性，在 MCS 患者和健康受试者中呈现相对高连通性。在最近的一项研究中，研究者观察到相对于健康受试者，VS/UWS 患者的丘脑、外部及内部意识网络相关皮质（也被称之为 DMN，即前扣带回 / 内侧前额叶皮质和后扣带回 / 楔前叶）存在代谢功能损害，而 MCS 患者则仅在丘脑及内部意识网络相关皮质被观察到有代谢功能异常[20]。这些研究揭示了外部及内部的意识网络在意识恢复中的重要性。

前额叶背外侧皮质（dorsolateral prefrontal cortex，DLPFC）是外部意识网络的一部分，也是高级认知功能的关键区域。这一皮质区域与一些脑区具有连通性，如眶额皮质、基底神经节、丘脑及联合皮质区。DLPFC 被认为在运动、行为及执行功能（如计划、工作记忆、抑制活动和认知灵活性）中起重要的整合作用。事实上，DLPFC 接收来自顶叶联合皮质的多重感觉信息，并直接投射到皮质下脑干区域的单胺能神经元群和胆碱能神经元群[21-23]。除此之外，所有复杂的心理活动均依赖于 DLPFC 与其他皮质及皮质下神经环路的高度连通性，并且通过此连通性整合高级认知功能。事实上，DLPFC 是功能性执行控制网络的一部分，它与外部意识[24]及意识的恢复相关。最近的神经影像学研究表明，多种治疗如唑吡坦、金刚烷胺或非侵入性神经调控等通过调节 DFPLC 的活动来改善 DOC 患者的意识体征[5, 25, 26]，进一步加强了这一区域在意识恢复中的重要性（见下文）。

现在普遍认为楔前叶是意识恢复的另一个关键中枢[13, 18, 27, 28]。一些研究已经表明，在静息状态下，楔前叶在健康受试者中"活跃"最为显著，而在 VS/UWS 患者中是"受损"最为严重[29]。此外，VS/UWS 患者的恢复同时伴随着这一区域代谢的恢复[12, 30]。楔前叶还是 DMN 的关键枢纽，它也与意识水平高度相关[19, 27, 31, 32]。最近的一项功能磁共振成像（fMRI）研究利用纤维示踪成像，在解剖层面证实了 DOC 患者在楔前叶与皮质（即颞顶叶交界处和额叶内侧皮质）及皮质下区域（即丘脑和纹状体）的纤维连接中均存在不同程度的损伤[33]。

（二）额顶中央环路模型

有证据表明，额顶网络的活动强度与意识的恢复显著相关。此外，中央环路中前脑前部脑区也已被证实在严重颅脑损伤患者的意识恢复过程中起关键性作用[34]。这些网络的结构和功能相互关联，最后组成联合的额顶中央环路模型[35]（图12-1）。

多部位脑损伤后常出现广泛的大脑神经传

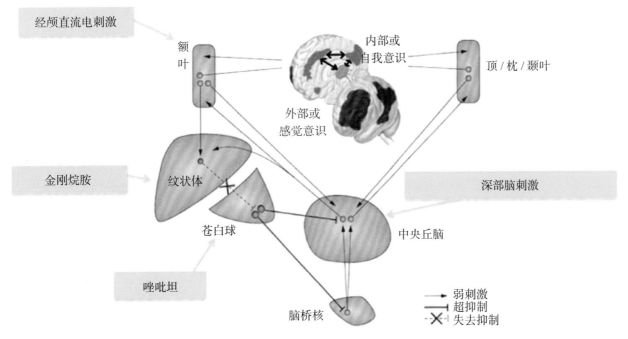

▲ 图 12-1　额顶中央环路模型

中央丘脑神经传入阻滞或神经元丢失，引起丘脑 - 皮质和丘脑 - 纹状体传出信号减弱。由于纹状体中型多棘神经元激活所需的突触背景活动水平较高，因此丘脑 - 皮质和丘脑 - 纹状体传出信号减弱可引起纹状体中型多棘神经元的传入信号缺失。苍白球失去来自纹状体的主动抑制，神经元被激活，进而对其突触靶点（包括已经被严重弱化的中央丘脑的中继神经元，以及小脑 - 脚桥核的投射神经元）提供主动抑制。既往发现一些对严重脑损伤患者意识恢复有裨益的治疗方法均与中央环路模型相关。前额叶皮质的部分保留（如刺激靶点）似乎是诱导临床上 tDCS 反应所必需的 [25]。1 名患者服用金刚烷胺后出现临床表现改善，该变化与额顶网络大脑代谢水平升高相关 [5]。唑吡坦可能通过激活纹状体来减弱对丘脑的抑制 [34]。最后，深部脑刺激直接作用于中央丘脑，旨在刺激丘脑 - 皮质连接 [4]。经许可转载，改编自参考文献 [36]

入阻滞，中央环路假说强调，前脑前部脑区的反馈对这些因神经传入阻滞引起的功能下调尤为敏感 [34]。前脑前部脑区的中央环路模型主要包括额叶 / 前额叶皮质和纹状体苍白球调控系统，该系统对丘脑至皮质和纹状体的传出信号具有调节作用。此外，中央丘脑被认为在中央环路模型中起到关键性作用，其内部的神经元广泛地投射至前脑 [37] 并调节前脑的觉醒功能 [38, 39]。病理学研究表明中央丘脑神经元的丢失与结构性脑损伤的严重程度，以及从意识障碍到中度残疾的功能性结局水平密切相关，这与中央环路假设一致 [40]。这个假设预期的两个主要效应：①皮质 - 丘脑连接受损继发引起中央丘脑输出严重降低 [41]；②由于皮质 - 纹状体及丘脑 - 纹状体至纹状体中型多棘神经元（medium spiny neuron，MSN）的输入不足，

依赖于高水平的刺激以达到其放电阈值，因此解除抑制后的苍白球（globus pallidus，GP）神经元直接抑制了中央丘脑神经元 [42]。总的来说，纹状体、中央丘脑、额叶 / 前额叶皮质神经元活性均降低。

其他一些研究也发现了支持额顶中央环路假说的证据。一项最新研究比较了严重脑损伤后的 DOC 患者和健康对照组的脑部代谢特征，确定了在 DOC 患者腹侧纹状体（不包括感觉运动部分）及中央丘脑的代谢下降，而在苍白球内侧核（GPi）的代谢增加 [43]（图 12-2）。DOC 患者 GPi 和中央丘脑相反的代谢特征进一步支持中央环路模型。

因此，该模型为存在广泛神经传入阻滞和神经元细胞丢失的 DOC 患者前脑易损性提供了合

理的解释。值得注意的是，基于中央环路模型的前脑前部脑区大量激活的理论可以解释一些药理学干预措施及丘脑深部刺激的作用机制[34]。唑吡坦是其中较为有趣的例子。唑吡坦是一种短效的非苯二氮䓬类、γ- 氨基丁酸受体激动药，此类安眠药在一些意识障碍患者中的效果尚有争议。最近，Chatelle 等的一项研究显示，3 名对唑吡坦有反应的患者（即在唑吡坦作用下短暂恢复功能连接的患者），其意识的恢复与背外侧前额叶和中前额叶皮质内脑代谢的增加相关（图 12-3）。唑吡坦可以通过抑制 GPi 中大量的 γ- 氨基丁酸 A 型受体 a1 亚基（GABA$_A$a-1）的表达。这一抑制作用将取代纹状体对 GPi 的正常抑制，从而增加丘脑对前额皮质的兴奋性。此外，皮质和纹状体

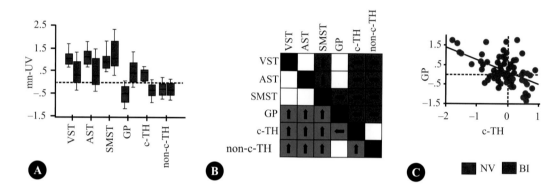

▲ 图 12-2　健康对照（蓝色）和脑损伤患者（红色）中测量的深部脑结构葡萄糖摄取值的组间数据
A. 箱线图，与健康对照相比，脑损伤患者腹侧纹状体（VST）、联合纹状体（AST）及中央丘脑（c-TH）葡萄糖代谢显著下降，两组中感觉运动纹状体（SMST）mn-UV 无明显差异。脑损伤组苍白球（GPi）代谢显著增加。B. 蓝色表示健康对照受试者的显著结果，红色表示脑损伤患者的显著结果，白色表示无显著性差异；箭头提示显著性的方向（如指向更高的 mn-UV）。C. 二维散点图表明 c-TH（x 轴）和 GP（y 轴）葡萄糖代谢率呈线性负相关。经许可转载，引自参考文献 [43]

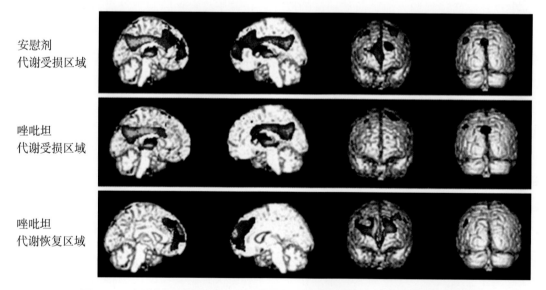

▲ 图 12-3　安慰剂和唑吡坦摄入后代谢受损及唑吡坦摄入后出现相应恢复的脑区
摄入安慰剂和唑吡坦后显示代谢受损的脑区（蓝色），摄入安慰剂后代谢受损但摄入唑吡坦后活动相对恢复的脑区（红色）。从左到右依次为：右侧大脑半球内切面视图、左侧大脑半球内切面视图，前视图，后视图。经许可转载，引自参考文献 [26]

的直接兴奋效应可能在反应中发挥关键作用[44]。对唑吡坦有反应的患者中额叶脑电波的激活进一步验证了额顶中央环路模型，并与 Chatelle 等的发现相一致[26]。值得注意的是，在一些神经影像学研究中，患者服用唑吡坦后显示代谢增加的脑区均未表现出明显的结构损伤[26, 45, 46, 47]，这一发现进一步证实了对于唑吡坦有治疗反应的 DOC 患者是由于功能连接被抑制而不是由结构损伤导致的。还有一种观点认为，此类患者因神经元去极化被阻滞而导致其放电率降低，而唑吡坦解除了相关环路的阻滞从而实现这些神经元群体的动态放电范围的扩大[44]。

经过多项结构和功能方面的研究，中央环路与额顶模型的联系最终被确定。研究证明丘脑和后内侧复合体（包括后扣带回皮质和楔前叶，见下文）的纤维连接丧失与重度颅脑损伤后的行为表现有统计学关系[48]。从中央丘脑投射至后内侧皮质区域的神经连接较为广泛[49]，且在麻醉后的健康志愿者研究中证实了其功能相关性。人们一旦处于稳定的麻醉状态下，可用毒扁豆碱将其从深度镇静中唤醒。一些受试者经毒扁豆碱处理后有了遵嘱能力，而这种能力的恢复与中央丘脑和后内侧复合体的共激活相关[50]。综上所述，这些研究均表明中央丘脑和后内侧复合体的功能完整性与意识水平相互依存。

总之，严重脑损伤后的患者在意识障碍恢复过程中，似乎有两种重要的环路机制共同作用[35]：①意识水平（从昏迷到 MCS 出现）与顶叶内侧皮质 / 后内侧复合体（即楔前叶、后扣带回皮质）在静息状态下代谢的保留存在较强的联系；②中央丘脑在调节前脑激活中起关键作用。

二、深部脑刺激

深部脑刺激（deep brain stimulation，DBS）被用于多种神经和精神疾病的治疗，如运动障碍（如特发性震颤、肌张力障碍和帕金森病）、慢性疼痛及强迫症等，并获得美国食品药品管理局（Food and Drug Administration，FDA）批准[51]。DBS 本质上由脉冲发生器和植入电极组成，前者产生的电磁脉冲通过后者传输至大脑靶区。对于某些疾病，如帕金森病和肌张力障碍，DBS 旨在"抑制"大脑靶区，而对于其他疾病，DBS 则"兴奋"大脑靶区。DBS 的具体潜在机制尚不明确，主要取决于靶点的病理过程。然而，在对大脑产生初步影响的基础上，除可能引起传导阻滞的高频率或振幅的刺激外，刺激产生轴突动作电位的主要作用是普遍认同的[52, 53]。在意识障碍和中央丘脑刺激的背景下，广泛的基础和临床神经科学研究确定其主要效应是输入性的丘脑 – 皮质投射的直接兴奋[54]。

DBS 通过刺激负责认知功能（如注意力、记忆、语言或执行功能）的额叶 – 纹状体区的丘脑皮质环路达到治疗 DOC 患者的目的。选择丘脑板内核是因为中央丘脑的异常与颅脑损伤的病理生理机制相关。不仅如此，中央丘脑的细胞丢失似乎与 DOC 患者的恢复程度有关[40, 55]。因此，DBS 可促进遍布全脑的广泛脑网络内神经元活动的诱导和维持，从而使基于这些网络的认知功能得以恢复。此外，中央丘脑在调控觉醒中发挥着核心作用。事实上，丘脑板内核中的神经元位于前脑（参与运动前注意力转移和警觉程度调整）和脑干觉醒系统之间，并发挥连接作用[37]。

20 世纪 60—90 年代进行的第一批应用 DBS 治疗 DOC 患者的研究未能证明临床改善与 DBS 相关。最近，在 DOC 患者中研究了 DBS 对中脑网状结构和丘脑中央中核 – 束旁核复合体的影响[56]。8 名 VS/UWS 患者恢复了遵嘱反应能力（如 MCS+），4 名 MCS 患者恢复了功能性交流能力（如脱离 MCS）。鉴于该研究未设立对照组，故不能明确肯定临床改善与 DBS 的关系。

2007 年 Schiff 等发表了 1 名外伤后的 MCS 患者采用丘脑板内核 DBS 治疗的个案报道。研究为双盲设计，并记录多基线数据[4]。这是第一个采用标准化、可靠且经过验证的结果指标（如 CRS-R 评分）[57] 来评估 DBS 疗效的研究。在临床上，该患者处于微意识状态达 6 年之久，基线行为水平（在试验开始时 CRS-R 评分为 19 分）明显高于先前的研究（CRS-R 评分估计为 7～9 分），尽管术前进行了康复治疗，但症状无任何改善。以双侧中央丘脑为靶点实施 DBS 治疗，并在 6 个月内每隔 30 天交替开启和关闭。在早期参数滴定阶段（持续刺激 18h 后），开启刺激器即可直接观察到可理解的言语表达和功能性物品使用，但在最初的 3 天测试中，在低电流和有限的刺激次数下，未观察到上述表现。刺激数月后，在 DBS 开启期间可观察到遵嘱反应、肢体自主运动、经口进食及功能性交流。当 DBS 关闭时，行为表现明显下降，但仍高于基线水平，这表明 DBS 治疗具有残余效应。这些功能恢复在随访的 24 个月里保持不变，直到术后第 6 年患者去世。尽管 DBS 治疗 DOC 的疗效及机制还需要在大量患者中进行更多的临床试验来确认，但这些发现对开发一种针对慢性 DOC 患者的治疗方法并促进其进一步康复有重要意义。

三、经颅直流电刺激

在过去的 15 年里，一些研究表明经颅直流电刺激（transcranial direct current stimulation，tDCS）可调控健康对照者和运动或认知功能障碍患者的神经元兴奋性并诱导其行为改变[58-61]。目前已开展大量临床试验来研究 tDCS 对脑卒中后运动和语言障碍、精神障碍、慢性疼痛、记忆障碍、耳鸣的影响，以减轻症状[62-66]。tDCS 作为一种安全、经济和简便的技术，可以很容易地整合到康复计划中，然而其治疗效果仍有待更广泛

探索[67, 68]。从生理学的角度来看，tDCS 产生一个微弱的（通常≤2mA）直流电并使电流从阳极（兴奋性）穿过大脑流向阴极（抑制性），通过降低或提高动作电位阈值，阳极 tDCS 增强兴奋性，阴极 tDCS 作用则相反[69]。tDCS 长时程后遗效应的形成尚不完全清楚，但似乎取决于膜电位变化、N- 甲基 -D- 天门冬氨酸（N-methyl-D-aspartate，NMDA）受体效能的调制及离子通道改变（如钙离子[70]）。换而言之，tDCS 并不像经颅磁刺激（transcranial magnetic stimulation，TMS）一样诱导其他静息神经元的兴奋，而是通过作用于膜电位调节神经元的自发兴奋率。

首个假对照双盲随机交叉研究评估了单次 tDCS 调控前额叶对充满异质性的 DOC 患者［包括 VS/UWS、MCS、急性 - 亚急性（＜3 个月）、慢性、创伤性及非创伤性］的疗效[71]。在个体水平上，tDCS 响应者系指 tDCS 治疗后出现新的意识迹象（如响应命令，视物追踪，物体识别、使用或定位[72]）的患者，而这些新的意识迹象在治疗前及假 tDCS 治疗期间均未出现。13/30 名 MCS 患者呈现 tDCS 治疗相关的改善。2/25 名 VS/UWS 患者（2 名患者病程均＜3 个月）对 tDCS 治疗有反应（tDCS 阳极刺激后出现了在基线及假 tDCS 前后均未出现过的响应命令和视物追踪反应）。在组别水平，MCS 组观测到了 CRS-R 评分测量的 tDCS 疗效，而 VS/UWS 组则未观测到疗效。此外，未见 tDCS 相关的不良反应。

对严重脑损伤的 DOC 患者（尤其是慢性 DOC 患者），鲜有循证学证据支持的药物或非药物治疗选择，故这些发现至关重要。事实上，上述研究中表现出 tDCS 响应的 13 名 MCS 患者中有 5 名患者在急性损伤后＞12 个月才被纳入研究，这表明慢性 MCS 患者（甚至在脑损伤多年之后）的意识仍有可能改善或恢复。相反，在 VS/MCS 中未观察到任何改善，这与之前报道

MCS 患者具有比 VS/MCS 患者更好的神经可塑性一致[73]。

这一项研究的主要限制是 tDCS 短期临床效果，即在刺激后 2 小时内观察到行为改善。报道表明 tDCS 治疗次数可能是诱发更大效应的关键参数[74, 75]。在日常的临床实践中需要持续时间更长的疗效，故有必要研究重复 tDCS 治疗，以阐明 tDCS 能否成为治疗 DOC 患者的一种可行技术。为了回答这个问题，一项研究评估了 tDCS 治疗慢性 MCS 患者的长期疗效。所有受试者接受假 tDCS 治疗（每周 5 天，持续 1 周）和阳极 tDCS 治疗（每周 5 天，持续 1 周），间隔 1 周洗脱期。56% 的患者在 tDCS 治疗 5 天后意识水平（即 CRS-R 总评分）有所改善，且疗效持续至刺激结束后 1 周。此外，tDCS 治疗组的 CRS-R 总分有纵向提高，而假刺激组的则没有。结果表明，重复（5 天）阳极左前额叶 tDCS 可以促进慢性 MCS 患者的意识恢复，且疗效持续至最后一次刺激后 1 周[76]。

在一项研究中，对 10 名慢性（> 6 个月）DOC 患者重复进行了 5 次 tDCS 治疗（每日 1 次），刺激靶点为左侧初级感觉运动皮质（2 名 MCS 和 3 名 VS/UWS 患者）或左侧 DLPF 皮质（1 名 MCS- 和 4 名 VS/UWS 患者）[77]。MCS 组所有患者在 tDCS 治疗后立即出现临床改善，而 VS/UWS 组未观察到任何效果，这与以往的 tDCS 研究结论一致[71]。

Thibaut 等[71] 通过多模态神经影像学分析对先前描述的 tDCS 响应者亚组进行了表征。与 tDCS 无响应者相比，响应者中普遍观察到灰质代谢保存。研究表明，tDCS 后意识迹象的短暂改善似乎需要大脑三个区域的灰质保持完整性和（或）残留代谢活动：①内侧前额叶皮质（包括刺激靶区 DLPFC）；②楔前叶；③丘脑（图 12-4）。

tDCS 响应者前额皮质、后扣带回 / 楔前叶和丘脑中残留的脑代谢和保存的灰质突出了这些结构在意识恢复中的作用。如前所述，正电子发射断层成像（PET）研究发现 VS/UWS 患者 DMN（即内侧前额叶皮质和后扣带回 / 楔前叶）及包括 DLPFC 在内的外侧额顶叶区域存在代谢障碍，强调了这些结构在意识恢复过程中的关键作用[19, 20]。

在 tDCS 响应者中观察到的内侧前额叶皮质和丘脑的代谢保留和结构完整性也支持这些结构在意识障碍中的关键角色，并印证了先前的研究，即皮质 – 丘脑环路和中央环路模型在意识恢复中的关键作用[34, 43, 78]。

四、选择何种治疗方式

已发表的关于 tDCS 治疗 DOC 患者的研究认为，强调 tDCS 似乎是一种安全有价值的技术。事实上技术，到目前为止，即使一些的严重脑损伤患者，其存在可能涉及 tDCS 刺激靶区的广泛病变，也没有观察到 tDCS 严重的不良反应。此外，尽管普遍认为脑损伤患者容易继发癫痫发作，甚至部分患者既往有癫痫发作史且接受过抗癫痫治疗，也未观察到 tDCS 治疗后出现癫痫发作的不良反应。

DBS 作为一种手术治疗方式，其面临的风险高于 tDCS，但它可以刺激深部大脑，从而产生深远而强大的调控作用。在多数情况下，DBS 术后的不良反应有限。需要注意的是，DBS 治疗尚处于试验阶段，况且 DBS 治疗研究的纳入标准极其严格，因此适合该治疗方式的患者数量十分有限。

相较 tDCS 而言，DBS 可通过刺激丘脑直接激活丘脑 – 皮质连接，这对意识恢复具有关键作用[35, 78]。然而，tDCS 只能直接刺激皮质 – 皮质和皮质 – 丘脑连接。虽然这两种技术都能在不同程度上激活整个神经网络，但正如最近使用与功能磁共振成像相结合的光纤光遗传激活技术

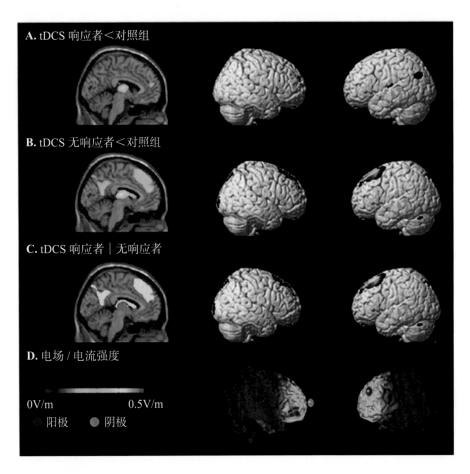

A. tDCS 响应者＜对照组

B. tDCS 无响应者＜对照组

C. tDCS 响应者｜无响应者

D. 电场 / 电流强度

0V/m   0.5V/m

◉ 阳极   ● 阴极

◀ 图 12-4　正电子发射断层成像（PET）
与对照组相比，MCS 患者的低代谢脑区（蓝色，FEW 较正）。A. 8 名 tDCS 响应者；B. 13 名 tDCS 无响应者；C. 与 tDCS 无响应者相比，响应者的高代谢脑区（红色）；D. 理论上的 tDCS 感应电场。短时程 tDCS 调控左背外侧前额叶皮质（DLPFC）产生的行为反应与 tDCS 刺激靶区（左 DLPFC 和额叶内侧皮质）的代谢受损程度较低相关，而且远端皮质（楔前叶）和皮质下（丘脑）区域的代谢受损程度也较低。经许可转载，引自参考文献 [25]

所证明的那样，中央丘脑的神经元负责整个额叶 - 纹状体系统的广泛激活[80]。因此，DBS 可能比 tDCS 具有更显著的临床改善作用。DBS 的其他优点包括持续的疗效和对患者大脑的永久性刺激。事实上，由于该刺激器植入并保持数年之久，不需要重复应用以诱发长期的临床效果，而 tDCS 可能需要每天重复刺激才能诱导长期的行为改善。因此，tDCS 尽管是一种相对便宜和对使用者友好的技术，但它由于需要重复执行，所以存在耗费人力资源的问题。

五、中央环路模型与调控靶区

值得注意的是，tDCS 和 DBS 方案聚焦于额顶中央环路模型的脑区，而且它们已被证明有助于 DOC 患者的意识恢复。事实上，tDCS 调控 DLPFC 增加了前额叶皮质的神经元兴奋性，而 DBS 则直接刺激中央丘脑。这些观察结果与 Laureys 等的研究一致，他们在 1 名从植物状态自发恢复意识的患者中检测到丘脑和额叶的连通性恢复[78]。此外，众所周知，前额叶在认知过程中至关重要[79]。最近研究表明，即使是以非侵入性的方式刺激前额叶区域也能促进急性和慢性 DOC 患者的意识恢复，尽管与中央丘脑 DBS 相比其恢复水平较低。如图 12-1 所示，中央环路模型可以通过整合额叶 - 纹状体 - 丘脑环路有效地预测中央丘脑 DBS 和前额 tDCS 的疗效，以及各种特定药物的干预效果，在某些情况下，这些干预措施在改善严重脑损伤患者的行为反应性方面是有效的。此外，它还再次强调了丘脑及丘脑与额叶的连通性对于意识恢复的关键作用。

上述神经调节技术（DBS 和 tDCS）主要刺激激活前脑，并恢复丘脑和前额叶皮质的连接。根据患者的具体情况（如受损的脑区），可采用其中一种技术来促进患者恢复意识和康复。研究 tDCS 的响应性能否作为 DBS 疗效的预测指标也很有趣，因为这两种神经调节技术都涉及额叶 - 纹状体 - 丘脑环路，而且 tDCS 的创伤性明显小于 DBS。

了解意识恢复的神经机制将有助于神经科学家和临床医生开发新的治疗方案，以促进更高水平的功能恢复。此外，对神经调控治疗起效机制的深入了解可能有助于理解意识恢复过程中发生的现象。

接下来，需要做更多的工作来加强我们对 DOC 患者意识恢复机制及其潜在治疗方式的理解。这将有助于改善这类人群在急性和慢性阶段的日常护理、康复和生活质量。

参考文献

[1] Voss HU, Uluc AM, Dyke JP, et al. Possible axonal regrowth in late recovery from the minimally conscious state. J Clin Invest. 2006;116:2005–11. doi:10.1172/JCI27021.

[2] Estraneo A, Moretta P, Loreto V, et al. Late recovery after traumatic, anoxic, or hemorrhagic long-lasting vegetative state. Neurology. 2010;75:239–45. doi:10.1212/WNL.0b013e3181e8e8cc.

[3] Bruno M-A, Ledoux D, Vanhaudenhuyse A, et al. Prognosis of patients with altered state of consciousness. Coma Disord Conscious. 2012; doi:10.1007/978–1–4471–2440–5_2.

[4] Schiff ND, Giacino JT, Kalmar K, et al. Behavioural improvements with thalamic stimulation after severe traumatic brain injury. Nature. 2007;448:600–3. doi:10.1038/nature06041.

[5] Schnakers C, Hustinx R, Vandewalle G, et al. Measuring the effect of amantadine in chronic anoxic minimally conscious state. J Neurol Neurosurg Psychiatry. 2008;79:225–7. doi:10.1136/ jnnp.2007.124099.

[6] Giacino JT, Whyte J, Bagiella E, et al. Placebo-controlled trial of amantadine for severe traumatic brain injury. N Engl J Med. 2012;366:819–26. doi:10.1056/NEJMoa1102609.

[7] Fridman EA, Calvar J, Bonetto M, et al. Fast awakening from minimally conscious state with apomorphine. Brain Inj. 2009;23:172–7. doi:10.1080/02699050802649662.

[8] Sara M, Sacco S, Cipolla F, et al. An unexpected recovery from permanent vegetative state. Brain Inj. 2007;21:101–3. doi:10.1080/02699050601151761.

[9] Whyte J, Rajan R, Rosenbaum A, et al. Zolpidem and restoration of consciousness. Am J Phys Med Rehabil. 2014;93:101–13. doi:10.1097/PHM.0000000000000069.

[10] Thonnard M, Gosseries O, Demertzi A, et al. Effect of zolpidem in chronic disorders of consciousness: a prospective open-label study. Funct Neurol. 2014;28:259–64.

[11] Jox RJ, Bernat JL, Laureys S, Racine E. Disorders of consciousness: responding to requests for novel diagnostic and therapeutic interventions. Lancet Neurol. 2012;11:732–8. doi:10.1016/ S1474–4422(12)70154–0.

[12] Laureys S, Lemaire C, Maquet P, et al. Cerebral metabolism during vegetative state and after recovery to consciousness. J Neurol Neurosurg Psychiatry. 1999;67:121.

[13] Laureys S, Goldman S, Phillips C, et al. Impaired effective cortical connectivity in vegetative state: preliminary investigation using PET. Neuroimage. 1999;9:377–82. doi:10.1006/nimg. 1998.0414.

[14] Beuthien-Baumann B, Handrick W, Schmidt T, et al. Persistent vegetative state: evaluation of brain metabolism and brain perfusion with PET and SPECT. Nucl Med Commun. 2003;24:643–9. doi:10.1097/01. mnm.0000075192.18521.9d.

[15] Juengling FD, Kassubek J, Huppertz HJ, et al. Separating functional and structural damage in persistent vegetative state using combined voxel-based analysis of 3–D MRI and FDG-PET. J Neurol Sci. 2005;228:179–84. doi:10.1016/ j.jns.2004.11.052.

[16] Nakao S, Takata S, Uemura H, et al. Relationship between Barthel Index scores during the acute phase of rehabilitation and subsequent ADL in stroke patients. J Med Investig. 2010;57:81–8.

[17] Lull N, Noe E, Lull JJ, et al. Voxel-based statistical analysis of thalamic glucose metabolism in traumatic brain injury: relationship with consciousness and cognition. Brain Inj. 2010;24:1098–107. doi:10.3109/02699052.2010.494592.

[18] Silva S, Alacoque X, Fourcade O, et al. Wakefulness and

loss of awareness: brain and brainstem interaction in the vegetative state. Neurology. 2010;74:313–20. doi:10.1212/ WNL.0b013e3181cbcd96.

[19] Vanhaudenhuyse A, Noirhomme Q, Tshibanda LJ, et al. Default network connectivity reflects the level of consciousness in non-communicative brain-damaged patients. Brain. 2010;133:161–71. doi:10.1093/brain/ awp313.

[20] Thibaut A, Bruno MA, Chatelle C, et al. Metabolic activity in external and internal awareness networks in severely brain-damaged patients. J Rehabil Med. 2012;44:487–94.

[21] D'Esposito M, Aguirre GK, Zarahn E, et al. Functional MRI studies of spatial and nonspatial working memory. Brain Res Cogn Brain Res. 1998;7:1–13.

[22] D'Esposito M, Detre JA, Alsop DC, et al. The neural basis of the central executive system of working memory. Nature. 1995;378:279–81. doi:10.1038/378279a0.

[23] Devinsky O, D'Esposito M. Neurology of cognitive and behavioural disorders. Oxford: Oxford University; 2004.

[24] Lieberman MD. Social cognitive neuroscience: a review of core processes. Annu Rev Psychol. 2007;58:259–89. doi:10.1146/annurev.psych.58.110405.085654.

[25] Thibaut A, Di Perri C, Chatelle C, et al. Clinical response to tDCS depends on residual brain metabolism and grey matter integrity in patients with minimally conscious state. Brain Stimul. 2015;8:1116–23. doi:10.1016/j.brs.2015.07.024.

[26] Chatelle C, Thibaut A, Gosseries O, et al. Changes in cerebral metabolism in patients with a minimally conscious state responding to zolpidem. Front Hum Neurosci. 2014;8:917. doi:10.3389/fnhum.2014.00917.

[27] Boly M, Tshibanda L, Vanhaudenhuyse A, et al. Functional connectivity in the default network during resting state is preserved in a vegetative but not in a brain dead patient. Hum Brain Mapp. 2009;30:2393–400. doi:10.1002/ hbm.20672.

[28] Silva S, de Pasquale F, Vuilleume C, et al. Disruption of posteromedial large-scale neural communication predicts recovery from coma. Neurology. 2015;85:2036–44. doi:10.1212/ WNL.0000000000002196.

[29] Raichle ME, Snyder AZ. A default mode of brain function: a brief history of an evolving idea. Neuroimage. 2007;37:1083–9. doi:10.1016/j.neuroimage.2007.02.041.

[30] Laureys S, Boly M, Maquet P. Tracking the recovery of consciousness from coma. J Clin Invest. 2006;116:1823–5. doi:10.1172/JCI29172.

[31] Crone C, Nielsen J, Petersen N, et al. Disynaptic reciprocal inhibition of ankle extensors in spastic patients. Brain. 1994;117(Pt 5):1161–8.

[32] Crone JS, Schurz M, Höller Y, et al. Impaired consciousness is linked to changes in effective connectivity of the posterior cingulate cortex within the default mode network. Neuroimage. 2015;110:101–9. doi:10.1016/ j.neuroimage.2015.01.037.

[33] Lant ND, Gonzalez-Lara LE, Owen AM, Fernández-Espejo D. Relationship between the anterior forebrain mesocircuit and the default mode network in the structural bases of disorders of consciousness. Neuroimage Clin. 2016;10:27– 35. doi:10.1016/j.nicl.2015.11.004.

[34] Schiff ND. Recovery of consciousness after brain injury: a mesocircuit hypothesis. Trends Neurosci. 2010;33:1–9. doi:10.1016/j.tins.2009.11.002.

[35] Laureys S, Schiff ND. Coma and consciousness: paradigms (re)framed by neuroimaging. Neuroimage. 2012;61:478–91. doi:10.1016/j.neuroimage.2011.12.041.

[36] Giacino JT, Fins JJ, Laureys S, Schiff ND. Disorders of consciousness after acquired brain injury: the state of the science. Nat Rev Neurol. 2014;10:99–114. doi:10.1038/ nrneurol.2013.279.

[37] van der Werf YD, Witter MP, Groenewegen HJ. The intralaminar and midline nuclei of the thalamus. Anatomical and functional evidence for participation in processes of arousal and awareness. Brain Res Rev. 2002;39:107–40. doi:10.1016/S0165–0173(02)00181–9.

[38] Schiff ND. Central thalamic contributions to arousal regulation and neurological disorders of consciousness. Ann N Y Acad Sci. 2008;1129:105–18. doi:10.1196/ annals.1417.029.

[39] Mair RG, Onos KD, Hembrook JR. Cognitive activation by central thalamic stimulation: the Yerkes–Dodson law revisited. Dose Response. 2011;9:313–31. doi:10.2203/ dose-response. 10–017.Mair.

[40] Maxwell WL, MacKinnon MA, Smith DH, et al. Thalamic nuclei after human blunt head injury. J Neuropathol Exp Neurol. 2006;65:478–88. doi:10.1097/01. jnen.0000229241.28619.75.

[41] Gold L, Lauritzen M. Neuronal deactivation explains decreased cerebellar blood flow in response to focal cerebral ischemia or suppressed neocortical function. Proc Natl Acad Sci U S A. 2002;99:7699–704. doi:10.1073/ pnas.112012499.

[42] Grillner S, Hellgren J, Menard A, et al. Mechanisms for selection of basic motor programs—roles for the striatum and pallidum. Trends Neurosci. 2005;28:364–70. doi:10.1016/j.tins.2005.05.004.

[43] Fridman EA, Beattie BJ, Broft A, et al. Regional cerebral metabolic patterns demonstrate the role of anterior forebrain mesocircuit dysfunction in the severely injured brain. Proc Natl Acad Sci U S A. 2014;111:6473–8. doi:10.1073/ pnas.1320969111.

[44] Williams ST, Conte MM, Goldfine AM, et al. Common resting brain dynamics indicate a possible mechanism underlying zolpidem response in severe brain injury. Elife. 2013;2:e01157. doi:10.7554/eLife.01157.

[45] Brefel-Courbon C, Payoux P, Ory F, et al. Clinical and imaging evidence of zolpidem effect in hypoxic encephalopathy. Ann Neurol. 2007;62:102–5. doi:10.1002/

ana.21110.

[46] Clauss RP, Güldenpfennig WM, Nel HW, et al. Extraordinary arousal from semi-comatose state on zolpidem. A case report. S Afr Med J. 2000;90:68–72.

[47] Shames JL, Ring H. Transient reversal of anoxic brain injury-related minimally conscious state after zolpidem administration: a case report. Arch Phys Med Rehabil. 2008;89:386–8. doi:10.1016/j.apmr.2007.08.137.

[48] Fernandez-Espejo D, Soddu A, Cruse D, et al. A role for the default mode network in the bases of disorders of consciousness. Ann Neurol. 2012;72:335–43. doi:10.1002/ana.23635.

[49] Buckwalter JA, Parvizi J, Morecraft RJ, Van Hoesen GW. Thalamic projections to the posteromedial cortex in the macaque. J Comp Neurol. 2008;507:1709–33. doi:10.1002/cne.21647.

[50] Xie G, Deschamps A, Backman SB, et al. Critical involvement of the thalamus and precuneus during restoration of consciousness with physostigmine in humans during propofol anaesthesia: a positron emission tomography study. Br J Anaesth. 2011;106:548–57. doi:10.1093/bja/aeq415.

[51] Olanow CW, Brin MF, Obeso JA. The role of deep brain stimulation as a surgical treatment for Parkinson's disease. Neurology. 2000;55:S60–6.

[52] McIntyre CC, Savasta M, Kerkerian-Le Goff L, Vitek JL. Uncovering the mechanism(s) of action of deep brain stimulation: activation, inhibition, or both. Clin Neurophysiol. 2004;115:1239–48. doi:10.1016/j.clinph.2003.12.024.

[53] Agnesi F, Johnson MD, Vitek JL. Deep brain stimulation. How does it work? Handb Clin Neurol. 2013;116:39–54. doi:10.1016/B978–0–444–53497–2.00004–8.

[54] Shah SA, Schiff ND. Central thalamic deep brain stimulation for cognitive neuromodulation— a review of proposed mechanisms and investigational studies. Eur J Neurosci. 2010;32:1135–44. doi:10.1111/j.1460–9568.2010.07420.x.

[55] Adams JH, Graham DI, Jennett B. The neuropathology of the vegetative state after an acute brain insult. Brain. 2000;123(Pt 7):1327–38.

[56] Yamamoto T, Kobayashi K, Kasai M, et al. DBS therapy for the vegetative state and minimally conscious state. Acta Neurochir Suppl. 2005;93:101–4.

[57] Giacino JT, Kalmar K, Whyte J. The JFK coma recovery scale-revised: measurement characteristics and diagnostic utility. Arch Phys Med Rehabil. 2004;85:2020–9.

[58] Boggio PS, Ferrucci R, Rigonatti SP, et al. Effects of transcranial direct current stimulation on working memory in patients with Parkinson's disease. J Neurol Sci. 2006;249:31–8. doi:10.1016/j.jns.2006.05.062.

[59] Ferrucci R, Mameli F, Guidi I, et al. Transcranial direct current stimulation improves recognition memory in Alzheimer disease. Neurology. 2008;71:493–8. doi:10.1212/01.wnl. 0000317060.43722.a3.

[60] Kang EK, Kim DY, Paik NJ. Transcranial direct current stimulation of the left prefrontal cortex improves attention in patients with traumatic brain injury: a pilot study. J Rehabil Med. 2012;44:346–50. doi:10.2340/16501977–0947.

[61] Nelson JT, McKinley RA, Golob EJ, et al. Enhancing vigilance in operators with prefrontal cortex transcranial direct current stimulation (tDCS). Neuroimage. 2012; doi:10.1016/j. neuroimage.2012.11.061.

[62] Antal A, Terney D, Kuhnl S, Paulus W. Anodal transcranial direct current stimulation of the motor cortex ameliorates chronic pain and reduces short intracortical inhibition. J Pain Symptom Manag. 2010;39:890–903. doi:10.1016/j.jpainsymman.2009.09.023.

[63] Baker JM, Rorden C, Fridriksson J. Using transcranial direct-current stimulation to treat stroke patients with aphasia. Stroke. 2010;41:1229–36. doi:10.1161/STROKEAHA.109.576785.

[64] Frank E, Schecklmann M, Landgrebe M, et al. Treatment of chronic tinnitus with repeated sessions of prefrontal transcranial direct current stimulation: outcomes from an open-label pilot study. J Neurol. 2012;259:327–33. doi:10.1007/s00415–011–6189–4.

[65] Loo CK, Alonzo A, Martin D, et al. Transcranial direct current stimulation for depression: 3–week, randomised, sham-controlled trial. Br J Psychiatry. 2012;200:52–9. doi:10.1192/bjp. bp.111.097634.

[66] Zaehle T, Sandmann P, Thorne JD, et al. Transcranial direct current stimulation of the prefrontal cortex modulates working memory performance: combined behavioural and electrophysiological evidence. BMC Neurosci. 2011;12:2. doi:10.1186/1471–2202–12–2.

[67] George MS, Padberg F, Schlaepfer TE, et al. Controversy: repetitive transcranial magnetic stimulation or transcranial direct current stimulation shows efficacy in treating psychiatric diseases (depression, mania, schizophrenia, obsessive-compulsive disorder, panic, posttraumatic stress disorder). Brain Stimul. 2009;2:14–21. doi:10.1016/j.brs.2008.06.001.

[68] Nitsche MA, Cohen LG, Wassermann EM, et al. Transcranial direct current stimulation: state of the art 2008. Brain Stimul. 2008;1:206–23. doi:10.1016/j.brs.2008.06.004.

[69] Nitsche MA, Seeber A, Frommann K, et al. Modulating parameters of excitability during and after transcranial direct current stimulation of the human motor cortex. J Physiol. 2005;568:291–303. doi:10.1113/jphysiol.2005.092429.

[70] Liebetanz D, Nitsche MA, Tergau F, Paulus W. Pharmacological approach to the mechanisms of transcranial DC-stimulation-induced after-effects of human motor cortex excitability. Brain. 2002;125:2238–47.

[71] Thibaut A, Bruno MA, Ledoux D, et al. tDCS in patients with disorders of consciousness: sham-controlled randomised double blind study. Neurology. 2014;82: 1112–8.

[72] Giacino JT, Ashwal S, Childs N, et al. The minimally conscious state: definition and diagnostic criteria. Neurology. 2002;58:349–53.

[73] Monti MM. Cognition in the vegetative state. Annu Rev Clin Psychol. 2012;8:431–54. doi:10.1146/annurev-clinpsy-032511–143050.

[74] Castillo-Saavedra L, Gebodh N, Bikson M, et al. Clinically effective treatment of fibromyalgia pain with high-definition transcranial direct current stimulation: phase II open-label dose optimization. J Pain. 2016;17:14–26. doi:10.1016/j.jpain.2015.09.009.

[75] Brunoni AR, Valiengo L, Baccaro A, et al. The sertraline vs. electrical current therapy for treating depression clinical study: results from a factorial, randomized, controlled trial. JAMA Psychiat. 2013;70:383–91. doi:10.1001/2013.

jamapsychiatry.32.

[76] Thibaut A, Bruno MA, Wannez S, et al. Long term effect of repeated tDCS in minimally conscious patients. Submitted.

[77] Angelakis E, Liouta E, Andreadis N, et al. Transcranial direct current stimulation effects in disorders of consciousness. Arch Phys Med Rehabil. 2014;95:283–9. doi:10.1016/j. apmr.2013.09.002.

[78] Laureys S, Faymonville ME, Luxen A, et al. Restoration of thalamocortical connectivity after recovery from persistent vegetative state. Lancet. 2000;355:1790–1.

[79] Dehaene S, Sergent C, Changeux JP. A neuronal network model linking subjective reports and objective physiological data during conscious perception. Proc Natl Acad Sci U S A. 2003;100:8520–5. doi:10.1073/pnas.1332574100.

[80] Liu J, Lee HJ, Weitz AJ, Fang Z, Lin P, Choy M, Fisher R, Pinskiy V, Tolpygo A, Mitra P, Schiff N, Lee JH. Frequency-selective control of cortical and subcortical networks by central thalamus. Elife. 2015 Dec 10;4:e09215. doi:10.7554/eLife.09215.

第 13 章　意识障碍患者管理的伦理问题

The Ethics in the Management of Patients with Disorders of Consciousness

A. Demertzi　著

马永慧　梁晶晶　译

摘　要

意识障碍患者研究和管理过程中产生的伦理问题是多样的、多方面的。医疗、公众和法律争议的部分源于人们对疼痛感知和临终的看法不同。需要形成统一的伦理框架，以便在临床转归、预后和医疗管理等方面指导临床医生和护理人员。

20 世纪 50 年代机械性呼吸机的引入和 60 年代重症监护的发展，使一些原本可能死于呼吸暂停的患者在伤后得以存活并长期维持在植物状态。矛盾的是，这些幸存者在多数情况下会经受以前从未遇到过的意识状态改变[1]。这些深度无意识状态的伦理影响随即反映在重新定义生命和治疗难治性疾病观念的第一个生命伦理委员会的组成中。1968 年，哈佛医学院特设委员会发表了一篇里程碑式的论文，将死亡重新定义为不可逆转的昏迷和脑衰竭[2]。该委员会由 10 名医生、1 名神学家、1 名律师和 1 名科学史学家组成，随之而来的则是医学、法律与社会各界辩论。

一、意识的临床定义

定义往往会存在混淆和争论。意识是一个多层面的术语，具有不同的内涵[3]。在一项针对医疗卫生专业人员和学生的调查中发现，尽管大多数参与者否认意识和大脑的区别，但仍有超过 1/3 的人认为思维和大脑是独立的实体[4]。因此定义意识的方式至关重要，尤其是在临床环境中，因为它可能会左右我们的观点并最终影响我们的行动。从临床角度来看，意识由两个组成部分，即觉醒和觉知[5]。在这个定义下，一些不同的意识状态改变可能被纳入其中。我们最熟悉的是从清醒意识到深度睡眠的转变，我们越是昏睡，对周围环境和自我的感知就越差。这意味着处于昏迷和麻醉状态的患者是无意识的，因为他们即使是受到疼痛刺激也不能被唤醒。这两部分相互联系的一个例外来自于所谓的植物状态（vegetative state，VS）和最近被定义的无反应觉醒综合征（unresponsive wakefulness syndrome，UWS）的患者[6, 7]。VS/UWS 患者通常可以睁开眼睛，但没有表现出可以表明意识存在的非反射性的自主运动。2002 年，人们引入了微意识状态（minimally conscious state，MCS）这个术语来描述那些能表现出更复杂行为（如视觉追随、疼痛定向或非系

统性命令 – 遵循）的患者。但重要的是，MCS 患者仍然无法交流他们的想法和感受[8]。由于这些意识信号通常很微弱且随时间波动，诊断 MCS 并且将之与 VS/UWS 相区别遭遇了挑战[9]。这就是为什么通过数据以客观评估意识水平的辅助技术，越来越成为临床医生提高临床判断准确度而经常参考的重要信息来源[10-13]。有人建议，对一个无法交流的患者进行评估时，一旦意识知觉被确定，很可能是保留生命支持系统较好的理由[14]。然而，意识保留的道德意义受到质疑，理由是继续严重残疾的生活并不总是符合患者的最佳利益[15]。下文描述意识障碍患者在管理过程中出现的伦理问题，以及医疗卫生工作者和患者的亲属是如何看待这些问题。

二、疼痛相关伦理问题

意识障碍（disorders of consciousness，DOC）患者的日常需求完全由医疗卫生工作者、患者家属提供。DOC 患者不能交流感受或体验，但在护理过程中，他们会产生面部表情和（或）发声。这种行为可能会让护理人员感到困惑，因为他们可能会认为这是对疼痛的反应。根据美国多学科持续植物状态专项研究联合会的定义，"疼痛和痛苦是指在刺激外周疼痛感受器，以及外周和中枢传入通路时发生的不愉快体验，也可能是来自人类自我感知深处的内源性体验"[16]。因此，疼痛体验是包括生理痛觉和心理痛苦的经历。这也表明痛觉本身并不足以引起痛苦。这种区别反映在临床医生如何看待这些患者的疼痛。根据对医疗卫生专业人员态度的调查，一致（96%）支持 MCS 患者可以感知疼痛，而 56% 的被调查者对于 VS/UWS 患者的观点则不那么明确[17]。考虑到对 DOC 患者疼痛感知的不同看法，临床医生和医疗卫生工作者对镇痛和症状管理的看法也可能受到影响。近 50% 的受访医生表示，由于 VS/

UWS 患者感觉不到疼痛，他们被期望采取与此相应的行动，如在护理期间不给这些患者提供止痛药物。那么，临床医生应该如何推断 VS/UWS 或 MCS 患者是否能够感知疼痛，以及他是否正在遭受痛苦？在患者床边，我们只能评估患者对疼痛的行为反应，即如果患者没有表现出自主运动的迹象（如不能够确定有害刺激的来源），就可以断定他们没有经历疼痛。最近，修订版伤害性感受昏迷量表[18] 作为一种更具体的评估 DOC 患者疼痛的方法被引入。然而，行为反应的缺失并不能作为无意识知觉的证据[19]。因此，仅仅通过观察行为反应来推断疼痛和痛苦可能会产生误导。其在有意识但瘫痪的闭锁综合征（locked-in syndrome，LIS）患者中可以得到很好的说明，他们无法自主运动，因而无法对疼痛刺激做出反应[20]。重要的是，DOC 患者对伤害性刺激的运动反应是受限的，要么是四肢强直性伸展，称为"去脑强直"，要么是刻板屈曲，称为"去皮质强直"。此外，他们会经常表现出觉醒水平提高（以睁开或睁大眼睛为证据）、呼吸加快、心率和血压升高或做鬼脸或哭闹样的行为。由于这些能力在婴儿身上也能看到[21]，因此它们被认为起源于皮质下，并不一定反映出对疼痛的有意识感知。功能性神经影像学研究可能有助于在 DOC 患者中形成更清晰的疼痛感知临床图像。通过正电子发射计算机断层成像（PET），已经表明 VS/UWS 患者对传入伤害性刺激表现出大脑处理（初级躯体感觉区激活），但观察到的神经活动是孤立的，并与意识知觉所必需的高阶联想脑区分离[22]。重要的是，MCS 患者的结果则有很大不同，这些患者在更广泛的大脑区域网络中显示激活状态，与健康对照组相似，这表明 MCS 患者可能存在疼痛感知[23]。

综上所述，研究表明 DOC 患者对疼痛的感知是可能影响行为的。例如，临床医生可能会决定不在 VS/UWS 患者护理期间，或者停止人工补液和营养后（理由是这些患者没有经历饥饿或口渴[25]）的濒死过程中提供镇痛药物[24]，但临床医生对疼痛感知的看法会影响他们对临终的态度吗？护理人员可能会依据无恶意原则（即"不伤害"）做出不可逆转的决定，以使患者免受不必要的痛苦。根据欧洲的一项调查，情况似乎并非如此。在医疗卫生专业人士中，当受访者认为慢性 VS/UWS 患者无法感知疼痛时，他们（77%）更支持停止治疗[26]。因此，临床医生似乎是根据临终时疼痛管理的正式指南作决定的。尤其是美国多学科 PVS 专项研究联合会否定了 VS/UWS 患者经历疼痛体验的可能性。英国皇家内科医学院也持相同观点，他们建议在停止治疗后服用镇静药，以消除一种远期痛苦的可能性[27]。根据同一项调查，标明尽管与对 VS/UWS 患者的观点相比不那么明显，但受访者对于慢性 MCS 患者的观点是相似的，只有 29% 的受访者支持这些患者感到疼痛时仍然退出治疗，38% 的受访者认为 MCS 患者没有感觉到疼痛时可以考虑限制治疗[26]。因此，当临床医生确保疼痛感知的潜在风险尽可能低时，他们可能会更倾向于选择限制治疗。与此同时，可能是被调查者将疼痛感知等同于意识存在。在这方面，疼痛的潜在存在将给我们一个强有力的理由来维持生命，而不是选择限制治疗。

三、临终相关伦理问题

在重症监护中，医生和辅助人员每天都要面对至关重要的临床决定，如继续或撤销维持生命治疗的决定。限制治疗根据做决定在干预之前还是干预后，可以被视为有两种情况。前一种情况可能是在患者心肺停止时拒绝心肺复苏（cardiopulmonary resuscitation，CPR），后一种情况通常是一个撤销治疗的决定，如撤销人工呼吸机或人工营养和补液（artificial nutrition and

hydration，ANH）。CPR 的目的是恢复心脏搏动和呼吸，它作为一种紧急疗法基本上是自动执行的，除非患者或法定代表人预先以不复苏（Do Not Resuscitate，DNR）命令的形式拒绝 CPR。然而，应当注意的是，DNR 并不一定禁止其他疗法。他们宁愿授权医生按这种特殊的治疗方式行事[29]。当患者的临床状况确定为不可逆时，关于限制 ANH 的决定就可以发挥作用了。从生命伦理的角度来看，撤销 ANH 可与撤销机械性通气相提并论，尽管情感上他们可能被认为是不同的。在重症监护中，大多数死亡是由于中止或撤销治疗的医疗决定[30]。这些决定基于循证医学，并依赖于有效的临床或亚临床不良结局标志物（如缺氧性昏迷[31]）。尽管关于 ANH 是否属于医学治疗[32]，并因此是否永远不应该从患者身上撤回[33]的看法存在争议，但 Anglo-Saxon 医学委员会的大多数都同意 ANH 是一种医学治疗，可以被患者和代理决策者拒绝[34]。只有当 VS/UWS 患者的情况被确定为不可逆时，此类决定才是合理的[27]。目前的指南指出，如果 VS/UWS 患者在非创伤性事件后 3 个月内或在创伤性事故后 12 个月内未观察到恢复，则表示患者的状况为永久性的、不可逆的[16]。

DOC 患者临终时临床管理的争议反映在一项欧洲调查（$n=2475$）中，其中大多数（66%）的医护人员同意撤销对慢性 VS/UWS 患者的治疗，而对于慢性 MCS 患者，只有 28% 的人同意这样做[35]。此外，82% 的临床医生想象如果自己处于慢性 VS/UWS 状态，他们不希望延续生命；也有同样高比例（67%）的人想象如果自己处于慢性 MCS 状态的话不希望维持生命[35]。地理区域和宗教等因素可以解释这些回应中的大多数差异。调查到的两种状态的差异可能是现有法律对 MCS 不明确，这可能影响了被调查的参与者区分表达自己和他人的偏好，后一种情况（想象自己处于病中）其实更倾向于安乐死。

临床医生对脑死亡的看法更加一致[36]。如前所述，随着重症监护技术的进步，哈佛医学院的特设委员会对死亡进行了重新定义，在重症监护中，患者可能受到了严重的伤害，但仍能维持重要器官的功能[2]。心脏、呼吸和大脑的功能分离是可能的，因此需要对死亡的另一种定义，即死亡形式从以心肺功能为中心转向以神经功能（即不可逆昏迷）为中心。根据后者，死亡可以被视为整个大脑或脑干的死亡，或者"新皮质"死亡[37]。前两种被定义为有机体作为一个整体的不可逆转的停止，而不是指其解剖学解释[38]，最后一种定义仅仅要求意识和社会互动能力的不可逆转的丧失，但这一解释从未说服医学或法律学者。采用脑死亡的主要用途是，它允许在实行伦理限制（如死亡供体规则，即在取出维持生命的器官之前，必须宣布患者已死亡）的情况下获取重要器官用于移植。然而，根据新皮质死亡的标准，VS/UWS 和 MCS 患者都可以被宣布为死亡。有人认为，新皮质死亡在概念上不充分且实际上不可行，尤其是在缺乏对高阶意识功能完整理解的情况下。因此，DOC 患者并没有死亡[30]，他们不满足死亡供体规则，故而在进行器官捐献选择时这些患者应排除在外[39]。

四、意识障碍的法律问题

意识障碍不仅带来了医学挑战，而且在一些情况下还需要法律的权威仲裁，以规范含糊不清和有争议的问题，如临终决定。如果临终遗愿没有以预先指示的形式提出（即一名有能力的人在预期他将来无能力时的情况填写的，表达个人治疗偏好的书面声明和正式的代理协议），那么代理决策者有资格负责患者的临床管理。法定代理人代表患者的方式是渐进式的：①代理人应尽可能遵循患者在事故发生前所表达的意愿，无论是口头还是其他预先指示的形式；②当意愿不明

且预先指示未知的时候，代理决策者应根据患者的既往生活史和个人价值观，尝试再现患者的偏好；③当以上均不可能时，决策应依赖于影响患者最大利益的、更客观的标志物（如恢复的可能性、疼痛管理、对家庭的影响）[28, 40]。代理决策者应本着有利和无害的原则进行决定，努力实现患者自我决定权的最大化，维护患者的利益。

使用预先指示也可视为在临终时控制费用的一种手段。一旦知道了晚期患者的意愿，就可以采取措施限制特别手段，并将可用的资源用于其他紧急病例。然而，没有这样的基本原理与现实相符，并且预先指示，临终关怀和无用护理的消除并没有对临终时经济学的有效监管做出贡献[41]。治疗资源并不是无限的，有时医生需要利用他们现有的手段，以提供一个好的死亡护理。DOC 患者的资源分配和临终时的经济学情况尚未完全确定。在重症监护医学中，一些不成文的规定有助于决定治疗对象，如"先到"原则或"谁最有可能从重症监护中受益"[42]。然而，通常缺乏对于慢性 DOC 患者资源分配的信息。这可能是慢性 VS/UWS 和 MCS 患者的性质所致。这些都是严重脑损伤的患者，对于他们来说，治疗的困境变得至关重要，要么是因为治疗不能保证成功（即病情太糟而无法治疗），要么是治疗并不友善（即幸存患者的生活质量是不可接受的），这可能导致缺乏智慧地分配可用资源。

关于 DOC 患者临终问题的法律规定因国家而异。在美国，采用了以患者为中心的医疗框架，患者可以参与自己疾病的调控过程。就 DOC 而言，法律代表可与临床人员密切合作，并根据患者先前表达的意愿，共同决定对不可逆转昏迷患者的长期护理问题。然而，在作决定时，有时会出现利益冲突（如 Quinlan 案[43]）或家庭成员的利益冲突（如 Schiavo 案[44]）。由于此类案件通常需要法院调解，因此在公众舆论发挥作用的地方，这些案件可能会有更广泛的宣传，并可能导

致支持生命权与支持死亡权团体的社会运动[45]。在欧洲，人们对限制治疗的认知存在着更具体的差异，尤其是在北欧国家（更倾向于支持死亡权）和南欧国家（更倾向于支持生命权）之间[35]。一般来说，通常涉及 ANH 的限制治疗需要提交法院后再做出决定。荷兰、比利时、瑞士和斯堪的纳维亚国家例外，在这些国家限制 DOC 患者的治疗[46]不需要法院调解。

早在意识障碍出现在临床环境中时，临床医生、学者、神学家和伦理学家就开始思考，处于意识严重紊乱的状态会是何种情形。这些无反应的患者是否处于痛苦之中，他们会因此而痛苦吗，如何评估他们的生活质量？更重要的是，这种严重受限的生活值得过下去吗？这类争论主要源于不同的人如何看待意识障碍中的无限期生存。尽管人们普遍认为由于日常生活的功能性能力受限，生活质量会下降，但这些态度是来自第三人称的角度。因此，我们只能粗略地估计在这种情况下会是什么情形。例如，公共媒体关于 Terri Schiavo 报道的分析显示，在某些情况下，患者被描述为感到不适，这与他的临床状态不符[47]。这意味着媒体报道所代表的非医学个体的观点可能对意识改变患者的剩余认知功能有偏见。这种偏见可以归因于一个事实，即患者的生活质量评估是从健康人的角度进行的，他们往往低估了患者的主观幸福感[48]。事实上，我们最近发现，闭锁综合征（locked-in syndrome，LIS）患者表现出积极的生活质量，与这种情况下的预期相反[49]。正如上文提到的，LIS 患者不会出现意识障碍。因此，LIS 患者是意识障碍患者的良好参考群体，因为他们在生理障碍和可能的共同病史方面相似，LIS 患者可能已经处于类似昏迷状态。值得注意的是，当医疗卫生专业人员被问及如果他们想象自己处于这种情况下是否希望活下来时，56% 的人不希望维持这样，尽管在对待 LIS 患者上，他们中的大多数人（75%）反对退出治疗[50]。当 LIS 与 DOC 进行比较时，更多的被调查者认为处于 LIS 比处于 VS/UWS 或 MCS 更糟糕（59%）。这些研究表明，个人性格影响了人们对 DOC 和 LIS 的看法。个人偏好和一般观点的分离代表了对残疾的不同看法，并意味着没有直接接触这些患者的健康人可能对这些严重受限情况下的生活有扭曲的认识。然而，通过功能性神经影像学和电生理技术，无意识的灰色区域开始被照亮[51]。值得注意的是，尽管目前的进展，有希望在这些情况下检测和评估意识的保留情况，但它们还需要在临床实践中加以转化。在治疗计划方面（如疼痛管理和临终决策），意识障碍患者现在可以通过脑机接口表达他们的偏好。尚待澄清的是，这种间接反应在多大程度上可以被认为是可靠的和值得法律陈述的。需要形成统一的伦理框架，以便在临床结果转归、预后和医疗管理方面指导临床医生和护理人员。

参考文献

[1] Laureys S, Boly M. What is it like to be vegetative or minimally conscious? Curr Opin Neurol. 2007;20(6):609–13.

[2] Ad Hoc Committee of the Harvard Medical School. A definition of irreversible coma. JAMA. 1968;205(6):337–40.

[3] Zeman A. Consciousness. Brain. 2001;124:1263–89.

[4] Demertzi A, Liew C, Ledoux D, Bruno MA, Sharpe M, Laureys S, et al. Dualism persists in the science of mind. Ann N Y Acad Sci. 2009;1157:1–9.

[5] Posner JB, Saper CB, Schiff ND, Plum F. Plum and Posner's diagnosis of stupor and coma. 4th ed. New York: Oxford

University Press; 2007.

[6] Jennett B, Plum F. Persistent vegetative state after brain damage: a syndrome in search of a name. Lancet. 1972;299(7753):734–7.

[7] Laureys S, Celesia GG, Cohadon F, Lavrijsen J, León-Carrión J, Sannita WG, et al. Unresponsive wakefulness syndrome: a new name for the vegetative state or apallic syndrome. BMC Med. 2010;8(1):68.

[8] Giacino JT, Ashwal S, Childs N, Cranford R, Jennett B, Katz DI, et al. The minimally conscious state: definition and diagnostic criteria. Neurology. 2002;58(3):349–53.

[9] Schnakers C, Vanhaudenhuyse A, Giacino J, Ventura M, Boly M, Majerus S, et al. Diagnostic accuracy of the vegetative and minimally conscious state: clinical consensus versus standardized neurobehavioral assessment. BMC Neurol. 2009;9:35.

[10] Demertzi A, Antonopoulos G, Heine L, Voss HU, Crone JS, de Los Angeles C, et al. Intrinsic functional connectivity differentiates minimally conscious from unresponsive patients. Brain. 2015;138:2619–31.

[11] Sitt JD, King J, El Karoui I, Rohaut B, Faugeras F, Gramfort A, et al. Large scale screening of neural signatures of consciousness in patients in a vegetative or minimally conscious state. Brain. 2014;137:2258–70.

[12] Stender J, Gosseries O, Bruno M, Charland-verville V, Vanhaudenhuyse A, Demertzi A, et al. Diagnostic precision of PET imaging and functional MRI in disorders of consciousness: a clinical validation study. Lancet Neurol. 2014;6736(14):8–16.

[13] Casali AG, Gosseries O, Rosanova M, Boly M, Sarasso S, Casali KR, et al. A theoretically based index of consciousness independent of sensory processing and behavior. Sci Transl Med. 2013;5(198):198ra105.

[14] Horne M. Are people in a persistent vegetative state conscious? Monash Bioeth Rev. 2009;28(2):12–1–12.

[15] Kahane G, Savulescu J. Brain damage and the moral significance of consciousness. J Med Philos. 2009;34:6–26.

[16] The Multi-society Task Force on PVS. Medical aspects of the persistent vegetative state-2. N Engl J Med. 1994;330:1572–9.

[17] Demertzi A, Schnakers C, Ledoux D, Chatelle C, Bruno M-A, Vanhaudenhuyse A, et al. Different beliefs about pain perception in the vegetative and minimally conscious states: a European survey of medical and paramedical professionals. Prog Brain Res. 2009;177:329–38.

[18] Schnakers C, Chatelle C, Vanhaudenhuyse A, Majerus S, Ledoux D, Boly M, et al. The nociception coma scale: a new tool to assess nociception in disorders of consciousness. Pain. 2010;148(2):215–9.

[19] McQuillen MP. Can people who are unconscious or in the 'vegetative state' perceive pain? Issues Law Med. 1991;6(4):373–83.

[20] Laureys S, Pellas F, Van Eeckhout P, Ghorbel S, Schnakers C, Perrin F, et al. The locked-in syndrome: what is it like to be conscious but paralyzed and voiceless? Prog Brain Res. 2005;150(5):495–611.

[21] The infant with anencephaly. N Engl J Med. 1990; 322(10):669–74.

[22] Laureys S, Faymonville ME, Peigneux P, Damas P, Lambermont B, Del Fiore G, et al. Cortical processing of noxious somatosensory stimuli in the persistent vegetative state. Neuroimage. 2002;17(2):732–41.

[23] Boly M, Faymonville M-E, Schnakers C, Peigneux P, Lambermont B, Phillips C, et al. Perception of pain in the minimally conscious state with PET activation: an observational study. Lancet Neurol. 2008;7(11):1013–20.

[24] Fins JJ. Affirming the right to care, preserving the right to die: disorders of consciousness and neuroethics after Schiavo. Palliat Support Care. 2006;4(2):169–78.

[25] Ahronheim JC, Gasner MR. The sloganism of starvation. Lancet. 1990;335(8684):278–9.

[26] Demertzi A, Racine E, Bruno A, Ledoux D, Gosseries O, Vanhaudenhuyse A, et al. Pain perception in disorders of consciousness: neuroscience, clinical care, and ethics in dialogue. Neuroethics. 2013;6(1):37–50.

[27] A report of a working party of the Royal College of Physicians. The vegetative state: guidance on diagnosis and management. Clin Med. 2003;3(3):249–54.

[28] Bernat JL. Ethical issues in the perioperative management of neurologic patients. Neurol Clin. 2004;22:457–71.

[29] Youngner SJ. Do-not-resuscitate orders: no longer secret, but still a problem. Hastings Cent Rep. 1987;17(1):24–33.

[30] Laureys S. Science and society: death, unconsciousness and the brain. Nat Rev Neurosci. 2005;6(11):899–909.

[31] Boveroux P, Kirsch M, Boly M, Massion P, Sadzot B, Lambermont B, et al. Evaluation du pronostic neurologique dans les encéphalopathies postanoxiques. Reanimation. 2008;17:613–7.

[32] Bernat JL, Beresford HR. The controversy over artificial hydration and nutrition. Neurology. 2006;66(11):1618–9.

[33] Rosner F. Why nutrition and hydration should not be withheld from patients. Chest. 1993;104(6):1892–6.

[34] Steinbrook R, Lo B. Artificial feeding—solid ground, not a slippery slope. N Engl J Med. 1988;318(5):286–90.

[35] Demertzi A, Ledoux D, Bruno M-A, Vanhaudenhuyse A, Gosseries O, Soddu A, et al. Attitudes towards end-of-life issues in disorders of consciousness: a European survey. J Neurol. 2011;258(6):1058–65.

[36] Bernat JL. The concept and practice of brain death. Prog Brain Res. 2005;150:369–79.

[37] Brierley JB, Graham DI, Adams JH, Simpsom JA. Neocortical death after cardiac arrest. A clinical, neurophysiological, and neuropathological report of two cases. Lancet. 1971;2(7724): 560–5.

[38] Bernat JL. Brain death. In: Laureys S, Tononi G, editors. The neurology of consciousness. 1st ed. London: Academic

Press; 2009. p. 151–62.

[39] Engelhardt K. Organ donation and permanent vegetative state. Lancet. 1998;351(9097): 211–3.

[40] Bernat JL. Clinical ethics and the law. In: Ethical issues in neurology. Lippincott Williams & Wilkins; 2002. p. 79–107.

[41] Emanuel EJ, Emanuel LL. The economics of dying. The illusion of cost savings at the end of life. N Engl J Med. 1994;330(8):540–4.

[42] Jennett B. Resource allocation for the severely brain-damaged. Arch Neurol. 1976;33:595–7.

[43] Beresford HR. The Quinlan decision: problems and legislative alternatives. Ann Neurol. 1977;2:74–81.

[44] Quill TE. Terri Schiavo—a tragedy compounded. N Engl J Med. 2005;352(16):1630–3.

[45] Wijdicks EFM. Law and bioethics. In: The comatose patient. New York: Oxford University Press; 2008. p.201–16.

[46] Jennett B. Ethical issues. In: The vegetative state: medical facts, ethical and legal dilemmas. Cambridge: Cambridge University Press; 2002. p. 97–125.

[47] Racine E, Amaram R, Seidler M, Karczewska M, Illes J. Media coverage of the persistent vegetative state and end-of-life-decision-making. Neurology. 2008;71(13): 1027–32.

[48] Nizzi M-C, Demertzi A, Gosseries O, Bruno M-A, Jouen F, Laureys S. From armchair to wheelchair: how patients with a locked-in syndrome integrate bodily changes in experienced identity. Conscious Cogn. 2012;21(1):431–7.

[49] Bruno M-A, Bernheim JL, Ledoux D, Pellas F, Demertzi A, Laureys S. A survey on self-assessed well-being in a cohort of chronic locked-in syndrome patients: happy majority, miserable minority. BMJ Open. 2011;1(1):e000039.

[50] Demertzi A, Jox RJ, Racine E, Laureys S. A European survey on attitudes towards pain and end-of-life issues in locked-in syndrome. Brain Inj. 2014;28(9):1209–15.

[51] Demertzi A, Laureys S. Detecting levels of consciousness. In: Clausen J, Levy N, editors. Handbook of neuroethics. Dordrecht: Springer; 2015. p. 665–77.

第 14 章　濒死体验

Near-Death Experiences: Actual Considerations

Vanessa Charland-Verville　Charlotte Martial　Helena Cassol　Steven Laureys　著

马永慧　梁晶晶　译

摘　要

　　认为死亡代表着去往天国、在那里与所爱之人团聚，并永远生活在乌托邦式的天堂里，这一观念常见于那些经历过"濒死体验"（near-death experience，NDE）的人的奇闻逸事中。这些通常被描述为非常愉快的体验，诸如感到平静、看到黑暗隧道的尽头是明耀光亮、脱离身体、回顾人生经历等。NDE 逐渐被报道为一种清晰可察觉的生理和心理体验，具有重要的临床和科学意义。这一现象的定义、成因及 NDE 经历者的识别等仍然具有争议。媒体对这一现象进行了诸多描述，但有关 NDE 的科学研究近期才开始，仍然缺乏严格的实验数据和可重复的对照实验。解释这一现象最合适的理论似乎倾向于将心理和神经生物学机制结合起来。记忆丰度与记忆强度的矛盾、分离，可能发生在大脑功能损伤时，他们提供了一个独特的机会以更好地理解意识的神经相关性。本章将尝试描述 NDE 和识别 NDE 的方法、简要讨论 NDE 经历者的特征并介绍目前主要的解释模型和 NDE 的科学研究。

一、现象描述

　　从脑损伤引起的昏迷中恢复后，有时患者会报告他们在这段似乎是无意识的时间内出现的生动的感知和记忆。其中一些记忆已经通过"濒死体验"（NDE）一词得到推广[1]。NDE 可以定义为一组精神心理事件，其中包括高度情绪化、与自我相关、神秘主义和精神等方面，通常发生在意识状态改变的情况下，典型地发生在危及生命的情况下（如心脏停搏、外伤、围术期并发症、脑出血、脓毒症或过敏性休克、溺水或窒息、触电、自杀未遂等）[1-3]。NDE 最常见的核心特征，按频率排列包括平静/幸福感、脱离身体

体验、看到明亮光线、对时间的感知改变，以及进入其他、超自然的环境[4]。不管发生的环境如何，NDE 通常都极其愉快，并可能改变 NDE 经历者对死亡的态度和价值观[3]。然而，除了 NDE 与诱发因素描述不清的关系外，关于 NDE 描述的可靠性也仍然存在争议。

　　在没有被定义前，NDE 就已经在柏拉图的《理想国》[5] 中提到过，也在 15 世纪 Hieronymus Bosch 的画作中出现过（图 14-1）。这一说法早在 19 世纪已非正式提出，当时瑞士地质学家和登山家 Albert von St. Gallen Heim 在阿尔卑斯山登山事故[8] 发生后，从其及登山伙伴的回忆、描述中收集了关于"濒死"的证词。他描述到这些

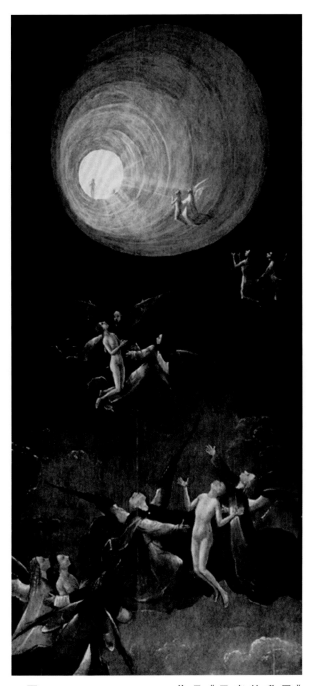

▲ 图 14-1 **Hieronynnis Basch** 作品《圣者的升天》（*Ascent of the Blessed*）（约 1490 年在荷兰绘制）的复制品，这幅作品唤起了一种象征性、宗教或深奥的意象，在地球上的生命结束后，在天使的帮助下灵魂得到拯救，丢掉最后的遗骸，在另一个层面重生，在几乎没有天堂向导的帮助下升起，紧随其后的是一条走廊（或者说是一条隧道），在那里一道强烈的光从黑暗中出现，照亮了他们的上升之路"[6]。不幸的是，对这位画家的生平知之甚少，无法根据他的传记背景为这幅作品作出令人满意的解释[7]

文件获取自 Wikimedia Commons（http://en.wikipedia.org/wiki/File：Ascent_of_the_Blessed.jpg#globalusage）

体验在内容上是相似的，其中包括时间感知的改变、对过去生活片段的回顾、听到音乐或其他各种声音、看到田园诗般的风景，以及损伤瞬间疼痛的缺失。在 Heim 的研究之后，法国心理学家和认识论家维 Victor Egger 提出了与之对应的法语术语 "Expérience de Mort Imminente"。数十年后，Moody[1] 通过他的畅销书《一生后的一生》（*Life After Life*）普及了 "濒死体验" 这一说法。在书中，他将 NDE 定义为 "发生在被临床诊断为死亡或濒死个体身上的任何有意识的知觉体验"。Moody 招募了 150 名因各种几乎致命的事故、病因而住进重症监护室的昏迷后幸存者作为样本，列出了最常被提及的特征（Moody 列出的特征，表 14-1）。后来，NDE 被定义为 "一组深刻的心理事件，其中包括超自然和神秘的元素，通常发生在濒死的个体或处于严重身体或情感危险的个体"[2]。有人提出了 NDE 的更广泛定义，像是 "与死亡对抗而产生的超自然的体验"[9] 或 "对危及生命的危险做出的反应，其特征包括与肉体分离、欣快、超自然的或神秘的元素"[10]，并不是所有人都同意所调查出的现象与 "典型的" NDE 相关，这使其科学研究变得困难。

二、识别濒死体验

根据盖洛普民意测验，估计约 5% 的美国人曾在生命受到威胁时有过这种经历（或至少体验过一些 NDE 特征）[11]。最近，在澳大利亚[12] 和德国[13] 进行的调查显示，该比例为 4%～15%。然而，这些数值可能不能反映绝对频率，因为一些 NDE 经历者或许不愿意分享他们的体验，或者可能已经忘了相关记忆[14]。而且，还不清楚如何定义 NDE 的体验。为了便于识别 NDE，Ring[15] 和 Greyson[16] 开发了用于临床和研究的工具。Ring 的 "加权核心体验指数"（Weighted Core Experience Index，WCEI）[15] 是基于之前对 102

表 14–1 成人 NDE 常见元素及其后效[1]

在 NDE 期间出现的元素	作为后期效应出现的元素
• 无法形容 • 听到自己被宣布死亡 • 平静的感觉 • 听到不寻常的声音 • 看见一条黑暗的隧道 • "脱离身体" • 与"神灵"相会 • 体验到亮光的存在 • 全景式的生命回顾 • 经历了一个所有知识都存在的领域 • 光之城的体验 • 经历一种迷惘的精神境界 • 经历一场"超自然的救援" • 感觉到边界或限制 • "回归身体"	• 与他人经历相关的挫败感 • 生命中微妙的"拓展与深化" • 对死亡恐惧的消除 • "脱离身体"时所目睹的事件的证实

表 14–2 Ring 的加权核心体验指数[15]

组成部分	加 权
主观感受到死亡	1
平静、无痛苦、愉快等感觉	2
与肉体分离的感觉	2
感觉到进入黑暗区域	2
遇到其他精神实体 / 听到一个声音	3
盘点自己的一生	3
看到光或被光包围着	2
看到美丽的色彩	1
进入光明之中	4
遇到可见的"灵魂"	3

名不同背景下"濒临死亡"的个体叙述的收集而开发的。该指数旨在根据 10 个加权的项目量化 NDE 的深度，最大得分为 23 分[15]（表 14–2）。根据 Ring 的说法，如果这些人的得分＜6 分，他们被认为没有"足够"的经验来获得"核心经历者"的身份。得分在 6～9 分的受访者被视为"中度经历者"，得分＞10 分的人将被视为"深度经历者"[15]。基于收集到的叙述，他还提出了按时间排序的五阶段来描述 NDE，即和平与满足、与肉体分离、一个进入黑暗的过渡区域、看到明亮的光、通过光的指引进入另一个领域[15]。然而，NDE 特征的实际序列仍然是一个尚未探索的领域。

虽然 Ring 的 WCEI 量表在量化体验的深度方面很有用，但它既没有基于统计分析，也没有测试其一致性或可靠性。Greyson 的"濒死体验量表"[16]解决了 Ring 量表的局限性。他首先从现有的 NDE 相关文献中选择了 80 个特征，然后

将这些特征简化为最终确认的 16 个选项[17]，用于量化 NDE 的强度（总分从 0～32 分），并评估 16 个 NDE 特征的核心成分（表 14–3）。每个项目的得分都按照 0～2 的顺序排列（如 0 = "不存在"，1 = "轻度或模糊存在"，2 = "明确存在"[16, 17]）。根据作者的说法，后一量表在辨认经历过 NDE 的个体，以及排除器质性脑综合征和非特异性应激反应方面也有临床价值[16]。量表被细分为四个有意义的心理集群，即认知、情感、超常和超验的体验。根据该量表，得分≥7 分，即可认定为 NDE 经历者最高得分为 32 分[16]。在研究文献中，Greyson NDE 量表是最广泛使用的标准化识别 NDE 经历者的工具[18]。根据最近一项历时 7 年，对通过 NDE 量表筛选出的 354 名自述经历了 NDE 的被调查者的回顾性数据收集，提及最多的排名前三的特征是：①和平和愉快的感觉（92%）；②与身体分离的感觉（77%）；③看到或感受到被明亮光线包围（74%）[19]。

表 14–3 **Greyson NDE 量表（1983 年）** （续表）

问题 / 特征	回 复
认知的 1. 时间是在加速还是放慢？	0= 没有
	1= 时间似乎比平时走得快一些或慢一些
	2= 好像所有事都立刻发生了；时间停止或失去一切意义
2. 你的思想加速了吗？	0= 没有
	1= 比平时快
	2= 令人难以置信的快
3. 你是否又回想起过去的情景？	0= 没有
	1= 记起许多过去的事情
	2= 我的过去在我眼前闪过，无法控制
4. 你是不是突然间好像什么都明白了？	0= 没有
	1= 明白了关于自己和他人的一切
	2= 明白了关于宇宙的一切
情感的 *5. 你有平静或愉悦的感觉吗？	0= 没有
	1= 放松或平静
	2= 难以置信的平静或愉悦
6. 你有快乐的感觉吗？	0= 没有
	1= 有快乐的感觉
	2= 难以置信的快乐
7. 你是否感觉到与宇宙的和谐或统一？	0= 没有
	1= 我觉得不再与自然相冲突了
	2= 我觉得自己与世界融为一体
*8. 你是否看到或感觉到周围有一道耀眼的光？	0= 没有
	1= 一道异常明亮的光
	2= 清楚地显示出一道神秘的或神圣起源的光

问题 / 特征	回 复
超常的 9. 你的感官是不是比平时更灵敏了？	0= 没有
	1= 比平时更灵敏
	2= 令人难以置信的更加灵敏
10. 你好像是通过额外的感知 / 心灵感应，意识到其他地方正在发生的事情吗？	0= 没有
	1= 是的，但事实并没有得到证实
	2= 是的，而且事实已得到证实
11. 你看到未来的场景了吗？	0= 没有
	1= 看到了我个人未来的场景
	2= 看到了整个世界未来的场景
*12. 你是否感到与身体脱离？	0= 没有
	1= 我失去了对自己身体的意识
	2= 我显然离开了我的身体，存在于身体之外
超自然的 13. 你是不是仿佛进入了另一个世界？	0= 没有
	1= 有一些不熟悉的和陌生的地方
	2= 有一个明显的神秘的或超自然的领域
14. 你似乎遇到了一个神秘的实体，或听到了无法辨认的声音？	0= 没有
	1= 我听到了一个我无法辨认的声音
	2= 我遇到了一个明确的实体或一个神秘或超然起源的声音
15. 你看到死去的或有宗教信仰的灵魂了吗？	0= 没有
	1= 我感觉到他们的存在
	2= 我确实看到了他们
16. 你是不是到了一个边界，或者到了一个无法返回的地方？	0= 没有
	1= 我有意识地做出了一个明确的决定，要"回归"生活
	2= 我遇到一个无法跨越的障碍，或者违背我的意愿被"送回"

*. 最近研究中最常报告的前三个特征（Charland-Verville 等[4]）

三、濒死体验并非只发生于"濒临死亡"时

与这些阻碍死亡或昏迷相关的"经典"NDE 不同，在对生命没有真正威胁的情况下，"NDE 样"的经历也有报道。只有少数研究评估了无生命威胁情况下的"NDE 样"现象[20-23]。癫痫患者[24]、晕厥[25]、极度悲伤和焦虑[26]、Cotard 综合征[27]和冥想状态[28]中也有此类报道。这些 NDE 样现象可能非常强烈，并像"经典的"NDE 一样，导致深刻的生活转变。在最近的一个案例研究中，被调查者报道了离婚后悲伤情境下常见的 NDE 特征（如看到超自然的光、平静、深切的喜悦和与整个世界的共情融合），而没有严重的大脑或心理障碍[20]。被调查者无精神障碍史、精神药物使用史或药物滥用史。目前尚不清楚某些 NDE 的特征是否只适用于危及生命或不危及生命的情况，以及它们的强度是否有所不同。似乎 NDE 样体验的报道比通常假定的要频繁。最近的回顾性资料突显出 21% 的被调查者自述的 NDE 发生在无生命威胁的情境下（如在睡眠中和脑震荡后）[19]，根据 Greyson NDE 量表，在比较"经典 NDE"和 NDE 样体验时，强度和报告内容方面没有发现差异[4]。Gabbard 和 Twemlow[22]提出，对即将到来的死亡的预期或对自己即将死亡的强烈信念足以引发 NDE。

四、消极的濒死体验

尽管 NDE 通常被报道为是非常愉快的，但也可能出现痛苦或地狱般的体验。先前的估计表明该发生率为 1%～2%[4, 11, 29-31]。记录令人恐惧的 NDE 的频率是一个挑战，因为个体可能由于创伤后产生的应激等原因不愿意描述[32, 33]。Bush 等[32]指出了三种令人恐惧的 NDE。第一种类型是"反向体验"，内容与愉快的 NDE（如光、实体、知识和风景）类似，但被视为失控的异形现实，压力极大。第二种类型涉及空虚感，个人感到孤独、不复存在。第三种类型是典型的"地狱式"的遭遇，有威胁的实体，以及传统地狱中的各种配备，其特点是感知到即将到来的审判和折磨[32]。无论这种经历是令人愉快的还是令人恐惧的，一些人自述，他们由于难以将这种经历及其后果与今后生活调和融洽而感到苦恼[34]。

五、濒死体验经历者的特点

先前的研究旨在调查 NDE 经历者的特征。到目前为止，特征都是在个体经历这些体验后进行评估的，还没有进行纵向研究。因此，在自述经历了 NDE 的患者中，研究人员旨在(回顾性地)衡量可能与已报道的 NDE 特征相关的个人特征，并且（前瞻性地）评估可能使报道 NDE 的患者与未报道的患者区分开来的特征。在心脏停搏患者中进行的研究表明，根据年龄，NDE 在 60 岁之前被报道的频率更高[3, 14]。这一现象可能是由于老年患者的大脑更容易受到脑缺血的影响，更健忘。该研究还强调了一个事实，即之前经历过 NDE 的人可能会促进这种体验的重现，因为个人可以多次发生 NDE[3]。van Lommel 等[3]使用 Ring 的 WCEI 量表在女性中观察到更深层次的 NDE，但没有其他研究报道过这种性别差异。这种性别观察结果的部分原因可能是女性或许更不害怕描述 NDE[1]，或者是由于女性的异常感知能力高于男性[36]。更多的人口统计学变量，如种族、社会阶层、宗教信仰、教育程度，以及先前的精神障碍或精神病特征、自杀行为或自杀家族史等因素，均未显示出对报道 NDE 的频率有影响[3, 15, 37-40]。大多数 NDE 的相关文献来自西方，但根据已发表的数据，宗教信仰和文化背景似乎对 NDE 的内容和特征的解读产生了影响[38, 41]（表 14-4，非西方 NDE 特征概述）。西方的 NDE 经

表 14-4 部分国家和地区 5 种 NDE 轶事回顾概况（节选自 Greyson 等）

国家 / 大洲	已发表案例数	NDE 特征				
		看到隧道	OBE	生活回顾	遇到实体	进入其他世界
中国	196	±	+	+	+	+
印度	109	−	+	+	+	+
泰国	10	±	+	+	+	+
夏威夷	1	±	+	−	+	+
关岛	4	−	+	−	+	+
新西兰	1	±	+	−	+	+
南美洲	14	−	+	+	+	+
澳大利亚	1	−	−	−	+	+
非洲	15	±	+	−	+	+

标出了世界范围内均有的相似经历。列出的大多数数据仍然是轶事报到，因为 NDE 没有通过标准化的方式确定，也没有完整的叙述。OBE. 脱离身体体验；+. 特征存在；−. 特征不存在（引自中国 [99, 102]；印度 [100]；泰国 [101]；夏威夷 [103]；关岛 [104]；新西兰 [105]；南美 [106]；澳大利亚 [107]；非洲 [108]）

历者可能会将他们在 NDE 中感受到的实体描述为守护天使，而印度教徒可能会将他们视为死亡之神的使者 [42, 43]。一些研究者认为 NDE 是由文化决定的、反映了文化和社会现象的影响 [41]。事实上，一些 NDE 的特征可能并不普遍，如"看到隧道" [43]。这一特征已经被认定为"并非 NDE 的核心特征，而是文化背景产物" [44]。事实上，在调查 1975 年 Moody 的畅销书发行前后的 NDE 相关证词时，1975 年之前唯一没有的特征就是"看到隧道"。著者解释说这一特征可能受到社会模式的影响 [44]。尽管社会文化背景可能会影响报道的内容和解释，但整体的报道显示出足够的共同内容和意义，足以被视为普遍人类经验并引起现代神经科学的兴趣 [41, 45]。

六、濒死体验的研究

到目前为止，大多数发表的关于 NDE 的研究都是回顾性和分散的。NDE 的研究具有挑战性，因为它们的发生不可预测，而且它们通常不是在发生的那一刻就被报道出来，而是在数天、数个月甚至数年后才被报道。Moody [1] 始于 1981 年在美国成立的国际濒死研究协会（International Association for Near-Death Studies, IANDS）工作，为科学研究 NDE 开辟了道路。大多数 NDE 研究的目的是查明各类人群中 NDE 的存在。关于 NDE 的实证研究可分为回顾性和前瞻性研究设计（表 14-5，主要的回顾性和前瞻性研究的综述）。

回顾性研究方法的样本获取相对便捷，这些个体通过研究人员招募，称经历过 NDE 并分享他们的 NDE 体验。该研究方法是 NDE 研究的主要方法，并已在不同人群中进行，其中包括不同病因的昏迷 [4, 23, 46]、心脏停搏 [14]、自杀企图 [47] 和透析治疗前尿毒症性昏迷 [48] 的患者。回顾性研究的主要优点是，可以研究不同人群和不同背景下的 NDE，并且可以纳入更大的经验性样本。一方面，回顾性的样本总是有偏倚的，只包括自我描述 NDE，他们的描述可能与那些不愿意分享他们

表 14-5 Moody 普及这一现象以来的主要 NDE 相关出版物概述

参考文献	材料类型 著作/刊物名称	同行评议 Medline/PubMed	研究设计 NDE 发生后的时间	样本数 样本特征和纳入标准	NDE (%)	用于识别 (NDE) 的量表最低分	报道的特征
Moody[1]	著作, *Life After Life*	非	回顾性研究 未提及	150 在不同程度的昏迷后描述有"不寻常体验"的个体	150 (100)	无	表 14-1
Ring[15]	著作, *Life at Death: A Scientific Investigation of the Near-Death Experience*	非	回顾性研究 未提及	102 自称"濒死"的个人自我描述的 NDE	49 (48)	作者介绍了他的量表，即 WCEI 及其五个阶段	表 14-2
Sabom[31]	著作, *Recollections of Death: A Medical Investigation*	非	回顾性研究 未提及	111 自称"濒死"的个人自我报告的 NDE，其中大多数是心脏停搏后的幸存者	47 (42)	无	未提及
Gabbard 和 Twemlow[21]	期刊论文, *Omega: Journal of Death and Dying*	是 是	回顾性研究 未提及	339 在危及生命或无生命危险的情况下自我描述 OBE 患者	34 (5)	无	未提及
Ring and Franklin[110]	期刊杂志, *Omega: Journal of Death and Dying*	是 非	回顾性研究 未提及	36 各种原因的自杀幸存者	17 (47)	WCEI	未提及
Sabom[31]	著作, *Recollections of Death: A Medical Investigation*	非	回顾性研究 未提及	116 自称"濒死"的个人自我描述的 NDE	33 (28)	无	未提及
Gallup and Proctor[11]	著作, *Adventures in Immortality: A Look Beyond the Threshold of Death*	非	回顾性研究 未提及	1500 美国普通成年人口中声称已经"濒临死亡"的个人	60 (4)	无	未提及
Greyson[16]	期刊杂志, *The Journal of Nervous and Mental Disease*	是 是	回顾性研究 18±16 年	74 自称"濒死"的个人自我描述的 NDE	62 (84)	作者介绍了他的量表——Greyson NDE 量表	表 14-3

（续表）

参考文献	材料类型 著作/刊物 名称	同行评议 Medline/PubMed	研究设计 NDE 发生后的时间	样本数 样本特征和纳入标准	NDE（%）	用于识别（NDE）的量表最低分	报道的特征
Greyson[47]	期刊杂志, Journal of Near-Death Studies	是 非	回顾性研究 约 17 天	61 • 各种原因（从轻微到潜在致命的尝试）自杀的幸存者 • 受试者需≥ 6 分才能被纳入	16（26）	WCEI 6/30	未提及
Greyson[46]	期刊杂志, Journal of Near-Death Studies	是 非	回顾性研究 约 18 年	183 • 自称"濒死"的个人自我描述的 NDE • 受试者需≥ 7 分才能被纳入	183	Greyson NDE 量表 7/32	报道最多的特征是平静感（92%）和 OBE（86%）。报道最少的特征是生活回顾（25%）和预知的视觉（14%）
Schoenbeck 和 Hocutt[111]	期刊杂志, Journal of Near-Death Studies	是 非	回顾性研究 5～52 天	11 • 接受过心肺复苏的患者 • 受试者需≥ 7 分才能被纳入	1（1）	Greyson NDE 量表 7/32	NDE 被认为是"超然的"（与宗教的灵魂相遇，进入一个神秘的世界，或达到某个边界）
Zhi-ying 和 Jian-xun[112]	期刊杂志, Journal of Near-Death Studies	是 非	回顾性研究 11 年	81 • 1976 年中国唐山大地震生还者 • 受试者需≥ 7 分才能被纳入	32（40）	Greyson NDE 量表 7/32	特征的出现频率是整个样本中测量的（n=81）。体验者和非体验者报道的最多的特征是平静感（52%），以及思维加速和生活回顾（51%）。报道中最少的特征是愉悦感（10%）和预知视觉（14%）
Orne[113]	期刊杂志, Research in Nursing and Health	是 非	回顾性研究 3～21 天	44 • 心脏停搏幸存者 • 受试者需≥ 7 分才能被纳入	9（20）	Greyson NDE 量表 7/32	未提及
Pacciolla[114]	期刊杂志, Journal of Near-Death Studies	是 非	回顾性研究 3 个月～10 年	64 • 自称"濒死"的个人自我描述的 NDE • 受试者需≥ 7 分才能被纳入	24（38）	Greyson NDE 量表 7/32	报道最多的特征是感到平静，见到已故或有宗教信仰的鬼魂（>75%），最少报道的特征是时间扭曲和超敏知觉（29%）

（续表）

参考文献	材料类型 著作/刊物 名称	同行评议 Medline/ PubMed	研究设计 NDE 发生后的时间	样本数 样本特征和纳入标准	NDE (%)	用于识别（NDE）的量表最低分	报道的特征
Knoblauch 等 [13]	期刊杂志, *Journal of Near-Death Studies*	是 非	回顾性研究 未提及	● 2044 ● 来自普通的德国成人 ● 受试者的个人需要报告任意 Moody 研究中的特征，才可以纳入研究	82 (4)	无	开放式问题导致以下主要特征 没有按出现的频率排序，即超然的现实、伟大的感觉，光明与黑暗的对比，脱离身体的体验，全景记忆或生命回顾的体验，对风景的描述
van Lommel 等 [3]	期刊杂志, *The Lancet*	是 是	前瞻性研究 74% 的样本在 5 天后接受采访	● 344 ● 心脏停搏幸存者 ● 受试者需描述对事件的任意记忆才能被纳入	62 (18%), 其中最低成绩 141 分 (9%)	WCEI 量表 1/30	积极的情绪和意识到死亡 (56% 和 50%) 是报道最多的特征，而生活回顾和最终无法返回的边界/地点，13% 和 8%) 是报道最少的特征
Parnia 等 [52]	期刊杂志, *Resuscitation*	是 是	前瞻性研究 未提及	● 63 ● 心脏停搏幸存者 ● 受试者需≥7分才可能被纳入	4 (6)	Greyson NDE 量表 7/32	NDE 组的所有 4 名患者都感觉到了无法返回的边界和地点 (100%)，3/4 受试者体验到了一束亮光，以及平静、愉悦和喜悦的感觉 (75%)
Schwaninger 等 [39]	期刊杂志, *Journal of Near-Death Studies*	是 非	前瞻性研究 2~3 天后	● 30 ● 心脏停搏存活者和各种和原因导致昏迷的存活者 ● 受试者需≥7分才能被纳入	7 (23)	Greyson NDE 量表 7/32	报道最多的特征是平静感 (100%) 和 OBE (90%)，而报道最少的特征是时间扭曲，思维加速、生活回顾 (9%) 和超感知觉 (0%)
Greyson 等 [14]	期刊杂志, *General Hospital Psychiatry*	是 是	前瞻性研究 "纳入研究中的患者病情稳定后立即与其接触"	● 1595 ● 心脏停搏幸存者 ● 受试者需≥7分才能被纳入	27 (2)	Greyson NDE 量表 7/32	被报道最多的特征是平静感 (85%)，而被报道最少的特征是先见性视觉 (7%)

（续表）

参考文献	材料类型 著作/刊物 名称	同行评议 Medline/ PubMed	研究设计 NDE 发生后 的时间	样本数 样本特征和纳入标准	NDE (%)	用于识别（NDE） 的量表最低分	报道的特征
Greyson[37]	期刊杂志, *Psychiatric Services*	是 是	回顾性研究 未提及	● 832 ● 声称自己"濒临死亡"的精神病患者 ● 受试者需≥7分才能纳入	61（7）	Greyson NDE 量表 7/32	未提及
Nelson 等[10]	期刊杂志, *Neurology*	是 是	回顾性研究 未提及	● 446 ● 自称"濒死"的个人自我描述的 NDE ● 受试者需≥7分才能纳入	55（12）	Greyson NDE 量表 7/32	未提及
Lai 等[48]	期刊杂志, *American Journal of Kidney Diseases*	是 是	回顾性研究 7±13 年	● 710 ● 曾与死亡擦肩而过的透析患者 ● 受试者需≥7分才能纳入	45（6）	Greyson NDE 量表 7/32, WCEI 1/30	报道最多的特征是平静感（75%）和 OBE（73%），而报道最少的特征是意识到死亡、先见性视觉和看到隧道（<10%）。频率是根据 NDE 的数目计算的（*n*=51）
Klemenc-Ketis 等[51]	期刊杂志,*Critical Car*	是 是	前瞻性研究 未提及	● 52 ● 院外心脏停搏幸存者 ● 受试者需≥7分才能纳入	11（21）	Greyson NDE 量表 7/32	未提及
Corazza 和 Schifano[115]	期刊杂志, *Substance Use & Misuse*	是 是	回顾性研究 30%样本中 1 个月	● 125 ● 以前的氯胺酮滥用者回忆起与氯胺酮相关的 NDE ● 受试者需≥7分才能纳入	50（40）	Greyson NDE 量表 7/32	报道最多的特征是时间/知觉改变（90%）和 OBE（88%），而报道最少的是遇到死者或宗教灵魂（14%）和无法返回的边界或终点（8%）

（续表）

参考文献	材料类型 著作/刊物 名称	同行评议 Medline/PubMed	研究设计 NDE 发生后的时间	样本数 样本特征和纳入标准	NDE（%）	用于识别（NDE）的量表最低分	报道的特征
Hou 等[53]	期刊杂志, *Annals of Indian Academy of Neurology*	是 是	前瞻性研究 恢复意识后>14 天	• 86 • 创伤后昏迷患者 • 受试者需≥7 分才能被纳入	3（4）	Greyson NDE 量表 7/32	半结构化口头访谈得出这些主要特征，即看到独特的光、强烈的惊讶、快乐和恐惧感、无助感、"超自然但合乎逻辑的体验"及对死亡的看法的变化
Charland-Verville 等[4]	期刊杂志, *Frontiers in Human Neuroscience*	是 是	回顾性研究 25±17 年	• 190 • 在无生命威胁的情况下，不同病因昏迷幸存者自我描述的 NDE • 受试者需≥7 分才能被纳入	190	Greyson NDE 量表 7/32	报道最多的特征是平静感（89%~93%）和 OBE（74%~80%），最少报道的特征是生活回顾（18%~37%）和预知感知（17%~20%）
Charland-Verville 等[90]	期刊杂志, *Consciousness and Cognition*	是 是	回顾性研究 19±9 年	• 22 • LIS 患者和昏迷后患者 • 受试者需≥7 分才能被纳入	8（37）	Greyson NDE 量表 7/32	报道最多的特征为时间同知觉改变（75%）、生活回顾（75%）和 OBE（75%）

NDE. 濒死体验；OBE. 脱离身体体验。"濒死"和"各种病因"情况包括心脏停搏、产后休克、出血、围术期并发症、脓毒症休克或过敏性休克、触电、外伤性脑损伤引起的昏迷、脑卒中、濒死或窒息，企图自杀，濒死或窒息，呼吸骤停

经历的人不同。另一方面，回顾性研究中的 NDE 有时是在 NDE 最初发生多年后才报道的，这可能会夸大体验的内容和强度[49]。

前瞻性研究方法通常是追踪一群在危及生命的医疗情景中可能会经历 NDE 的患者。这样，研究人员就可能在发生 NDE 之前和发生期间获得完整的信息。此外，NDE 的相关描述是在恢复后数天收集的。前瞻性设计比回顾性设计更加严谨。然而，前瞻性研究费用昂贵，设置烦琐，并且准入样本的范围更窄[35]。前瞻性设计主要是在心脏停搏后复苏[3, 14, 39, 50-52]和（尽管更少见）严重颅脑损伤[53]的患者中进行的。根据 NDE 量表，当被问及关于心脏停搏前后和昏迷期间的记忆时，2%～13%患者的描述符合 NDE[51, 52]。心脏停搏存活者无法通过药物管理、代谢状态、心理、社会人口因素、复苏干预或心脏停搏或昏迷的持续时间来区分是否有 NDE 体验[3, 52, 54]。

研究方法的选择肯定会对收集的数据产生影响。据观察，前瞻性研究中报道经历 NDE 的案例较回顾性研究中报道经历 NDE 的案例少[49]。此外，Greyson[109]认为，NDE 的报道并不随时间推移而改变，甚至在原始记录后 20 年也没有变动。据我们所知，这些结果没有被重复，也没有研究正式关注这些记忆的认知和现象学性质。除了 NDE 与诱发因素的关系无法清楚描述外，NDE 描述的可靠性也仍然存在争议[55, 56]。

七、濒死体验的解释模型

有学者提出超自然的、心理学的和神经生物学的理论，用来解释 NDE 这一全球性的现象并具体解释它的核心特征。

（一）超自然的理论

对意识的科学研究表明，思想和大脑有密切的关系[57]。值得注意的是，在受过高等教育的医学专业人员和科学家中进行的调查显示，认为思想和大脑是"二元的"态度仍然存在[58]。他们认为思想/灵魂是与身体分离的，或者相信我们的某些精神部分在死后仍然能够存活[59]。先验理论的倡导者认为，假设 NDE 代表一种不同的意识状态（超自然的），在这种状态下，自我、认知和情感是独立于大脑发挥作用的，如有保留非感官感知的可能性[60, 61]。到目前为止，这些理论引领着 NDE 领域的研究。非局部意识的量子物理模型也被用来作为当大脑明显不活跃、受损或当一个人"濒死"时心理功能继续的前提[62, 63]。对于这些研究者和其他人，NDE 现象对当前对大脑、思想和意识的科学理解构成了严重的挑战，尤其是 NDE 核心特征之一的 OBE，在此过程中，经历者自述他们从不同的空间角度观察的身体，并且能够准确地描述自己在被认为无意识时周围发生了什么[15, 31, 52]。然而，为验证这一假设而建立的科学实验仍未能证实此类 OBE 的真实性。最近的一项多中心可行性研究建立了复苏手术室，其中的架子上包含目标对象（即民族主义和宗教符号、人、动物和主要报纸头条的组合），通常只有从经历 OBE 时的角度才能看到这些目标对象[116]。然而，在 2%的患者样本中，他们明确回忆起"看到"和"听到"了与复苏有关的实际事件，但没有一个报道能够看到目标对象。从神经科学的角度来看，NDE 特征似乎更可能是由事件发生的背景和意识状态的改变引起心理和神经机制特定相互作用的结果[18, 64]。

（二）心理学的理论

"意识到死亡"或濒临死亡被认为是触发 NDE 的重要因素。事实上，正如 Owens 等[23]所表明的，"在那些没有濒临死亡的个体中，其 NDE 经历可能是因为他们确信自己濒临死亡"。"预期假说"假设 NDE 起源于一种意识状态的改变，这种状态由若不经医疗救治则会导致死亡、威胁生命的状况引发。NDE 现象将反映个体对死亡和可能的来世的信念和预期[23, 65, 66]。按照"去人格化和分离假说"，当面临威胁生命的情况时，一个人会与外部世界脱节，参与到内部导向的幻想中，作为投射性的防御机制，以使新的现实变得更加易于理解和不那么痛苦[67, 68]。具有"幻想倾向人格"的个体被描述具有将他们的注意力集中在想象或选定的感官体验上，并将其他事件排除于外部环境之外的倾向[69]。最后，NDE 现象至少在一定程度上被认为是将事件发生时获得的信息、经历者此前的知识、社会文化背景、幻想或梦境、幸运猜想和来自剩余感官的信息混合起来[70]。事实上，大脑一直在试图弄清楚它接收到的信息。提出 NDE 是为了对与意识改变经历相关的高压力事件有一个连贯的解释，并有助于经历者描述这一段体验[71]。然而，最近一项使用记忆特征问卷[72]的研究表明，当将 NDE 的内容与想象和现实事件记忆进行比较时，NDE 在感官、情感、语境和自我相关特征方面都比这两种类型的记忆更丰富[73]。一种假说提出了一种可能性，即至少有一些 NDE 可能是错误记忆的结果，大脑在一段时间的无意识后，试图回顾性地"填补空白"[55]。

（三）神经生物学理论

这些理论遵循了与 NDE 相关的行为和神经元的脑内机制的经验性证据。最近，一项研究记录了心脏停搏后大鼠大脑的电生理状态[74]。在心脏停搏期间，大脑被认为是低活性的。然而，研究人员获得的结果显示出现了同步 γ 振荡的瞬时和整体激增，显示出高度的区域间一致性和反馈连通性。这些结果导致了一种高度中立和批判性的假设，即心脏停搏后大鼠的高度意识处理可作为在相同背景下报道的 NDE 相关丰富和现实体验的解释模型。Lempert 等[25]在研究血管迷走性晕厥的运动现象时，偶然发现晕厥时伴随

有记忆。60% 的晕倒者报告了生动的 NDE 样特征（如平静的感觉、OBE、进入另一个世界、生活回顾）。晕厥是在健康的年轻成人中，通过过度通气和 Valsalva 动作（即对封闭的喉部强行用力呼气）联合诱导的[25, 75]。无害晕厥被认为是研究 NDE 的良好模型[76]。还有一种理论认为，晕厥引起的短暂脑氧水平受损（在心脏停搏的情况下更为明显）会导致意识状态和无意识状态的生理平衡被破坏，引起上升激活系统混合快速动眼（REM）睡眠的部分原因是蓝斑核 - 去甲肾上腺素能系统的作用[10, 76]。REM 状态作为一种视觉幻觉可以进入清醒状态，在危机期间，张力缺失的快速眼动入侵可以增强一个人的死亡感，并让他人也认为其处于濒死状态。与这一假说相一致的是，一组 NDE 经历者被发现对 REM 入侵和睡眠麻痹（与催眠体验有关）更为敏感[10]。也有人认为 NDE 是在阻碍死亡时大量释放内啡肽的结果，至少是积极的感觉（因为内啡肽没有幻觉属性）[77]。一些研究者认为，NDE 可以被报道为幻觉体验，类似于某些药物的体验。Jansen 等[78]提出了用氯胺酮模型来研究 NDE。这种解离性麻醉类药物等对谷氨酸 N- 甲基 –D- 天冬氨酸（NMDA）受体具有阻断作用[79]。同样，可以引发 NDE 的条件（如脑氧、血流量、血糖的下降）可能会增加兴奋性脑损伤时谷氨酸的释放水平，刺激氯胺酮样神经毒素的释放[80, 81]。氯胺酮体验的现象学强调了 NDE 的一些类似特征，即和平与安宁、确信自己已经死亡、穿过黑暗隧道进入光明、脱离身体体验、看见灵魂、与上帝进行心灵感应交流及神秘的状态[82, 83]。

NDE 的临床核心特征应可以表示其神经生理学基础。血气水平的改变（即缺血和缺氧）已被认为可诱发 NDE 样特征。相关的机制被认为是一连串事件的连锁反应，开始于早期视觉皮质的神经元脱抑制扩散到其他皮质区域[70, 84-86]。Blackmore[87]提出看到隧道和对强光的感知可

能与双侧外周视野丧失和视网膜缺血有关。根据先前的神经影像学资料，临床上似乎有理由认为，NDE 患者复苏后可能会出现短暂性缺血和（或）缺氧损伤，或者双侧枕叶皮质和视神经受到干扰[23, 88, 89]。然而，需谨慎对待这些推测。到目前为止，还没有神经学、神经心理学和神经影像学的数据可以从经验上证实这些假设。正如 Blackmore[70] 所述，大脑氧含量的改变可能是引起 NDE 相关机制之一，因为它不能解释不是这种机制造成的损害情况下发生的 NDE。

根据神经生物学理论，最近的研究旨在评估脑损伤的病因是否会影响报道的内容和强度[4]。这项研究可以揭示，根据 Greyson NDE 量表，报道的 NDE 强度和内容在不同病因组学似乎没有差异。这项研究的另一个发现与之前的研究类似[49]，强调了研究设计（即回顾性研究与前瞻性研究）似乎影响了 NDE 的报道及报道的内容（即改变的时间感知、和谐与统一的感觉、对一切事物的突然理解、意识的提高更容易在回顾性研究中被报道，而与遇到死者或宗教灵魂则更多地在前瞻性研究中被报道）。在进一步研究中，作者评估了脑损伤部位是否会影响已报道的 Greyson NDE 量表的特征。为此，我们比较了闭锁综合征（即幕下脑干病变）昏迷患者和幕上皮质病变患者的 NDE。结果显示，幕下病变组报道的积极情绪较少且倾向于报道更多的生活回顾体验，这与"经典的"幕上病变组相悖[90]。

对神经疾病患者的研究已经引起了更多关于神经相关性的 NDE 核心特征的假设和发现。有研究表明，刺激右侧颞顶交界区（包括角回前部和颞后回），可以产生 OBE，这是由于颞顶连接区的多传感器整合不足造成的。在癫痫、偏头痛或耳鸣患者中，局灶性电刺激方案也被证明可以诱导重复的 OBE，这些 OBE 是从身体外部的视觉空间及患者肢体的错觉变化的角度描述的[91, 92]。通过正电子发射断层成像（positron emission tomography，PET），这些作者还表明 OBE 与右上颞叶皮质和楔前叶皮质活动增加有关[92]。OBE 可能是一个人基于本体感觉、触觉、视觉和前庭信息的模糊输入，以及它们在中断颞顶接合区整合的复杂感觉复制的结果[93]。在某种程度上，身体的幻觉在健康个体于微重力条件下（太空任务期间或抛物线飞行的低重力阶段出现的倒转幻觉）[94]、睡眠麻痹[95] 和虚拟现实[96] 的背景下也有报道。行为学还发现左颞顶交界处可能与 NDE 特征中的"感到一个实体"相关。对 1 名正在接受癫痫治疗术前评估患者的大脑区域进行电刺激，会引起一种奇怪的感觉，即有人在附近出现，但实际上并没有人在场[97]。与这些发现一致的是，相比同年龄段无 NDE 经历的个体，一组 NDE 经历者的左颞叶中观察到癫痫样活动[98]。

总之，目前对 NDE 尚无一致或令人满意的科学解释。尽管这一现象引起了全世界媒体的广泛关注，但仅有少数实证研究可供参考。到目前为止，先验的解释引导着关于这些经验性发现的讨论。他们基本上忽略了对这些体验的任何心理和神经生物学基础的讨论，似乎更喜欢超自然的解释，而不是科学的启蒙。关于 NDE 是死后生命的证据的说法，可能导致人们不愿设计严格的实验方案来研究这种"伪科学"现象。事实上，来自意识研究领域的最新神经科学证据引发了这样的推测，即这些体验更可能来自于由于各种环境而导致的意识状态改变或大脑功能改变。我们也假设所有的 NDE 特征可能产生于特定的神经关联，即是"生物 – 心理 – 社会"综合作用下的特定神经产物。

参考文献

[1] Moody RA. Life after life. New York: Bantam Press; 1975.

[2] Greyson B. Near-death experiences. In: Cardena E, Lynn SJ, Krippner S, editors. *Varieties of anomalous experiences: examining the scientific evidence*. Washington: American Psychological Association; 2000a. p. 315–52.

[3] van Lommel P, van Wees R, Meyers V, Elfferich I. Near-death experience in survivors of cardiac arrest: a prospective study in the Netherlands. Lancet. 2001;358(9298):2039–45.

[4] Charland-Verville V, Jourdan JP, Thonnard M, Ledoux D, Donneau AF, Quertemont E, et al. Near-death experiences in non-life-threatening events and coma of different etiologies. Front Hum Neurosci. 2014;8:203.

[5] Dent P. The Republic. London; 1937.

[6] Hieronymus BW, Bosch C. 1450–1516: Between heaven and hell. Taschen; 2000. p. 104.

[7] Engmann B. Near-death experiences: heavenly insight or human illusion? New York: Springer; 2014. p. 150.

[8] Heim A. Notizen über den Tod durch Absturz. Jahrbuch des Schweizer Alpenclub. 1891;21:327–37.

[9] Irwin HJ, Watt CA. Near-death experiences. In: An introduction to parapsychology, 5th ed. McFarland; 2007.

[10] Nelson KR, Mattingly M, Lee SA, Schmitt FA. Does the arousal system contribute to near death experience? Neurology. 2006;66(7):1003–9.

[11] Gallup G, Proctor W. Adventures in immortality: a look beyond the threshold of death. New York: McGraw-Hill; 1982.

[12] Perera M, Padmasekara G, Belanti J. Prevalence of near-death experiences in Australia. J Near Death Stud. 2005;24(2):109–15.

[13] Knoblauch H, Schmied I, Schnettler B. Different kinds of near-death experience: a report on a survey of near-death experiences in Germany. J Near Death Stud. 2001;20:15–29.

[14] Greyson B. Incidence and correlates of near-death experiences in a cardiac care unit. Gen Hosp Psychiatry. 2003;25(4):269–76.

[15] Ring K. Life at death: a scientific investigation of the near-death experience. New York: Coward McCann & Geoghenan; 1980.

[16] Greyson B. The near-death experience scale. Construction, reliability, and validity. J Nerv Ment Dis. 1983;171(6):369–75.

[17] Lange R, Greyson B, Houran J. A Rasch scaling validation of a "core" near-death experience. Br J Psychol. 2004;95(2):161–77.

[18] Vanhaudenhuyse A, Thonnard M, Laureys S. Towards a neuro-scientific explanation of near-death experiences? In: Yearbook of intensive care and emergency medicine. New York: Springer; 2009. p. 961–8.

[19] Charland-Verville V, Martial C, Jourdan JP, Laureys S. A retrospective analysis of self-reported near-death experiences. Submitted. 2016.

[20] Facco E, Agrillo C. Near-death-like experiences without life-threatening conditions or brain disorders: a hypothesis from a case report. Front Psych. 2012;3:490.

[21] Gabbard GO, Twemlow SW, Jones FC. Do "near death experiences" occur only near death? J Nerv Ment Dis. 1981;169(6):374–7.

[22] Gabbard G, Twemlow S. Do "near-death experiences" occur only near-death?—revisited. J Near Death Stud. 1991;10(1):41–7.

[23] Owens JE, Cook EW, Stevenson I. Features of "near-death experience" in relation to whether or not patients were near death. Lancet. 1990;336(8724):1175–7.

[24] Hoepner R, Labudda K, May TW, Schoendienst M, Woermann FG, Bien CG, et al. Ictal autoscopic phenomena and near death experiences: a study of five patients with ictal autoscopies. J Neurol. 2013;260(3):742–9.

[25] Lempert T, Bauer M, Schmidt D. Syncope and near-death experience. Lancet. 1994;344(8925):829–30.

[26] Kelly EW. Near-death experiences with reports of meeting deceased people. Death Stud. 2001;25(3):229–49.

[27] McKay R, Cipolotti L. Attributional style in a case of Cotard delusion. Conscious Cogn. 2007;16(2):349–59.

[28] Beauregard M, Courtemanche J, Paquette V. Brain activity in near-death experiencers during a meditative state. Resuscitation. 2009;80(9):1006–10.

[29] Lindley JH, Bryan S, Conley B. Near-death experiences in a Pacific Northwest American population: the Evergreen study. Anabiosis. 1981;1:104–24.

[30] Ring K. Heading toward omega: in search of the meaning of the near-death experience. New York: William Morrow; 1984.

[31] Sabom M. Recollections of death: a medical investigation. New York: Harper & Row; 1982.

[32] Bush NE. Afterward: making meaning after a frightening near-death experience. J Near Death Stud. 2002;21(2):99–133.

[33] Greyson B, Bush NE. Distressing near-death experiences. Psychiatry. 1992;55:95–110.

[34] Greyson B. The near-death experience as a focus of clinical attention. J Nerv Ment Dis. 1997;185(5):327–34.

[35] Holden JM, Greyson B, James D. The handbook of near-death experiences. Praeger/ABC-CLIO: Santa Barbara; 2009.

[36] Blanke O, Mohr C, Michel CM, Pascual-Leone A, Brugger P, Seeck M, et al. Linking out-of-body experience

and self processing to mental own-body imagery at the temporoparietal junction. J Neurosci. 2005;25(3):550–7.

[37] Greyson B. Near-death experiences in a psychiatric outpatient clinic population. Psychiatr Serv. 2003;54(12): 1649–51.

[38] Greyson B. Near-death experiences and spirituality. J Relig Sci. 2006;41(2):393–414.

[39] Schwaninger J, Eisenberg PR, Schechtman KB, Weiss AN. A prospective analysis of near-death experiences in cardiac arrest patients. J Near Death Stud. 2002;20(4):215–32.

[40] Wilson SC, Barber TX. The fantasy-prone personality: implications for understanding imagery, hypnosis, and parapsychological phenomena. PSI Res. 1982;1(3):94–116.

[41] Belanti J, Perera M, Jagadheesan K. Phenomenology of near-death experiences: a cross-cultural perspective. Transcult Psychiatry. 2008;45(1):121–33.

[42] Kellehear A. Census of non-western near-death experiences to 2005: observations and critical reflections. In: Holden JM, Greyson B, James D, editors. The handbook of near-death experiences: thirty years of investigations. Santa Barbara: Praeger/ABC-CLIO; 2009.

[43] Pasricha S, Stevenson I. Near-death experiences in India. A preliminary report. J Nerv Ment Dis. 1986;174(3):165–70.

[44] Athappilly GK, Greyson B, Stevenson I. Do prevailing societal models influence reports of near-death experiences?: a comparison of accounts reported before and after 1975. J Nerv Ment Dis. 2006;194(3):218–22.

[45] Facco E, Agrillo C, Greyson B. Epistemological implications of near-death experiences and other non-ordinary mental expressions: moving beyond the concept of altered state of consciousness. Med Hypotheses. 2015;85(1):85–93.

[46] Greyson B. Near-death encounters with and without near-death experiences: comparative NDE Scale profiles. J Near Death Stud. 1990;8:151–61.

[47] Greyson B. Incidence of near-death experiences following attempted suicide. Suicide Life Threat Behav. 1986;16(1):40–5.

[48] Lai CF, Kao TW, Wu MS, Chiang SS, Chang CH, Lu CS, et al. Impact of near-death experiences on dialysis patients: a multicenter collaborative study. Am J Kidney Dis. 2007;50(1):124–32. 132.e1–2

[49] Mobbs D, Watt C. There is nothing paranormal about near-death experiences: how neuroscience can explain seeing bright lights, meeting the dead, or being convinced you are one of them. Trends Cogn Sci. 2011;15(10):447–9.

[50] French CC. Near-death experiences in cardiac arrest survivors. In: Steven L, editor. Progress in brain research [Internet]. Elsevier; 2005. p. 351–67. http://www.sciencedirect.com/science/ article/B7CV6–4H62GJY-13/2/709582cdef8e1a463779efddde61edf7

[51] Klemenc-Ketis Z, Kersnik J, Grmec S. The effect of carbon dioxide on near-death experiences in out-of-hospital cardiac arrest survivors: a prospective observational study. Crit Care. 2010;14(2):R56.

[52] Parnia S, Waller DG, Yeates R, Fenwick P. A qualitative and quantitative study of the incidence, features and aetiology of near death experiences in cardiac arrest survivors. Resuscitation. 2001;48(2):149–56.

[53] Hou Y, Huang Q, Prakash R, Chaudhury S. Infrequent near death experiences in severe brain injury survivors—a quantitative and qualitative study. Ann Indian Acad Neurol. 2013;16(1):75–81.

[54] AAN. Practice parameters for determining brain death in adults (summary statement). The quality standards subcommittee of the American Academy of Neurology. Neurology. 1995;45(5):1012–4.

[55] French CC. Dying to know the truth: visions of a dying brain, or false memories? Lancet. 2001;358(9298):2010–1.

[56] Martens PR. Near-death-experiences in out-of-hospital cardiac arrest survivors. Meaningful phenomena or just fantasy of death? Resuscitation. 1994;27(2):171–5.

[57] Laureys S, Gosseries O, Tononi G. The neurology of consciousness: cognitive neuroscience and neuropathology. Oxford: Academic; 2015.

[58] Zeman A. What in the world is consciousness? In: Steven L, editor. Progress in brain research [Internet]. Elsevier; 2005. p. 1–10. http://www.sciencedirect.com/science/article/pii/ S0079612305500013

[59] Demertzi A, Liew C, Ledoux D, Bruno M-A, Sharpe M, Laureys S, et al. Dualism persists in the science of mind. Ann N Y Acad Sci. 2009;1157(1):1–9.

[60] Parnia S. Do reports of consciousness during cardiac arrest hold the key to discovering the nature of consciousness? Med Hypotheses. 2007;69(4):933–7.

[61] van Lommel P. About the continuity of our consciousness. Adv Exp Med Biol. 2004;550:115–32.

[62] Greyson B. Implications of near-death experiences for a postmaterialist psychology. Psychol Relig Spiritual. 2010;2(1):37.

[63] Schwartz JM, Stapp HP, Beauregard M. Quantum physics in neuroscience and psychology: a neurophysical model of mind–brain interaction. Philos Trans R Soc Lond Ser B Biol Sci. 2005;360(1458):1309–27.

[64] Blanke O, Dieguez S. Leaving body and life behind: out-of-body and near-death experience. In: Laureys S, Tononi G, editors. The neurology of consciousness. London: Academic; 2009. p. 303–25.

[65] Appelby L. Near-death experience: analogous to other stress induced physiological phenomena. Br Med J. 1989;298:976–7.

[66] Blackmore S, Troscianko T. The physiology of the tunnel. J Near Death Stud. 1988;8:15–28.

[67] Greyson B. Dissociation in people who have near-death experiences: out of their bodies or out of their minds? The Lancet. 2000b;355(9202):460–3.

[68] Noyes R, Slymen D. The subjective response to life-threatening danger. Omega. 1979;9:313–21.

[69] Ring K, Rosing CJ. The omega project: an empirical study of the NDE-prone personality. J Near Death Stud. 1990;8(4):211–39.

[70] Blackmore S. Dying to live: science and near-death experience. London: Grafton; 1993.

[71] Braithwaite JJ. Towards a cognitive neuroscience of the dying brain. Skeptic. 2008;21:8–16.

[72] Johnson MK, Foley MA, Suengas AG, Raye CL. Phenomenal characteristics of memories for perceived and imagined autobiographical events. J Exp Psychol Gen. 1988;117(4):371–6.

[73] Thonnard M, Charland-Verville V, Brédart S, Dehon H, Ledoux D, Laureys S, et al. Characteristics of near-death experiences memories as compared to real and imagined events memories. PLoS One. 2013;8(3):e57620.

[74] Borjigin J, Lee U, Liu T, Pal D, Huff S, Klarr D, et al. Surge of neurophysiological coherence and connectivity in the dying brain. Proc Natl Acad Sci U S A. 2013;110(35):14432–7.

[75] Lempert T, Bauer M, Schmidt D. Syncope: a videometric analysis of 56 episodes of transient cerebral hypoxia. Ann Neurol. 1994;36(2):233–7.

[76] Nelson KR. Near-death experience: arising from the borderlands of consciousness in crisis. Ann N Y Acad Sci. 2014;1330(1):111–9.

[77] Carr DB. Endorphins at the approach of death. Lancet. 1981;1(8216):390.

[78] Jansen KL. The ketamine model of the near-death experience: a central role for the N-methyl-D- aspartate receptor. J Near Death Stud. 1997;16:79–95.

[79] Curran HV, Morgan C. Cognitive, dissociative and psychotogenic effects of ketamine in recreational users on the night of drug use and 3 days later. Addiction. 2000;95(4):575–90.

[80] Jansen K. Near death experience and the NMDA receptor. Br Med J. 1989;298(6689):1708.

[81] Jansen KL. Using ketamine to induce the near-death experience: mechanism of action and therapeutic potential. Yearbook for Ethnomedicine and the Study of Consciousness. 1996;(4):51–81.

[82] Collier BB. Ketamine and the conscious mind. Anaesthesia. 1972;27(2):120–34.

[83] Coyle JT, Basu A, Benneyworth M, Balu D, Konopaske G. Glutamatergic synaptic dysregulation in schizophrenia: therapeutic implications. In: Novel antischizophrenia treatments. Berlin: Springer; 2012. p. 267–95.

[84] Rodin EA. The reality of death experiences. A personal perspective. J Nerv Ment Dis. 1980;168(5):259–63.

[85] Saavedra-Aguilar DJC, Gómez-Jeria LJS. A neurobiological model for near-death experiences. J Near Death Stud. 1989;7(4):205–22.

[86] Woerlee GM. Mortal minds: the biology of near-death experiences. Amherst, NY: Prometheus Books; 2005.

[87] Blackmore S. Near-death experiences. J R Soc Med. 1996;89(2):73–6.

[88] Ammermann H, Kassubek J, Lotze M, Gut E, Kaps M, Schmidt J, et al. MRI brain lesion patterns in patients in anoxia-induced vegetative state. J Neurol Sci. 2007;260(1–2):65–70.

[89] Els T, Kassubek J, Kubalek R, Klisch J. Diffusion-weighted MRI during early global cerebral hypoxia: a predictor for clinical outcome? Acta Neurol Scand. 2004;110(6):361–7.

[90] Charland-Verville V, Lugo Z, Jourdan J-P, Donneau A-F, Laureys S. Near-death experiences in patients with locked-in syndrome: not always a blissful journey. Conscious Cogn. 2015;34:28–32.

[91] Blanke O, Ortigue S, Landis T, Seeck M. Stimulating illusory own-body perceptions. Nature. 2002;419(6904):269–70.

[92] De Ridder D, Van Laere K, Dupont P, Menovsky T, Van de Heyning P. Visualizing out-of-body experience in the brain. N Engl J Med. 2007;357(18):1829–33.

[93] Blanke O, Landis T, Spinelli L, Seeck M. Out-of-body experience and autoscopy of neurological origin. Brain. 2004;127(Pt 2):243–58.

[94] Lackner JR. Sense of body position in parabolic flight. Ann N Y Acad Sci. 1992;656:329–39.

[95] Cheyne JA, Girard TA. The body unbound: vestibular-motor hallucinations and out-of-body experiences. Cortex. 2009;45(2):201–15.

[96] Maselli A, Slater M. Sliding perspectives: dissociating ownership from self-location during full body illusions in virtual reality. Front Hum Neurosci. 2014;8:693.

[97] Arzy S, Seeck M, Ortigue S, Spinelli L, Blanke O. Induction of an illusory shadow person. Nature. 2006;443(7109):287–7.

[98] Britton WB, Bootzin RR. Near-death experiences and the temporal lobe. Psychol Sci. 2004;15(4):254–8.

[99] Becker C. The centrality of near-death experiences in Chinese Pure Land Buddhism. Anabiosis. 1981;4:51–68.

[100] Kellehear A, Stevenson I, Pasricha S, Cook EW. The absence of tunnel sensations in near-death experiences from India. J Near Death Stud. 1994;13:109–13.

[101] Murphy T. Near-death experiences in Thailand. J Near Death Stud. 2001;19(3):161–78.

[102] Bailey LW. A "little death": the near-death experience and Tibetan Delogs. J Near Death Stud. 2001;19(3):139–59.

[103] Kellehear A. An Hawaiian near-death experience. J Near Death Stud. 2001;20(1):31–5.

[104] Green JT. Near-death experiences in a Chamorro culture. Vital Signs. 1984;4(1–2):6–7.

[105] King M. Being Pākehā: an encounter with New Zealand and the Māori renaissance. Auckland: Hodder and Stoughton; 1985.

[106] Gómez-Jeria JS. A near-death experience among the

Mapuche people. J Near Death Stud. 1993;11(4):219–22.

[107] Berndt RM, Berndt CH. The speaking land: myth and story in aboriginal Australia. Harmondsworth: Penguin; 1989.

[108] Morse M, Perry P. Closer to the light. New York: Villiard Books. 1990.

[109] Greyson B. Consistency of near-death experience accounts over two decades: are reports embellished over time? Resuscitation, 2007;73(3):407–411.

[110] Ring K, Franklin S. Do suicide survivors report near-death experiences?. OMEGA-Journal of Death and Dying, 1982;12(3):191–208.

[111] Schoenbeck SB, Hocutt GD. Near-death experiences in patients undergoing cardiopulmonary resuscitation. Journal of Near-Death Studies. 1991;9(4):211–218.

[112] Zhi-ying F, Jian-xun L. Near-death experiences among survivors of the 1976 Tangshan earthquake. Journal of Near-Death Studies. 1992;11(1):39–48.

[113] Orne RM. The meaning of survival: The early aftermath of a near-death experience. Research in nursing & health. 1995;18(3):239–247.

[114] Pacciolla A. The near-death experience: A study of its validity. Journal of Near Death Studies. 1996;14:179–186.

[115] Corazza O, Schifano F. Near-death states reported in a sample of 50 misusers. Substance use & misuse. 2010;45(6):916–924.

[116] Parnia S, Spearpoint K, de Vos G, Fenwick P, Goldberg D, Yang J, Wood M. AWARE— AWAreness during REsuscitation—A prospective study. Resuscitation. 2014;85(12): 1799–1805.

第 15 章　临床昏迷科学的未来展望
Future Perspectives of Clinical Coma Science

Steven Laureys　Caroline Schnakers　著

李远清　王新军　译

摘　要

　　如前所示，意识障碍的临床管理仍然非常困难，但现在神经影像学、基于脑电图的脑机接口和治疗等方面的技术进步，为改善这些具有挑战性的诊断、预后和治疗护理提供了新的方法。本章将讨论最近国际上在这一具有挑战性的领域进行临床研究的努力，其预示着意识科学和昏迷护理进入一个新时代。

　　纵观历史，意识被广泛认为是在心脏中，没有心跳被认为是死亡的临床迹象。而神经科学证据已经取代了这种思维，并表明意识作为神经活动的一种涌现性质，存在于大脑中[1]。自正压呼吸机发明以来，可以真正分离昏迷个体的心脏、呼吸和大脑功能。以前死于呼吸暂停的患者现在能够在以前从未遇到过的深度昏迷状态中生存下来。这一技术的进步致使现代医学重新定义了对死亡的诊断，并从其古老的以心肺为中心的定义转变为以神经为中心的定义，其中死亡被定义为所有脑干反应不可逆转的丧失（包括呼吸反射）。自从引入这一临床定义以来，没有一个被宣布脑死亡的患者恢复知觉。

　　作为一门科学，昏迷研究的起源可能可以追溯到 1966 年，Fred Plum 和 Jerome Posner 出版了他们的经典著作 *The Diagnosis of Stupor and Coma* [2]。研究人员首次将昏迷状态患者的临床检查结果[3]与病理检查结果联系起来，并提出了意识的病理生理学。1974 年，Bryan Jennet 等发布了格拉斯哥结局量表[4]。这些标准化的评分系统地支持多中心临床试验和流行病学研究，从而开发出了合理的算法来治疗（或放弃）昏迷患者。

　　Jennett 和 Plum 等先驱使急性脑损伤领域发生了革命性变化。然而，20 世纪 70 年代的兴奋之后是治疗性虚无主义的回归（即假设慢性意识障碍患者都是无望的病例），以及对意识障碍科学兴趣的显著下降。昏迷的研究几乎陷入停滞状态。

　　功能性神经成像技术［如正电子发射断层成像（PET）和功能磁共振成像（fMRI）］的出现为研究意识障碍（disorders of consciousness, DOC）患者大脑活动提供了新的机会。这些技术的使用提高了描述与意识相关的神经过程的能力。众所周知，与微意识状态（minimally conscious state, MCS）患者相反，大多数植物状态（vegetative state, VS）患者存在感觉网络的部分激活和功能连通性受损。同时低水平的初级皮质活动似乎与较高水平的关联皮质活动是隔离的，并且最近的发现表明，其中长距离的连通性（如额叶和颞叶区域）比短距离的连通性（如在颞回区域内）受损更严重[5]。

丘脑皮质连接的重新出现也与意识的恢复有关，而丘脑萎缩与慢性 DOC 有关[5, 6]。但是，某些 VS 患者的脑部活动可能与提示脑部活动改变的发现有所不同。在 2006 年，Owen 等报道了这一具有里程碑意义的病例，该病例经临床诊断为 VS。然而，当在 fMRI 扫描中执行心理意象任务时，其大脑活动与健康对照者观察到的活动模式相似[7]。从那以后，其他案例研究也报道了类似的观察结果，表明在被诊断为 VS 的少数患者中，认知过程被低估了，并且存在"隐蔽意识"。

一、关于评估和治疗的最新研究

正是由于这些发现，旨在改善 DOC 患者的评估和治疗新技术和范式出现了。在评估方面，Stender 等已在大样本中证明了 PET 扫描在检测有意识大脑活动时的实用性，该活动基于额顶网络的保存。该技术使这些研究人员能够正确识别 93% 的 MCS 患者，并正确预测 74% 的 DOC 患者的意识恢复[8]。

基于先前对功能连通性的发现，Casali 等通过计算大脑对经颅磁刺激引起的扰动的时空响应，提出了扰动复杂度指数（perturbational complexity index，PCI）作为有效连通性的度量。PCI 将警觉、健康的志愿者与麻醉，镇静和入睡的志愿者区别开来，将有意识（闭锁综合征，MCS 和脱离 MCS）患者与无意识（VS）患者区分开[9]。最后，一系列基于 fMRI 和脑电图的脑机接口正在开发中，以检测"VS"患者的隐匿意识[10]。脑机接口是独立于运动的系统，它利用大脑活动来驱动外部设备或计算机接口。这些系统可能代表了一种辅助工具，用于检测命令 - 遵循情况，并允许在严重运动障碍的情况下将复杂的想法传达给外界。这些接口的开发基于这样一个想法，即对主动范式做出反应的 VS 患者存在认知能力。这种想法最近受到挑战，需要进一步研究[11]。

在治疗方面，Giacino 和 Whyte 等最近证明了金刚烷胺（一种多巴胺能药物）的药理治疗功效，该药物似乎可以调节皮质 - 皮质（如额顶）网络。在这项有 11 个站点的国际性、多中心、随机和对照试验的背景下，VS 和 MCS 中金刚烷胺组的恢复速度明显快于接受安慰剂的对照组[12]。人们对使用侵入性和非侵入性脑刺激技术来恢复慢性 DOC 患者的皮质 - 皮质连接和丘脑 - 皮质连接也越来越有兴趣。用来指导这些疗法的中心前提是，电刺激或磁刺激在皮质网络中引起目标神经元的动作电位去极化，而皮质网络是负责行为启动和控制（如唤醒、驱动和语言）的关键功能系统的基础。Schiff 和 Giacino 等使用双盲交叉设计，观察到 1 名 MCS 的 TBI 患者的治疗相关行为改善，该患者在发作后 6 年多后接受了丘脑髓板内核深部脑刺激的治疗[13]。

此外，在 DOC 患者的治疗中还研究了非侵入性脑刺激技术的使用，如经颅直流电刺激。Thibaut 等使用双盲真假交叉设计对 55 名 DOC 患者应用了此技术治疗。在每位患者中，对左背外侧前额叶皮质分别进行一次真假刺激。在 MCS 患者中，在刺激治疗后即可观察到行为改善，而在假刺激后没有观察到行为改善[14]。

二、展望

即使患有严重脑损伤的患者护理困难，但该领域仍处于快速发展中。10 年前，一切都与描述和理解意识过程有关。临床医生主要与神经科学家合作，并帮助他们进行招募以增进意识理论理解，因为这不会直接影响他们的实践。现在，我们已经积累（并且我们仍在积累）的知识开始具有真正的转化能力，用于患者的评估和治疗。如果出版刊物和兴趣的这种呈指数增长的趋势持续下去，它将很快使我们对 DOC 患者神经康复作用的认知方式发生更大的实质性变化。在这种情况下，最近提出了一些倡议，以发展国际合作网络。美国康复医学代表大会和国际脑损伤协会最近都成立了一个特别的兴趣小组，其任务是为脑损伤专业人员和神经科学家就意识障碍患者（他们的家庭及为其服务的系统）的研究、评估和护理提供国际交流的论坛。对于该领域而言，这确实是一个令人兴奋的时刻，充满希望但也充满挑战。评估和治疗方案需要更多的发展和验证，以便有一天能够在临床实践中实施。在实验环境中，对该人群的研究也极具挑战性。这些患者有时难以招募和留住，经常容易疲惫和烦躁，从而限制了样本量、评估窗口和数据质量。开发适合于这些患者的科学研究的研究环境非常耗时，并且需要具备关键的临床和科学专业知识。因此，与以往任何时候相比都更需要多学科协调资源和知识（尤其是在临床医生和神经科学家）。这种合作无疑将有助于克服这些困难，从长远来看，将显著改善对严重脑损伤患者的照护。

参 考 文 献

[1] Demertzi A, Liew C, Ledoux D, et al. Dualism persists in the science of mind. Ann N Y Acad Sci. 2009;1157:1–9.

[2] Posner J, Saper C, Schiff N, Plum F, editors. Diagnosis of stupor and coma. 4th ed. New York: Oxford University Press; 2007.

[3] Jennett B, Plum F. Persistent vegetative state after brain damage: a syndrome in search of a name. Lancet. 1972;1: 734–7.

[4] Teasdale G, Jennett B. Assessment and prognosis of coma after head injury. Acta Neurochir. 1976;34(1–4):45–55.

[5] Giacino JT, Fins JJ, Laureys S, Schiff ND. Disorders of consciousness after acquired brain injury: the state of the science. Nat Rev Neurol. 2014;10(2):99–114.

[6] Lutkenhoff ES, McArthur DL, Hua X, et al. Thalamic atrophy in antero-medial and dorsal nuclei correlates with six-month outcome after severe brain injury. Neurol Clin. 2013;3: 396–404.

[7] Owen AM, Coleman MR, Boly M, et al. Detecting awareness in the vegetative state. Science. 2006;313(5792):1402.

[8] Stender J, Gosseries O, Bruno MA, et al. Diagnostic precision of PET imaging and functional MRI in disorders of consciousness: a clinical validation study. Lancet. 2014;384(9942): 514–22.

[9] Casali AG, Gosseries O, Rosanova M, et al. A theoretically based index of consciousness independent of sensory processing and behavior. Sci Transl Med. 2013;5(198):198ra105.

[10] Chatelle C, Chennu S, Noirhomme Q, et al. Brain-computer interfacing in disorders of consciousness. Brain Inj. 2012;26(12):1510–22.

[11] Schnakers C, Giacino JT, Løvstad M, et al. Preserved covert cognition in noncommunicative patients with severe brain injury? Neurorehabil Neural Repair. 2015 May;29(4): 308–17.

[12] Giacino JT, Whyte J, Bagiella E, et al. Placebo-controlled trial of amantadine for severe traumatic brain injury. N Engl J Med. 2012;366(9):819–26.

[13] Schiff ND, Giacino JT, Kalmar K, et al. Behavioural improvements with thalamic stimulation after severe traumatic brain injury. Nature. 2007;448(7153):600–3.

[14] Thibaut A, Bruno MA, Ledoux D, et al. tDCS in patients with disorders of consciousness: Sham-controlled randomized double-blind study. Neurology. 2014;82(13): 1112–8.